DIAGNOSTIC
MYCOLOGY

진단 진균학
Diagnostic Mycology

권필승 · 김수정 · 김시현 · 김신무 · 김아름 · 김혜란
김혜영 · 류재기 · 박창은 · 박훈희 · 성지연 · 심인숙
염종화 · 육근돌 · 장유지 · 정무상 · 조혜현 · 허지혜

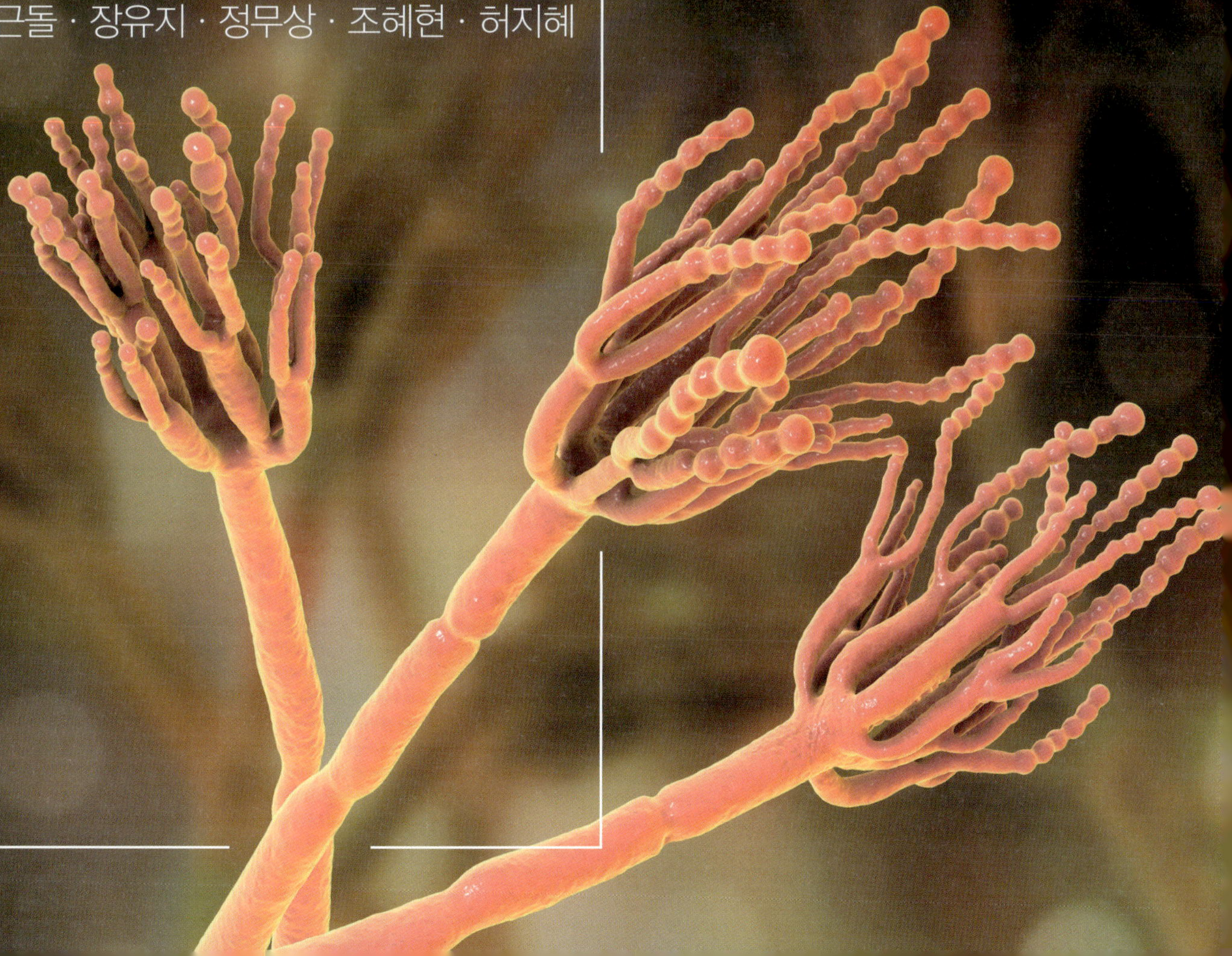

집필진

권 필 승 (원광보건대학교)
김 수 정 (대구보건대학교)
김 시 현 (인제대학교)
김 신 무 (원광대학교)
김 아 름 (서영대학교 파주)
김 혜 란 (동의과학대학교)
김 혜 영 (신성대학교)
류 재 기 (김천대학교)
박 창 은 (남서울대학교)
박 훈 희 (안산대학교)
성 지 연 (극동대학교)
심 인 숙 (동남보건대학교)
염 종 화 (동의대학교)
육 근 돌 (대전보건대학교)
장 유 지 (호남대학교)
정 무 상 (제주한라대학교)
조 혜 현 (대전과학기술대학교)
허 지 혜 (동강대학교)

머리말

근 전 세계적으로 진균감염이 노령자와 면역저하 환자들에게 심각한 문제를 발생시키고 있는 추세에 있는 것이 사실이지만 그 발생은 적지 않다. 건강한 성인의 경우 진균 감염에 대해 강한 면역력을 가지고 있지만, 어린이와 노인, 에이즈 감염자, 이식 수술 환자, 화학요법제 투여 환자 및 면역억제제의 장기간 사용 환자 등 면역력이 약하거나 약화된 집단이 진균 감염에 가장 취약한 계층으로 알려져 있다. 대부분의 진균감염은 한번 감염되면 잘 치료되지 않고 만성으로 진행하지만 중증도는 높지 않은 질환으로 인식되고 있다. 하지만 면역이 저하된 환자들에서 *Candida, Aspergillus, Cryptococcus*와 같은 기회감염성 진균에 의한 감염 및 사망률이 전 세계적으로 꾸준한 증가 추세를 보이고 있다. 이와같이 진균의 기회감염 환자에서 원인균을 찾아내는 일은 쉽지 않다. 따라서 이에 종사하는 진균전문가의 능력에 의존하는 수밖에 없다. 또한 임상병리사 국가시험에 준비하는 수험생이나, 진단 진균학 분야에 근무하는 종사자에게 가장 좋은 것은 좋은 참고서이다. 근년에는 진균학 분류방식이 변경되고, 진균학 분야의 용어와 학명도 새로이 변경되어 예전에 출판된 서적으로는 불편한 것이 사실이다. 이에 저자들은 감히 진단진균학 분야에 근무하는 종사자와 임상병리사 국가시험을 준비하는데 도움이 되는 수험생을 위해서 진균학 핵심정리와 학습목표를 중심으로 이해하기 쉽도록 우리글로 된 진단 진균학 책의 발간을 계획하였다.

이 책은 기초 진단진균학을 강의받는 이들을 대상으로 하였으므로 기초적인 용어와 이론을 많이 포함시켰다.

이 책을 쓰기 위해 다음 책들을 참고하였다. Walsh TH, Hayden RT, Larone DH: Larone's Medical important fungi. A guide to identification. 6th edition. ASM press, 2018. Beneke ES, Rippon JW, Rogers AL: Human mycoses. Ascope publication. 8th edition, Upjohn, 1984. 등이다. 반복 인용하는 번잡을 피하기 위하여 이 책들은 참고문헌에 싣지는 않았다.

교정을 끝내고 보니 허술한 부분이 한두 군데가 아니며, 찾아내지 못한 오자도 많을 것으로 생각된다. 그러나 다음 판에서 보완하기로 하고 감히 출판을 결정하였다. 선배, 후학 동료 여러분의 충고와 비판을 바라마지 않는다.

끝으로 집필에 수고를 아끼지 않으신 한국 미생물 교수 협의회 회원들과 고려의학 김영환 대표 및 편집부 직원의 숨은 노고를 진심으로 감사한다.

2024년 8월

저자들

차례

제1장 진균학 총론

제2장 병원성 진균

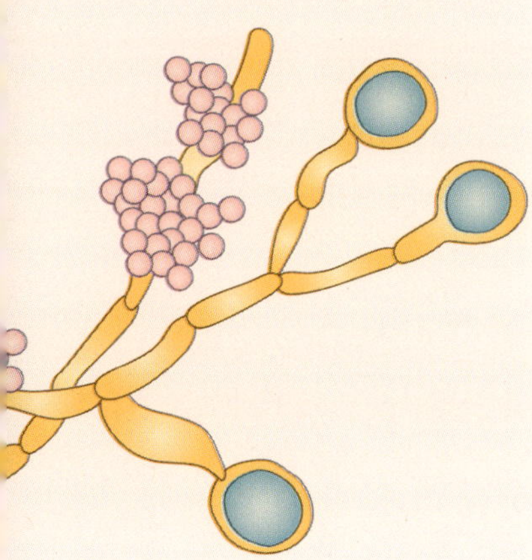

제3장 진균의 배양과 동정실습

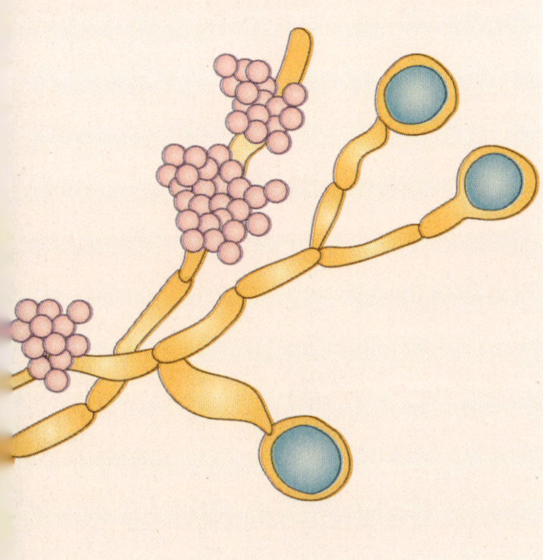

제 1 장 진균학 총론

I 진균학 총론

학습목표

1. 진균학 총론

1) 진균의 생물학적 특징을 정의한다. (A)

2) 형태에 따른 균사의 종류를 2가지 이상 열거하고 설명한다. (A) (나선형, 결절형, 라켓형)

(1) 무격벽균사

(2) 유격벽균사

(3) 영양균사와 생식균사(공기균사)

(4) 비생식영양균사

① 나선형균사(spiral hypha)

② 결절형균사(nodular hypha)

③ 라켓형 균사(racket hypha)

④ 황선(黃癬)샹들리에 균사(favic chandeliers)

3) 무성포자를 5가지 이상 열거하고 설명한다. (A)

(1) 포자낭포자(sporangiospore) (A)

(2) 분생자(conidium) (A)

① 분아분생자(blastoconidium) (A)

② 구정적 분생자(求頂的 分生子, acropetal conidium)

③ 심포디오분생자(sympodioconidium) (B)

④ 아넬로형 분생자(환문분생자, annelloconidium) (B)

⑤ 소병자분생자(phialoconidium) (B)

⑥ 포로형 분생자(poroconidium) (B)

⑦ 알레우리오형 분생자(aleurioconidium)(B)

⑧ 분절분생자(arthroconidium) (A)

⑨ 후막포자(chlamydospore) (A)

4) 유성포자를 3가지 이상 열거하고 설명한다. (B)

(1) 난포자(oospore) (B)

(2) 접합포자(zygospore) (A)

(3) 자낭포자(ascospore) (B)

(4) 담자포자(basidiospore) (A)

5) 다음 용어를 정의한다.

(1) 균사(hypha) (A)

(2) 균사체(mycelium) (A)

(3) 거짓(가성)균사(pseudohypha) (A)

(4) 격벽(septum) (A)

(5) 분생자가지 (conidiophore)(A)

1. 진균의 일반적인 특징

1) 진균의 생물학적 특징

미생물(微生物, microorganism 또는 microbe)이란 육안으로 관찰할 수 없을 정도로 미세한 생물의 총칭이다. 미생물의 세계는 바이러스(virus), 비로이드(viroid) 및 프리온(prion)과 같은 비세포성 생물과 세균은 동물이나 식물과는 다른 점이 많아서 원생동물(protozoa), 진균(眞菌, 곰팡이, fungus, 복수 fungi) 및 조류(algae) 등을 진핵생물(眞核 生物, eukaryotes)로, 세균(bacteria), 남조류(*Cyanobacteria*, blue green algae) 및 고세균(원시세균, archaebacteria)을 원핵생물(原核生物, prokaryotes)로 분류하였다(그림 1-1).

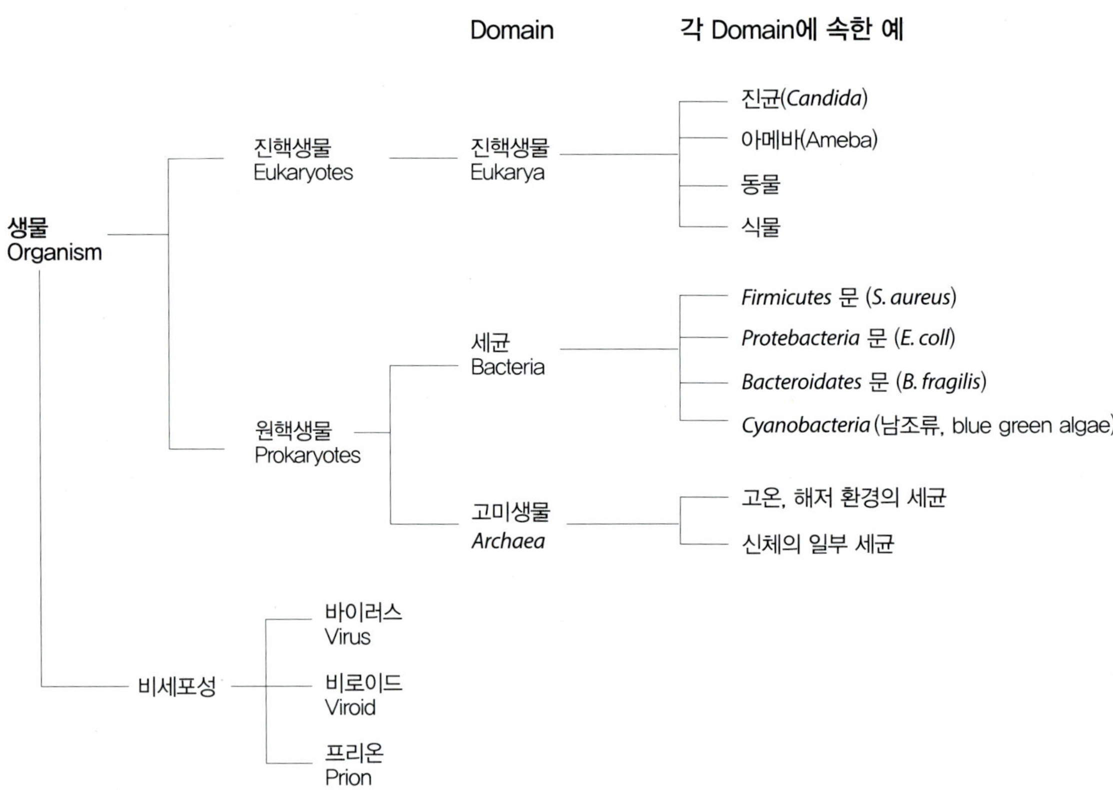

그림 1-1. **생물의 분류**. 세균은 domain Bacteria에 속하고, 진균과 아메바는 domain Eukarya에 속한다.

진균은 사상균(mould), 효모균(yeast), 버섯(mushroom) 등을 포함하는 진핵생물에 속하는 미생물이며, 기본구조는 균사와 포자로 구성되어 있고(그림 1-2), 에너지원으로 엽록소가 없기 때문에 다른 생물이 만든 유기물에 의존하는 영양 섭취 방식인 종속 영양형(heterotrophic)이며, 엽록소를 가지고 있는 식물, 조류(algae), 및 *Cyanobacteria*(남조류)는 광합성을 하는 자력 영양생물(autotrophic, 무기물만의 영양으로 생활하는 생물)이다.

사상균은 기본적으로 다세포성 또는 다핵성이며, 효모균은 단세포로 구성되어 있고, 균체 구조는 엽상체(thallus)라고 한다. 엽상체는 분지하는 관상 세포로 이루어지며, 뿌리, 줄기, 잎 또는 도관과 같은 기관이나 조직을 갖지 않는다.

진균의 대부분은 산소성인데 일부는 조건무산소성이며, 소수는 절대 무산소성균도 있다.

대부분의 진균은 자연에서 부패균(saprophyte)으로 존재하며, 자연 상태에서 적응하여 생활하고 있지만 때로는 진균이 생체에 침범하여 국소감염 및 전신감염을 초래하기도 한다.

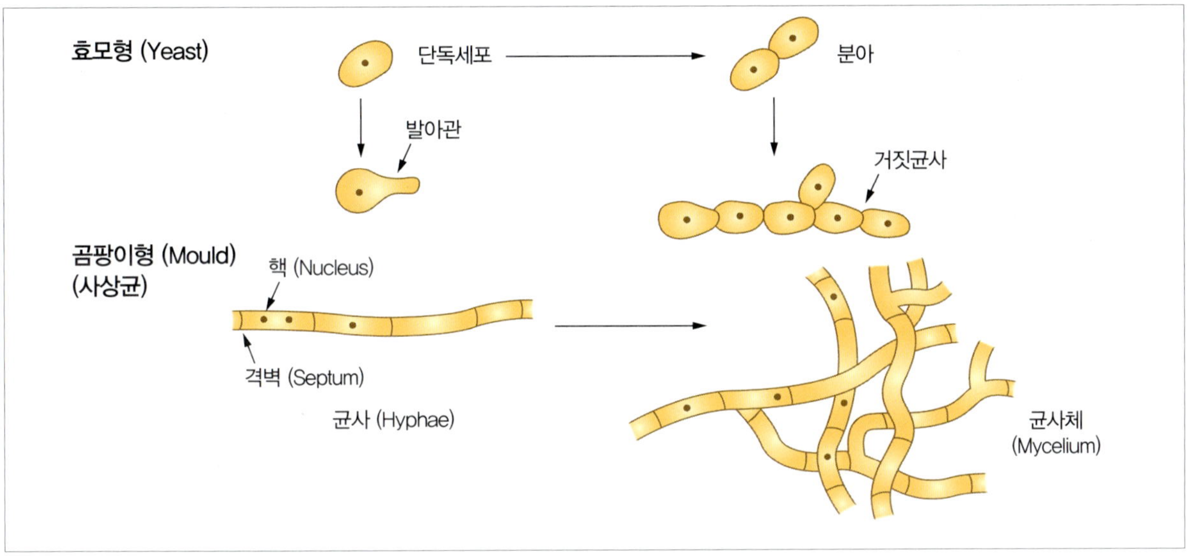

그림 1-2. **효모형 진균과 사상균의 구조.**

진균을 전에는 식물로 분류하였으나, 현재는 진균계(眞菌界, Kingdom Fungi)로 분류하고 있다. 진균은 몇 가지 주요 측면에서 식물 및 동물과 같은 다른 그룹과 다른 별도의 진핵생물 그룹을 형성한다. 진균세포는 단단한 세포벽과 세포막(cell membrane)의 두 층으로 둘러싸여 있다. 세포벽에 분포되어 있는 중합체는 주로 키틴(chitin), 글루칸(glucan), 키토산(chitosan), 만난(mannan) 및 다양한 조합의 당단백질(glycoprotein)로 구성된 단단한 세포벽 내에 싸여있다. 이러한 특징은 세포벽이 없는 동물이나 주요 세포벽 구성요소로 셀룰로오스(cellulose)를 함유하는 식물과는 대조적이다. 세포막은 다른 생물과 비슷하지만, 에르고스테롤(ergosterol)이 주된 스테롤(sterol)이며, 우리가 사용하고 있는 항진균제 중 에르고스테롤의 합성을 억제하는 것이 많다.

진균 세포는 핵막에 둘러싸인 진정핵을 가지고 있으며, 세포분열에는 감수분열이나 유사분열이 동반된다(표 1-1).

표 1-1. 진균과 세균의 특징적인 성상의 비교

	진균	세균
영양형	균사(효모균만 단세포)	단세포(방선균만 균사)
핵과 염색체	핵막이 있는 진핵으로 염색체 있음	원핵(原核)
세포벽	β-글루칸, 키틴 등	펩티도글리칸
세포막 주요 스테롤(sterol)	에르고스테롤(ergosterol)	스테롤 없음
생식 양식	유성생식과 무성생식	무성생식만 있음
번식체	무성포자	영양형 세포

2) 형태에 따른 균사의 종류(나선형, 결절형, 라켓형)

진균은 형태 구조에 따라서 하나는 효모형 진균(yeast-like yeast)이고, 다른 하나는 사상균(mould)이다. 효모형 진균은 분아(分芽, budding)로 증식하는 구형 혹은 난원형의 단세포(*Candida, Cryptococcus, Rhodotorula, Saccharomyces* 등)로, 길어진 세포들이 거짓균사(pseudohypha)를 이룰 수 있다. 사상형 진균은 여러 개의 세포가 실 같은 모양의 균사(hypha)를 이루는 것이 특징이다. 일부 중요한 병원성 진균은 배양조건에 따라 형태가 변하므로 두형태 진균(dimorphic fungus)이라고 한다.

(1) 사상형 진균

사상형 진균은 여러 개의 세포가 실 같은 모양의 균사(菌絲, hypha)를 이루는 것이 기본적인 형태이며, 특징이고, 균사가 분지함에 따라 합쳐진 집단을 균사체(mycelium)라고 한다.

① 무격벽균사(nonseptate, coenocytic hypha)

털곰팡이 강(*Mucormycetes*)에 속하는 *Rhizopus, Lichtheimia*(구명 *Absidi*a), *Mucor* 등에는 무격벽인 균사가 있으며, 세포 내에 많은 핵을 가지고 있기 때문에 다핵세포균사(coenocytic hypha) 또는 무격벽균사라고도 한다(그림 1-3).

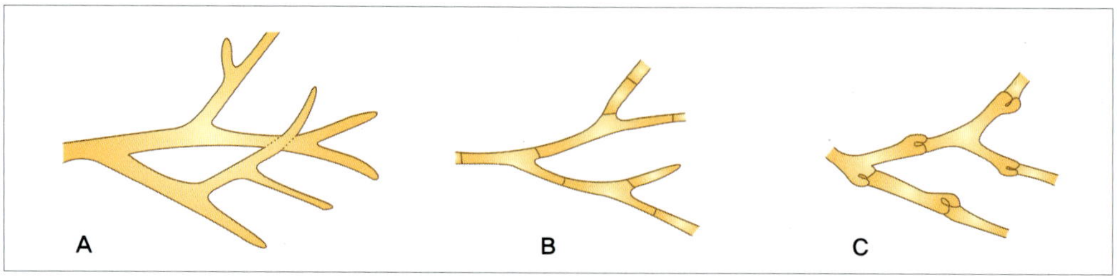

그림 1-3. **균사의 종류.** 무격벽 균사(A), *Mucor* 등의 털곰팡이문; 유격벽 균사(B), *Aspergillus* spp. 등의 자낭균문; *Filobacsidiella neoformans*의 2차 균사인 꺽쇠 연결(clamp connection, C).

② **유격벽균사**(septate hypha)

균사가 격벽(septum, 복수 septa)으로 막혀서 개개의 세포가 되면 유격벽(septate)이라고 하며, 대부분의 사상형 진균에는 유격벽 균사가 있다. 유격벽 균사에는 담자균문(*Basidiomycota*), 자낭균문(*Ascomycota*) 자낭균문(*Ascomycota*) 등의 진균에서 볼 수 있다. 담자균문에 속하는 *Filobasidiella neoformans* (*Cryptococcus neoformans*의 유성세대)의 2차 균사에서 격벽 부분에 양단 세포에 희미한 덩어리를 넣은 것 같은 작은 구조인 꺽쇠연결(clamp connection)이 보인다(그림 1-4).

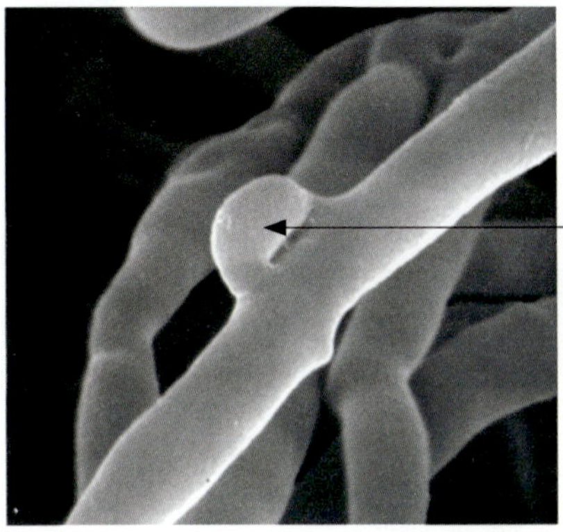

그림 1-4. ***Filobasidiella neoformans*** **(*Cryptococcus neoformans*의 유성세대) 2차 균사인 꺽쇠연결(clamp connection) 균사.**

③ **영양균사**(vegetative hypha)**와 생식균사**(reproductive hypha) **또는 공기균사**(aerial hypha)

균사의 기능 면에 따라 영양균사와 생식균사로 나눈다.

i) 영양균사 : 생식 작용과 관련이 없고, 배지 또는 기생조직에서 그 내부로 발육과 영양을 담당하는 균사를 영양균사라고 한다.

ii) 생식 균사 또는 공기균사 : 생식균사는 분생자 가지와 각종 포자형성세포 및 포자를 생성하는 역할을 하므로 생식 균사 또는 공기균사(aerial hypha)라고도 한다(그림 1-5).

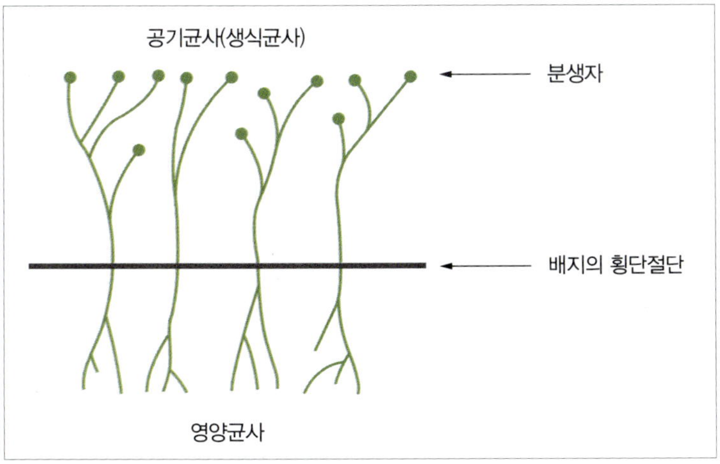

그림 1-5. **진균의 영양균사와 생식균사(공기균사).**

생식 작용과 관련이 있고, 균사가 배지에서 자랄 때, 배지 밖으로 공기와 접하며 성장하는 경우이며, 공기균사 일부는 끝에 무성생식 기관인 분생자(conidium)나 다른 무성생식기관이 형성되는데, 현미경으로 이들의 형태와 배열 등을 감별하는 것이 진균 동정에 중요하다.

④ **비생식 영양균사**(nonreproductive vegetative hypha)

i) 나선형 균사(spiral hypha)

코일 모양의 나선형 균사(coild spiral hypha)는 *Trichophyton mentagrophyte*를 Trichophyton agar(30℃)에 6~10일 배양 시 코일 모양의 나선형 균사(coild spiral hypha)를 자주 볼 수 있다(그림 1-6).

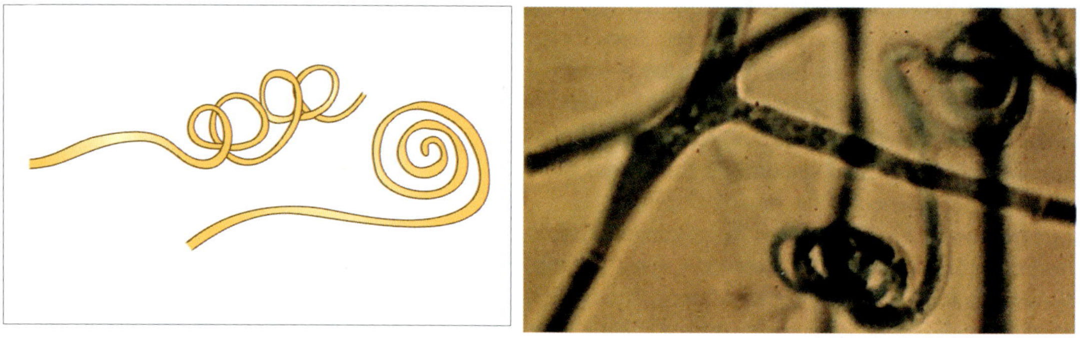

그림 1-6. **나선형 균사의 모형도(좌)와 나선형 균사의 현미경 소견(우).** *Trichophyton mentagrophytes*에서 나선형 균사를 볼 수 있다(600×).

ii) 결절형 균사(nodular hypha)

결절체 균사가 얽혀 형성된 매듭 모양의 구조로 특히 일부 피부사상균(*Microsporum canis* 등)에서 볼 수 있다(그림 1-7).

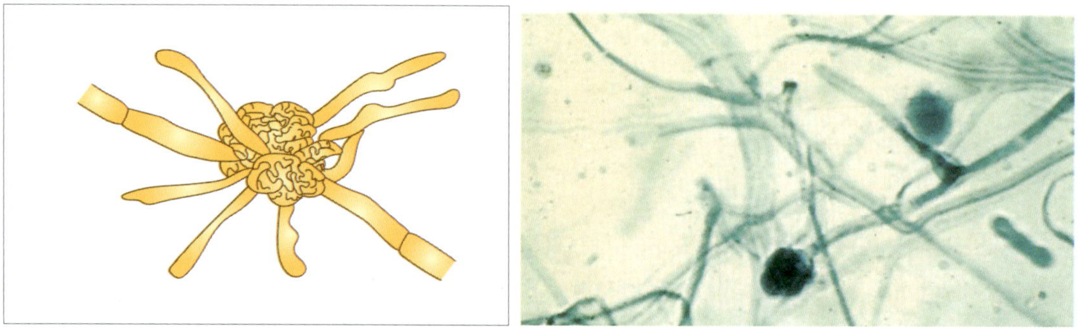

그림 1-7. **결절형 균사의 모형도(좌)와 현미경 소견(우).** *T. mentagrophytes*, *Microsporum canis* 등에서 볼 수 있다(800×).

iii) 라켓형 균사(racket hyphae)

균사의 형태가 곤봉 모양 또는 테니스 라켓 모양이며, *Epidermophyton floccosum* 등에서 볼 수 있다(그림 1-8).

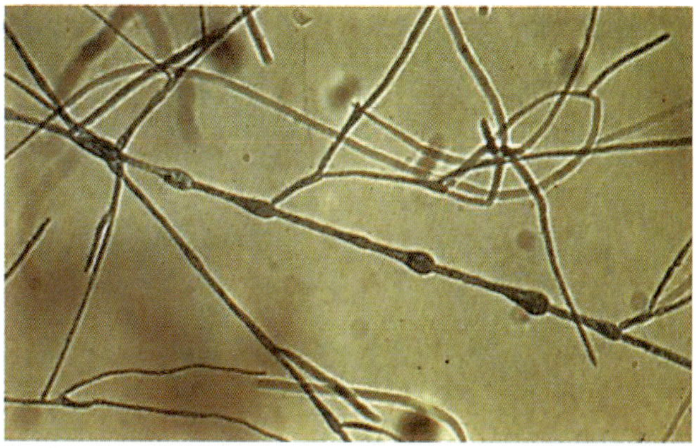

그림 1-8. **라켓형 균사(racket hyphae)의 현미경 소견.**
*Epidermophyton floccosum*에서 볼 수 있다(400×).

iv) 황선(黃癬) 상들리에 균사(favic chandeliers)

균사 말단 가지가 불규칙하고 넓고 특히 사슴뿔 모양으로 보인다(그림 1-9). 머리 백선의 황선(favus)의 원인균인 *Trichophyton schonenleinii*(트리코피톤 쇼엔레이니)의 균사 특성이다.

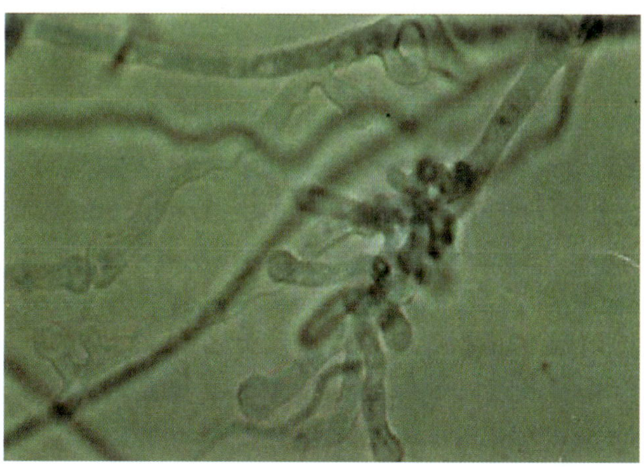

그림 1-9. **황선(黃癬) 상들리에 균사.**
*Trichophyton schonenleinii*의 현미경 소견으로 사슴뿔 모양 균사가 특징(600×).

2. 진균의 생식(reproduction of fungi)

진균에서 생식이란 균종의 전형적 특성을 모두 가지고 있는 새로운 개체를 형성하는 과정을 말한다. 진균은 포자(胞子, 홀씨, spore)를 만들어서 번식한다. 포자에는 무성생식(asexual)과 유성생식(sexual) 포자의 두 가지가 있다.

유성포자에는 ① 난포자(oospore) ② 접합포자(zygospore), ③ 자낭포자(자낭홀씨, ascospore), ④ 담자포자(담자홀씨, basidiospore)가 있다. 무성생식형(anamorph) 포자 및 유성생식형(telemorph) 포자의 두 가지 포자를 형성하는 진균을 완전 진균(perfect fungus)이라 하고, 유성세대가 없거나 유성세대가 관찰안 된 진균을 불완전 진균(Deuteromycetes, fungi imperfecti)이라고 과거에는 분류하였으나, 불완전 진균 중에도 유성생식형이 발견되므로 현재는 사용하지 않는다.

1) 무성생식(asexual reproduction)

무성생식은 유사분열에 의해 새로운 세포 또는 조직화된 미세한 세포군이 생기거나 기존의 균 요소가 다시 발육 혹은 분화하여 새로운 균 요소를 생성하는 것이다. 일반적으로 핵의 유사분열을 수반하지만 후자의 경우 수반하지 않는 경우도 있다. 이렇게 생성된 단일세포 혹은 작은 세포 집단은 유리되어 새로운 완전한 개체를 생성할 수 있다. 이러한 균 요소를 포자(spore)라고 한다.

무성생식 방법에는 무성생식 포자를 ① 포자낭포자(홀씨주머니 홀씨, sporangiospore)와 ② 분생자(분생홀씨, conidium)의 두 가지로 나눈다(그림 1-10).

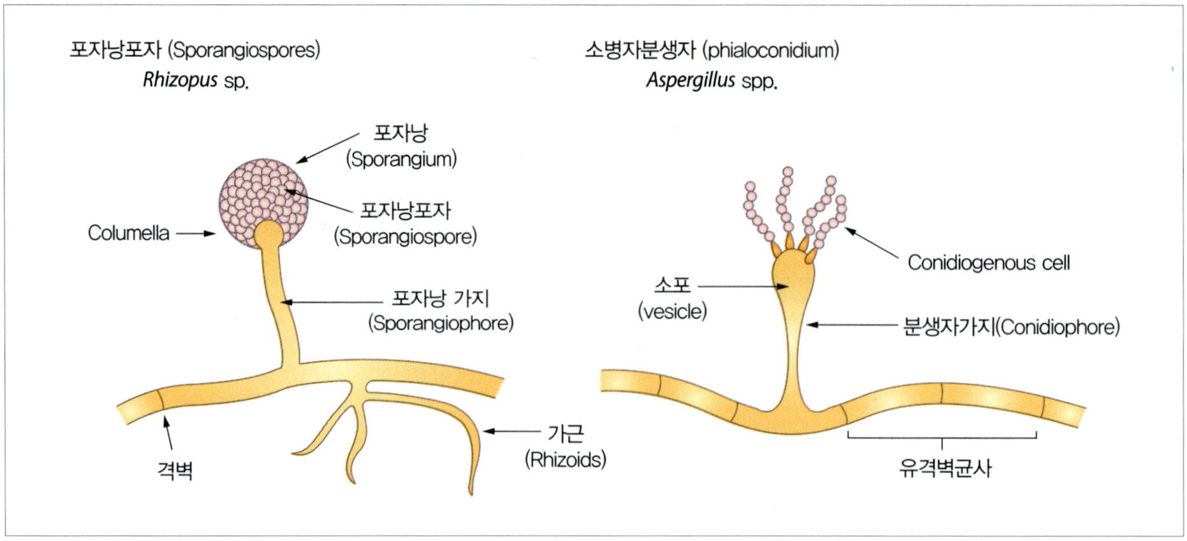

그림 1-10. **진균의 두 가지 형태인 무성포자.** 포자낭포자와 분생자.

(1) 포자낭포자(sporangiospore)

포자낭포자는 포자낭(sporangium)이라는 주머니 속에서 생기는데, 무성생식포자이며, 이는 *Rhizopus*, *Lichtheimia*(구명 *Absidia*) 및 *Mucor* 같은 털곰팡이 강(*Mucormycetes*)에 속한 균 속의 특징이다. 한편 두형태 진균인 *Coccidioides immitis*의 조직 내 기생형[내부에 작은 둥근 세포가 꽉 차 있는 구상체(작은 공)]도 포자낭(sporangium)이라고 하였고, 내부에 가득 찬 세포는 포자낭포자(sporangiospore)라고 불렀지만, 현재는 다핵구조인 구상체, 단핵세포인 내생포자(endospore)라고 한다.

(2) 분생자(conidium)

분생자는 주머니 없이 노출되어 생기는데, 아스페르길루스(*Aspergillus*)나 피부사상균(dermatophyte) 등 대부분의 진균에서 볼 수 있다. 자낭균문(As*comycota*)과 일부 담자균문(*Basidiomycota*)의 무성세대에서 형성하는 포자이다. 분생자에는 직접균사로부터, 균사로부터 발달한 분생자 가지에서 혹은 분생자가지에서 분생자 형성세포로부터 생기는 것과 균사 자체가 변하여 분생자로서 역할을 하는 것도 있다. 동일한 균주에서 크기가 다른 두 종류의 분생자가 형성될 때 여러 세포로 이루어진 큰 세포를 대분생자(macroconidium)라고 하며, 단세포로 된 작은 세포를 소분생자(microconidium)이라고 부른다(**그림 1-11**).

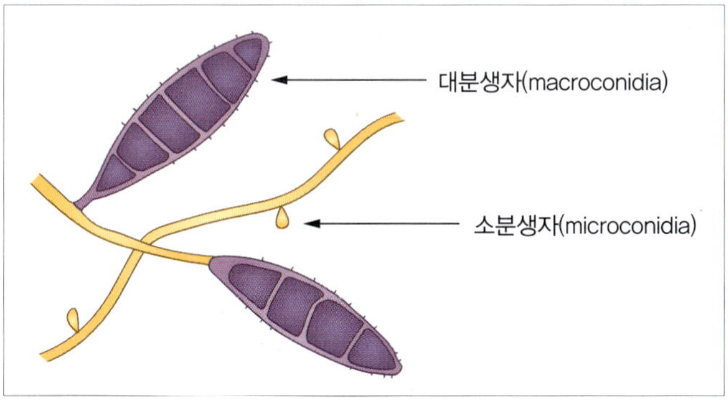

그림 1-11. *Nannizzia gypsea*(구명, *Microsporium gypseum*)에서 대분생자와 소분생자의 모식도

의학적으로 중요한 진균에서 볼 수 있는 포자를 엽상형(thallic) 포자와 분아형 분생자(blastic conidium)의 두 가지로 크게 나눌 수 있다. 엽상형 포자는 영양(vegetative) 세포가 포자로 변화한 것이며, 분절포자(arthroconidium), 분상포자(aleurioconidium), 후막포자(chlamydospore)가 있다.

분아형 분생자는 균사나 포자생산 세포의 특정 부위가 증식되어 형성되는 분생자이며, 분아분생자(blastoconidium), 환문분생자(아넬로형분생자, annelloconidium), 소병자분생자(phialoconidium), 포로형분생자(poroconidium), 심포디오형 분생자(sympodioconidium)가 있다.

① **분아분생자(분아포자,** blastoconidium)

모세포로부터 분아(budding)에 의해 생성되는 분생자로서, 균사나 거짓균사가 형성되어 만들어진다(그림 1-12). 예 *Candida*, *Cryptococcus*, *Rhodotorula* 등 .

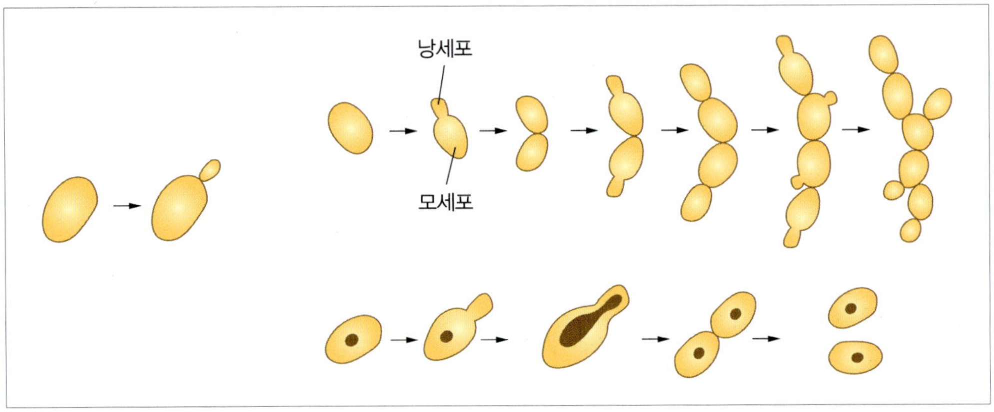

그림 1-12. **효모균의 분아 증식과정.** 모세포에서 분아에 의해서 분아분생자가 형성되었다. 예 *Candida* spp. 등

② **구정적 분생자**(acropetal conidium)

밑의 모세포로부터 꼭대기(apex)를 향해 차례로 출아하여 분생자의 사슬을 형성하는 분아분생자이다. 사슬 모양의 분생자 중에서 맨 꼭대기 분생자가 가장 작다(그림 1-13). 예 *Cladosporium*.

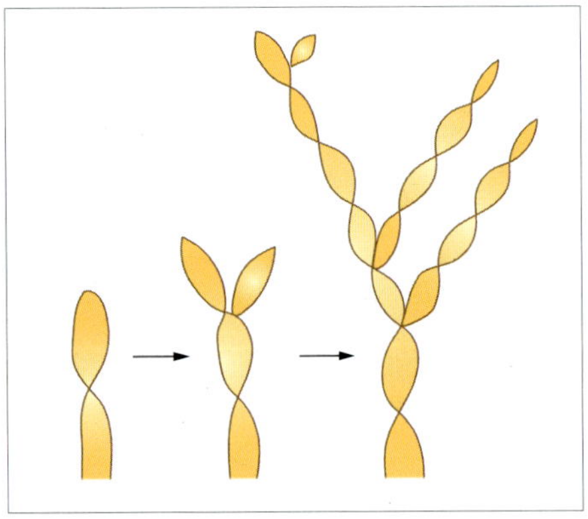

그림 1-13. ***Cladosporium*의 구정적 분생자.** *Cladosporium*에서 볼 수 있다. 구정적 분생자는 사슬 모양의 분아분생자이다.

③ **심포디오형 분아분생자**(sympodioconidium)

분생자를 생산하는 세포가 끝에 분생자를 형성한 후 다시 길어져 새로운 성장점을 형성하고 새 분생자를 형성하는 과정을 반복하여 생기는 분생자이다. 전체적으로 지그재그 모양이나 장미꽃 모양을 이룬다(그림 1-14). 예 *Sporothrix*, *Fonsecaea*, *Rhinocladiella* 등.

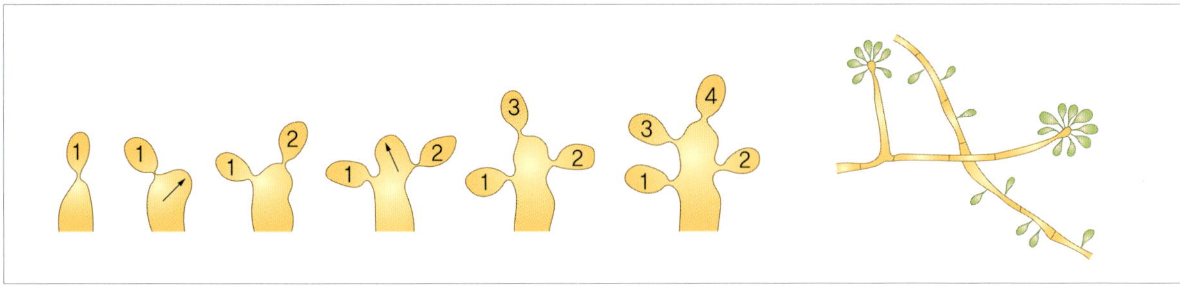

그림 1-14. *Sporothrix schenckii*의 **심포디오형 분생자.** 분생자가 지그재그 모양이나 장미꽃 모양을 보인다.

④ 아넬로형 분생자(환문분생자, annelloconidium)

균사, 분생자 가지 혹은 annellide(분생자 형성 세포의 일종)의 일정한 성장점으로부터 차례차례로 분생자를 생성할 때마다 그 부위가 조금씩 늘어나, 앞의 분생자가 떨어진 흔적이 환상으로 남아 있는데 이것을 환문(annellation) 이라고 한다. 즉 분생자가 떨어져 나가서 생긴 흔적인 환문(annellation)이 남는데 annellide는 길어져서 끝이 가늘어진다(그림 1-15).

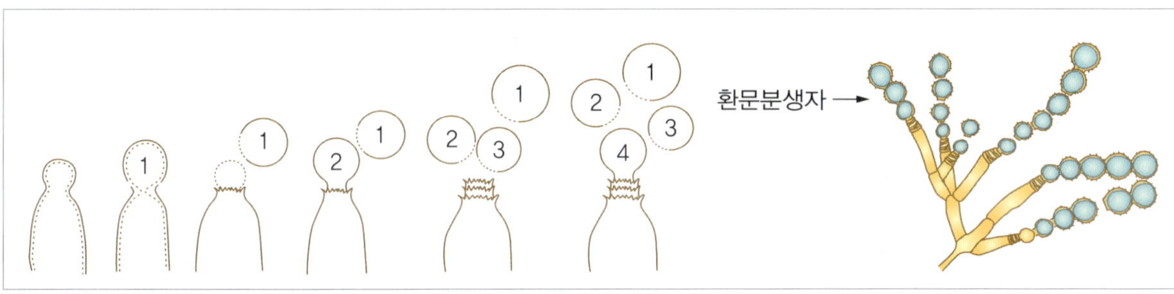

그림 1-15. ***Scopulariopsis*** **spp. 환문분생자.** 분생자가 떨어져 나가서 생긴 흔적인 환문이 남는다(좌). *Scopulariopsis brevicaulis*(우). Annellide는 생산된 분생자의 수만큼 환문을 가지고 있지만 경검 소견에 관찰하기 어렵다.

차례로 생성된 아넬로형 분생자가 점액에 포함되어 annellide 선단에 화병의 꽃 모양으로 굳어지는 균종(예 *Exophiala*)과, 화병 고리의 사슬 모양으로 이어진 균종이 있다(예 *Scopulariopsis*). 후자의 경우 사슬 선단의 분생자가 가장 오래되었고, 이러한 분생자 사슬을 구기적 분생자 사슬(basipetal cinidial chain)이라고 하며, 구기적 분생자 사슬을 형성한다.

⑤ 소병자 분생자(피아로형 분생자, phialoconidium)

균사 말단부위나 측면에 형성된 소병자(경자, phialide)로부터 형성되는 분아형 분생자이다(그림 1-16, 17). 소병자 개구부에 외세포벽의 일부가 옷깃 모양으로 되어 있을 때 이 부분을 잔고리(칼라렛트, collarette)라고 하는 부위가 화병의 꽃 모양으로 굳어진 균종(예 *Phialophora, Fusarium, Acremonium*)과 분생자가 사슬을 보이는 균종(예 *Aspergillus, Penicillium, Paecilomyces*)이 있다.

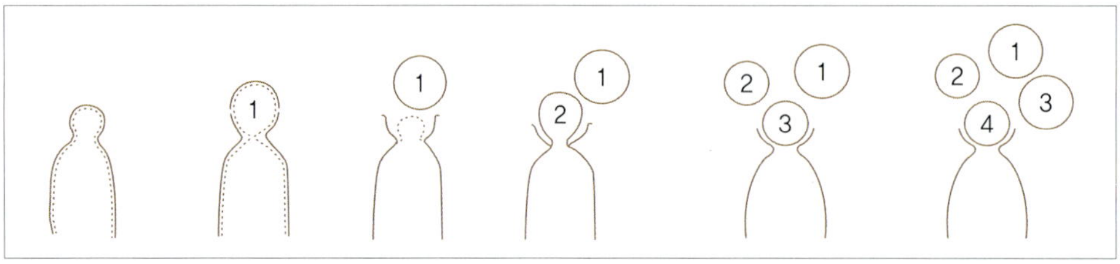

그림 1-16. **소병자분생자 형성과정의 모식도.** 잔고리(칼라렛트, collarette)의 기저부로부터 차례로 분생자가 생긴다.

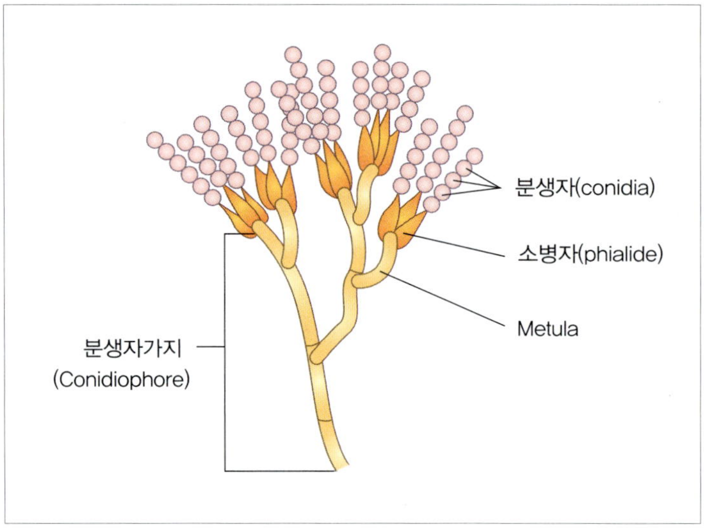

그림 1-17. ***Penicillium* spp. 소병자분생자 (phialoconidium)의 형태.**

⑥ **포로형 분생자**(Poroconidium)

분생자가지(conidiophore) 혹은 분생자 형성세포의 벽에 작은 구멍이 생기고, 그 구멍에서 생기는 분생자로 다세포인 것이 많다. 예 *Alternaria*, (그림 1-18), *Helminthosporium, Drechslera, Ulocladium*(그림 1-19).

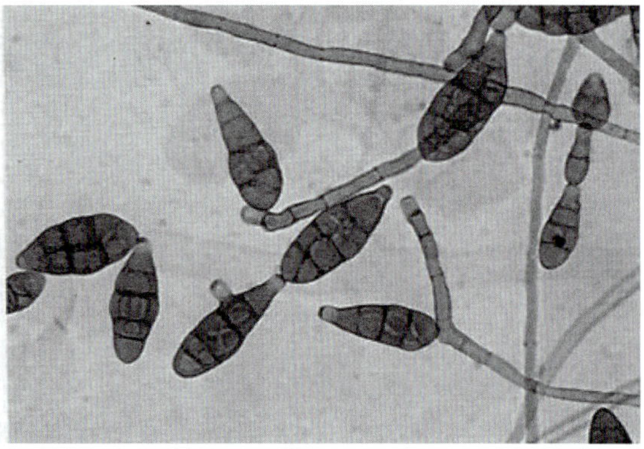

그림 1-18. ***Alternaria* sp.의 포로형 분생자.** 분생자 혹은 분생자 가지 벽의 작은 구멍에서 생기는 다세포성인 포로형 분생자로 곤봉모양(clublike shape)을 만드는데 가로세로 격벽이 있으며, 부리 모양의 돌기를 가지고 있다.

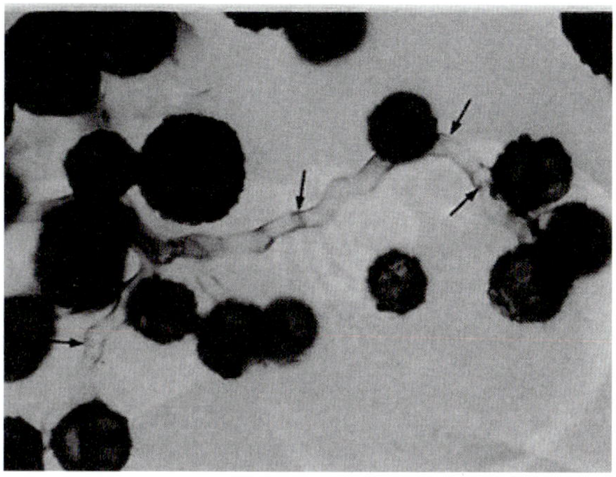

그림 1-19. ***Ulocladium atrum*의 포로형 분생자.**
→ 분생자가지의 작은 구멍에서 포로형 분생자가 생긴다.

⑦ 알레우리오형 분생자(aleurioconidium, **엽상분생자** thalloconidium)

균사 끝 부위나 측면세포가 분화하여 생긴 엽상형(thallic)인 엽상분생자(thalloconidium)이다. 균사 끝 부위가 방추형, 원통형 및 구형 등 다양한 형태로 비대하고 세포벽이 두꺼워져 종종 횡격막이 생긴다. 피부사상균의 크고 작은 분생자가 전형적인 예이다.(그림 1-20, 21). 분생자를 유지하고 있는 균사 사이에 잘룩한 것이 없다. 예 *Epidermophyton, Trichophyton, Microsporum, Blastomyces, Histoplsma, Paracoccidioides, Chrysosporium* 등.

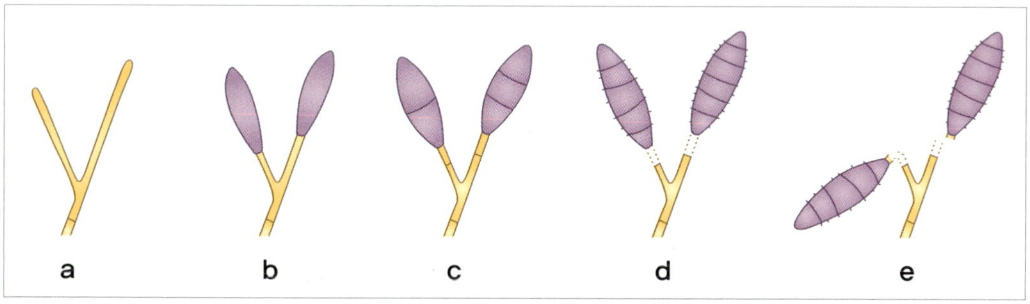

그림 1-20. **알레우리형의 분생자 형성 방법.** a, b. 균사의 선단, 측지의 비대가 시작되어 장래 분생자의 기저가 되는 부분에 격벽이 생긴다. c. 분생자로 분화가 진행되고 분생자 기저부 아래에도 격벽이 형성 된다. d. 분생자가 성숙하고 동시에 모균사의 첨단세포는 변성한다. e. 분생자는 분리된다.

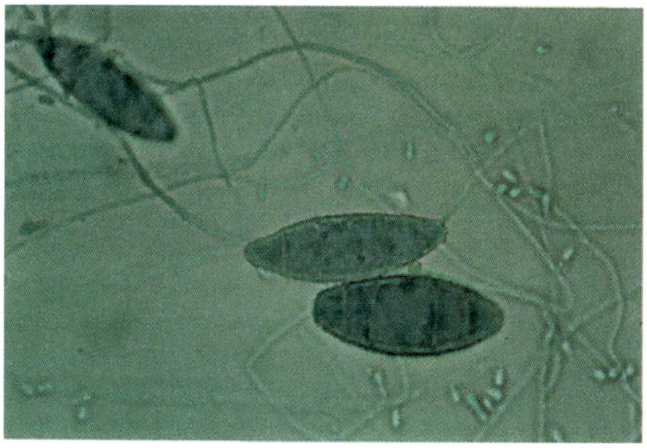

그림 1-21. ***Nannizzia gypsea*(구명, *Microsporum gypseum*)의 알레우리오형 분생자.** 알레우리형 대분생자는 벽이 두껍고, 다세포이며, 끝은 둥그스름하며 구부러지지 않았다(400×).

⑧ **분절분생자**(arthroconidium)

균사에 여러 개의 격벽이 생겨서 개개의 세포로 분리되어 만들어지는 엽상형 분생자이다. 분절분생자가, 인접한 분생자가 분리되어 분절 중간에 빈 공간이 있던가, 혹은 빈 공간 없이 사슬을 이루던가 혹은 균사를 따라 분아분생자가 있는지가 동정에 도움을 준다. 예 *Coccidioides*(그림 1-22), *Geotrichum*(그림 1-23), *Trichosporun*(그림 1-24).

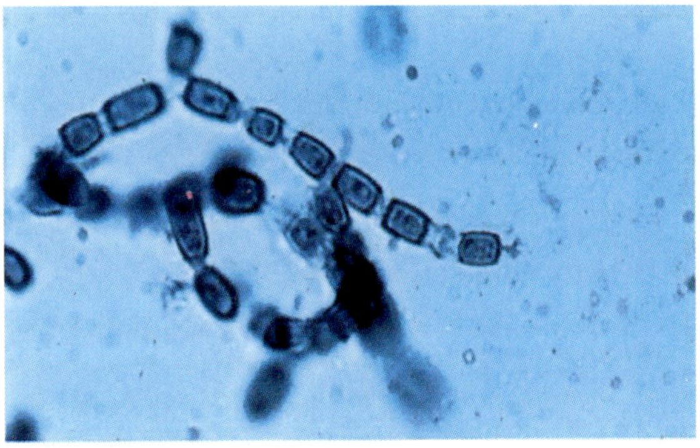

그림 1-22. ***Coccidioide immitis*의 분절 분생자**. 술통모양의 분절분생자 사이에 공간이 있다(800×).

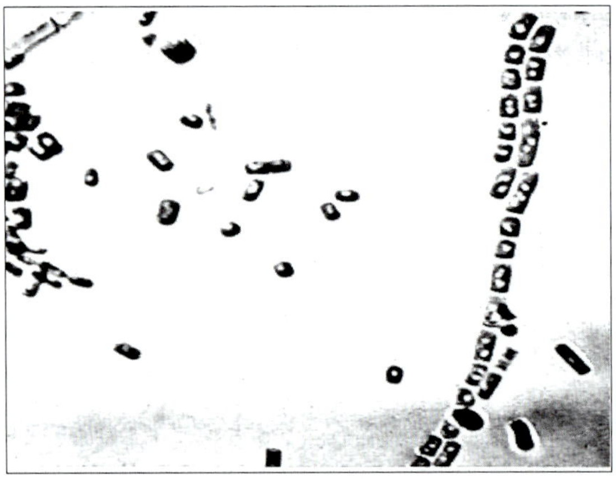

그림 1-23. ***Geotrichum*의 분절분생자**. 직사각형의 분절분생자는 한쪽 모서리에서 생산되며, 균사를 따라 분아분생자가 없다는 점에서 *Trichosporon*과 구별된다.

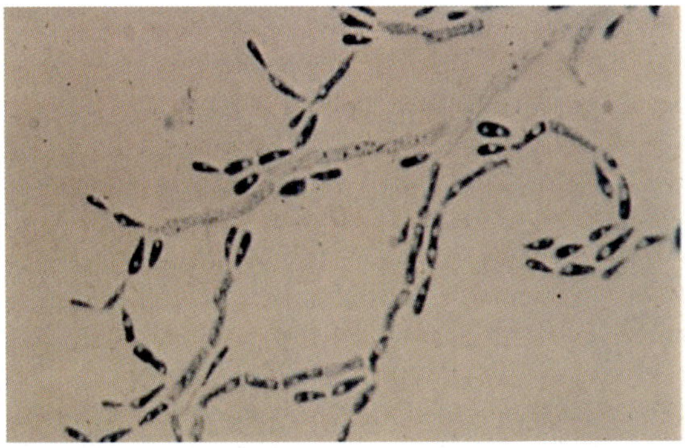

그림 1-24. ***Trichosporon*의 분절분생자**. 진정균사와 분아분생자가 있는 거짓균사가 보인다. 거짓균사와 분아 분생자가 형성함으로 가지고 있으므로 *Geotrichum*과 구별된다.

⑨ **후막포자(厚膜胞子, chlamydospore); 후막분생자(厚膜分生子, chlamydoconidium)**

크고 둥근 분생자로 두꺼운 벽을 가지고 있으며, 저장된 영양분을 함유하고 있어서 생존증식체로서 기능을 수행할 수 있다.

후막포자는 균사의 끝에 위치하거나(말단 후막포자, terminal chlamydospore), 균사를 따라 중간에 있는 세포가 부풀어져서 두꺼운 막을 가진 포자로 변하는 엽상형 포자이다(중간 후막포자, intercalary chlamydospore). 특징적으로, 후막포자는 기존의 균사보다 지름이 더 크다. 다른 분생자와는 다르게 후막포자는 쉽게 균사로부터 분리되지 않는다. 후막포자는 대개 생활환경이 좋지 않을 때 생긴다. *Candida albicans*와 *Candida dubliniensis*가 이 후막포자를 가지고 있다(그림 1-25, 26, 27, 28).

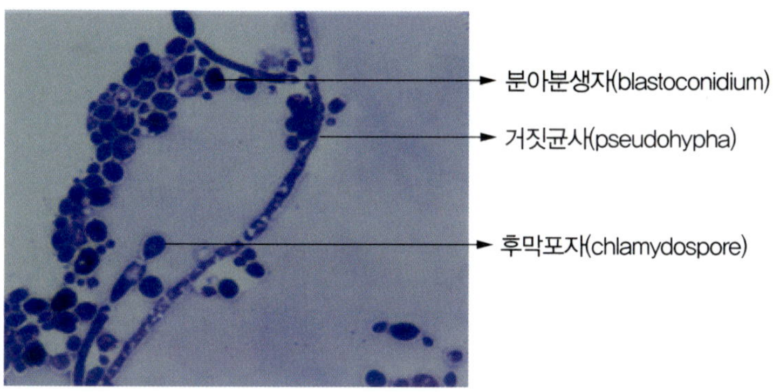

그림 1-25. ***Candida albicans* 균주를** Cornmeal-Tween 80 agar**에 25℃로 72시간 배양 후 그람염색한 현미경 소견.** 두꺼운 후막포자와 거짓균사 및 분아분생자가 그람양성으로 보인다.

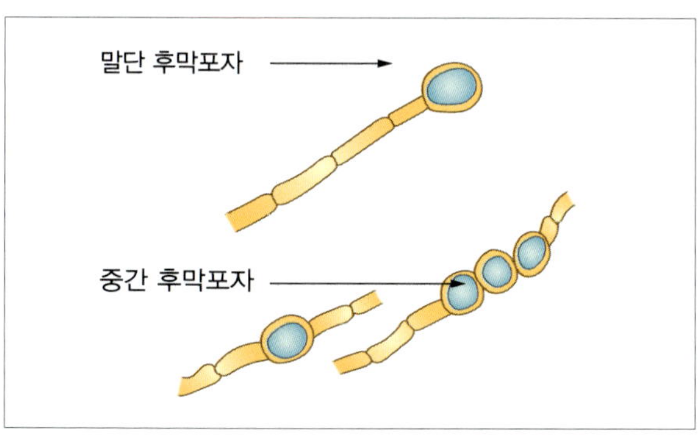

그림 1-26. ***Candida albicans*의 말단 후막포자(**terminal chlamydoconidium**)와 중간 후막포자(**Intercalary chlamydoconidium**).** 벽이 두껍고, 크고 둥근 분생자. 이 분생자는 균사의 끝이나(말단 후막포자) 균사를 따라 단독으로 또는 사슬에 삽입될 수 있는 분생자(중간 후막포자)이다. 불리한 환경에서 생김.

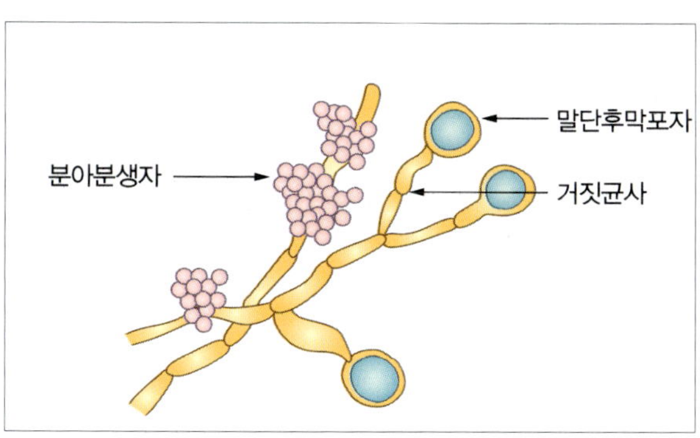

그림 1-27. ***Candida albicans*. 후막포자, 거짓균사 및 분아 분생자의 구조 모식도.**

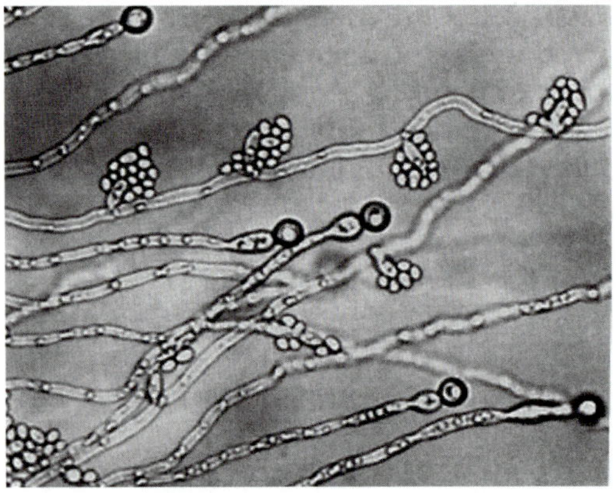

그림 1-28. ***Candida albicans*의 후막포자,** Cornmeal–Tween 80 agar**에 25℃로 48시간 배양 후 현미경 소견.** 거짓균사와 분아 분생자가 보이면 *Candida* spp.이고, 여기에 후막포자가 보이므로 *C. albicans*로 동정한다.

2) 유성생식(sexual reproduction)

포자에 있어서 균종의 정도에 따라 성적으로 분리된 2종류의 세포의 결합, 핵융합의 결합 후 감수분열을 경유하여 생산하는 유성포자(sexual spore)와 감수분열을 경유하지 않고 생산하는 무성포자(asexual spore)가 있다. 2포자는 여러 과정을 경유하여 형성되며, 그 생식 방법과 생식 결과 진균요소의 형태는 진균 분류에 기본이 된다.

(1) 유성 포자

진균이 생산하는 포자가 무성형인지 유성형인지에 따라서 진균을 두 가지로 분류한다. 즉,무성생식형(anamorph) 및 유성생식형(*telemorph*)의 두 가지 포자를 형성하는 진균을 완전진균(perfect fungus)이라 하고, 유성세대가 없거나 유성세대가 관찰이 안 된 진균을 불완전진균(*Deuteromycetes*, fungi imperfecti)이라고 하였었으나, MycoBank(2021)에 실린 분류에서는 불완전진균이 삭제되었다(표 1-2). 완전 진균은 유성포자가 접합포자이면 접합균문(*Zygomycota*), 자낭포자이면 자낭균문(*Ascomycota*), 담자포자이면 담자균문(*Basidiomycota)*으로 분류한다.

접합균은 접합포자를 형성할 수 있는데, 그 형성은 짝이 맞는 두 균주가 함께 있어야 가능한 이주성(*heterothallism*)이므로, 임상검사실에서는 보기 어렵다. 같은 균주 사이에서 접합이 일어나는 것을 동주성(*homothallism*)이라고 한다. 불완전 진균류는 유성세대가 밝혀져 있지 않아서 정확한 분류를 할 수 없는데, 임상적으로 중요한 많은 진균이 여기에 속한다.

전통적으로 유성세대가 확인된 균은 유성세대와 무성세대의 이름 두 개를 가지고 있다. 예를 들어, *Histoplasma capsulatum*은 무성세대 이름이며 *Ajellomyces capsulatum*은 유성세대 이름으로 불린다. 하나의 진균 이름이 2개여서 발생하는 혼란을 피하고 분자생물학적 분류법의 발달로, 하나의 진균에 하나의 이름만을 부여한 것으로 진균 명명의 방식이 수정되었다. 현재는 무성세대의 형태가 배양에서 보통 얻어지는 형태라면 무성세대의 명칭에 의해 진균을 명명한다.

① **난포자**(oospore)

포자는 편모균문(Mastigomycota)의 난균강(Oomycetes)을 특정짓는 유성포자이며, 난포자는 동굴 진균의 일부에서 발견되는데, 인체병원성과 직접 연관성은 없다. 편모균문의 난균강에서 발견되는 조정기(antheridium) 및, 조란기(oogonium)로 분화한 2종의 배우자낭(gametangium)의 접착에 의해 정핵이 이동하여 수정이 이루어져, 난포자가 형성된다(**그림 1-29**).

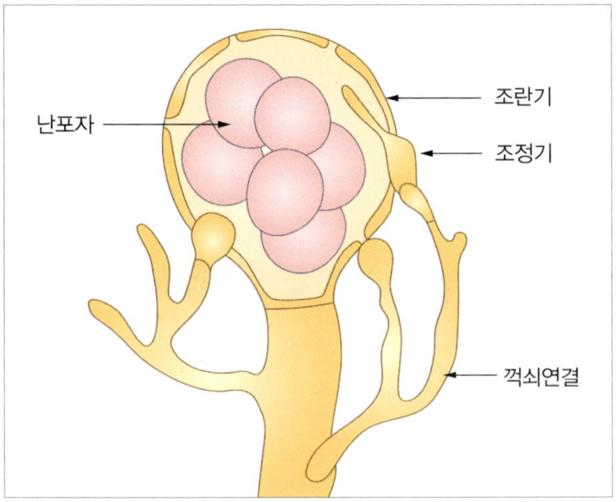

그림 1-29. 편모균 문의 난균강의 난포자. 난균강의 조정기(antheridium)와 조란기(oogonium)간에 수정이 이루어져 난포자(oospore)를 형성한다.

② **접합포자**(zygospore)

접합포자는 털곰팡이문(*Mucormycota*)에서 발견되는 유성포자이다. 근접한 균사에서 형태와 크기가 같거나, 크기와 형태가 다소 다른 균사상의 접합가지(zygophore)를 뻗어 첨단이 접착하고, 접합부가 부풀어 오르고 배우자낭이 된다.

결국 접착 표면의 세포벽은 용해되어 두 배우자 주머니는 합체되어 핵이 융합되어 접합포자가 형성된다(**그림 1-30**). 접합포자의 형태는 특징이 있고, *Rhizopus, Mucor, Lichtheimia* 등에서는 갈색 혹은 검은색으로 가시모양 혹은 눈물모양의 돌기를 가진 두꺼운 세포벽 있는 접합포자가 형성된다.

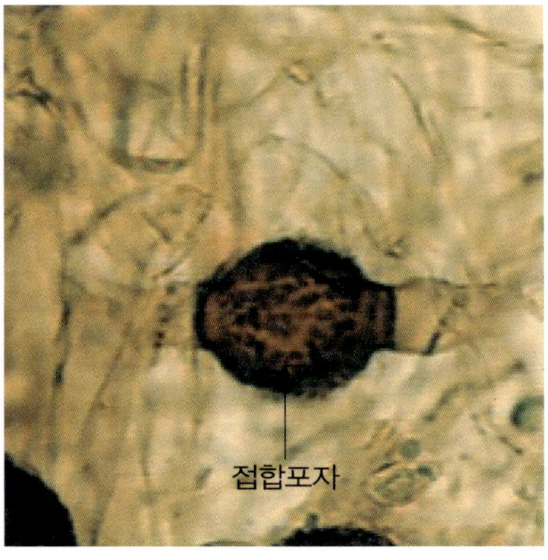

그림 1-30. *Mucor* spp. 균주에서 유성생식의 접합포자. 검은 띠모양의 접합 포자낭(zygosporangium)과 접합포자낭 안쪽의 접합포자(zygospore).

즉, 털곰팡이 문에 속하는 *Mucor* spp. 등의 균주에서 유성생식에서는 접합포자를, 무성생식에서는 포자낭포자를 형성한다(그림 1-31).

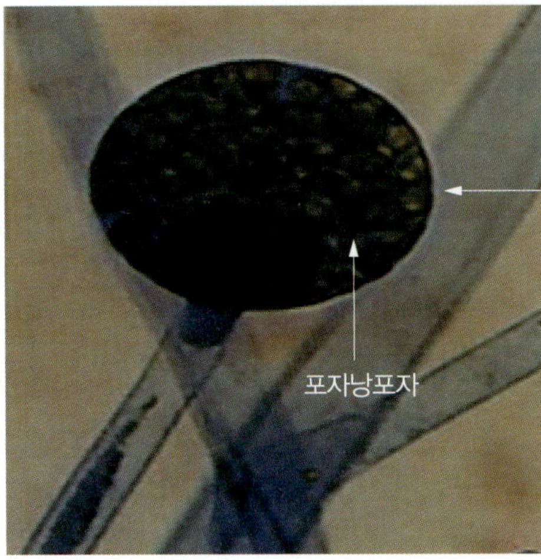

그림 1-31. ***Mucor* spp. 균주에서 무성생식의 포자낭포자.** 둥근 공모양이 포자낭, 안쪽에 포자낭포자가 보인다.

③ **자낭포자**(ascospore)

자낭포자는 주머니 모양의 자낭(ascus)에서 생기는 포자로 자낭균문(*Ascomycota*)에 속하는 유성포자이다(그림 1–32, 33). 운동성이 없는 배우자(gamete) 혹은 배우자낭(gametangium) 끼리의 접합 결과 자낭(ascus)이라고 불리는 주머니 구조가 생겨, 그 안에 포자가 형성된다. 이 특징인 배우자의 접합방법은 다양하고, 크기가 같은 형태의 세포 또는 균사가 접한 균종으로 암수의 성기관이 형성되어 배우자낭의 접합이 행하여지는 균종까지 있다.

자낭균에 있어서는 각각의 자낭이 고립되어 벌거벗은 상태에서 생기는 것(자낭균 효모)도 있지만 대다수는 1개 내지 다수의 자낭이 어떠한 기관, 조직의 내부나 상부에 생긴다. 즉 자실체(fruit body)를 형성한다. 자실체는 자낭과(ascocarp)라고 하며, 형태는 변화가 풍부하고 크기도 미세한 것부터 버섯같이 큰 것도 있다.

자낭형성 장치를 둘러싸는 특별한 보호기관을 가지지 않는 균류(반자낭균류, *Saccharomyces* 등 자낭균 효모가 포함됨)가 있으나 대개는 자낭과(ascocarp)라고 불리는 보호기관을 형성한다.

자낭과에는 부정자낭균류에서 발견되는 완전하게 싸여 있는 구형의 폐자낭각(cleistothecium, 예 *Pseudallesheria boydii,* 그림 1-34), 핵균류의 아구형 혹은 플라스크 형태로 개구한 자낭각(perithecium), 소방자낭균류에서 두꺼운 매트(mat)모양의 균사 조직내 공동이 생겨 그 안에 자낭이 형성되는 자낭자좌(ascostroma 예 *Leptosphaeria*) 등이 있다.

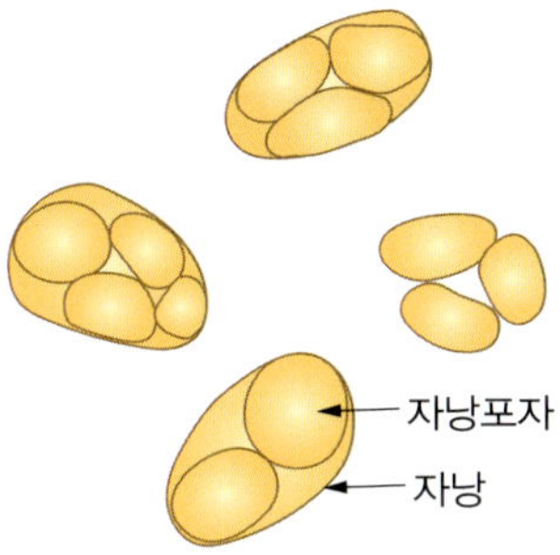

그림 1-32. ***Saccharomyces ceravisiae*의 자낭과 자낭포자.** 자낭안에 자낭포자가 1~4개씩 포함되어있다.

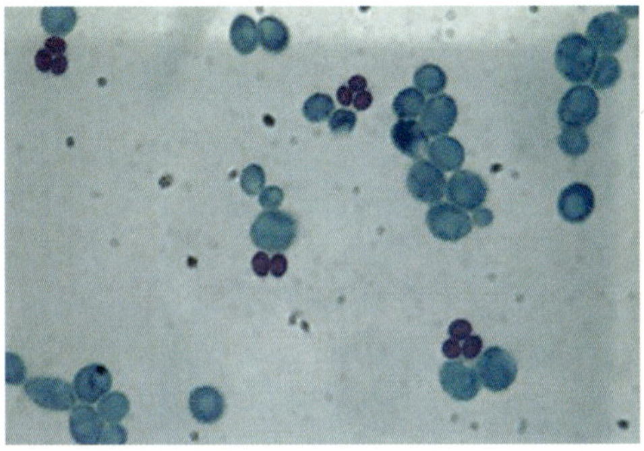

그림 1-33. ***Saccharomyces ceravisiae*의 자낭포자.** Ascospor agar에 25℃로 72시간 배양 후 Kinyoun 염색 현미경 소견. 자낭포자는 적색으로 보인다.

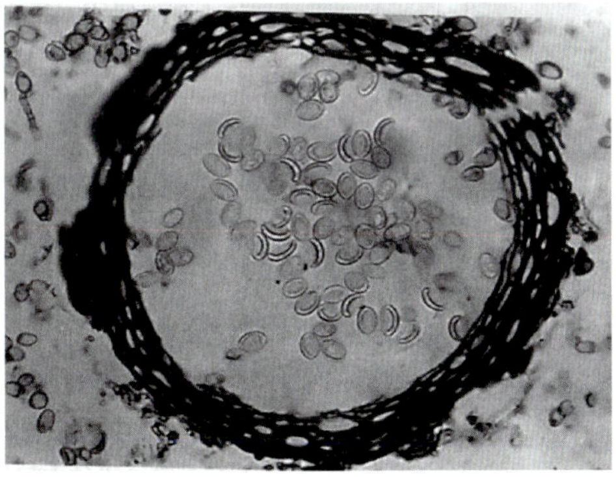

그림 1-34. ***Pseudallescheria boydii* 의 폐자낭각.** 외벽의 세포는 갈색이며, 자낭벽이 오래되면 용해소실되어 자낭포자가 산재된다.

④ **담자포자**(basidiospore)

담자균문(*Basidiomycota*)에서 발견되는 특별한 생식기관을 형성하지 않고, 단핵의 균사가 접합되어 상대적인 교배형의 2핵을 갖는 2차 균사가 된다.

2차 균사는 격벽을 끼고, 두 세포사이에 꺽쇠연결(clamp connection)을 형성하여 한 핵을 이동시킨다. 바로, 균사 선단의 2핵을 융합하고 동시에 균사는 비대하여 담자기(basidium)가 되고, 그 내부의 복상핵은 감수분열에 의해 4개의 단상핵이 되어 담자기에 생긴 4개의 담자줄기(경자, sterigma)로 이동되어 담자포자로 된다. *Filobasidiella neoformans*는 유성생식형인 담자포자(그림 1-35)를 갖는 반면, *Cryptococcus neoformans*는 무성 생식형인 협막이 두꺼운 분아분생자(그림 1-36)를 가지고 있다.

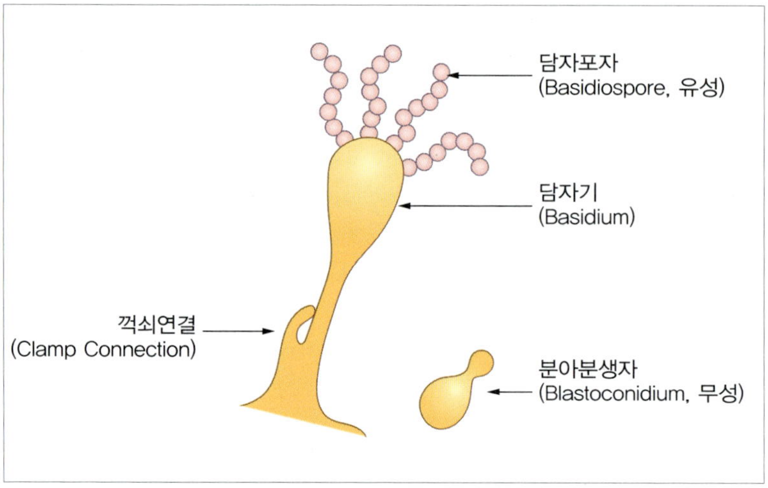

그림 1-35. **유성생식형 포자와 무성생식형 분생자.** *Filobasidiella neoformans*의 유성생식형인 담자포자(basidiospore), 담자기(basidium), 꺽쇠연결, clamp connection): *Cryptococcus neoformans*의 무성생식형인 분아분생자(blastoconidium)

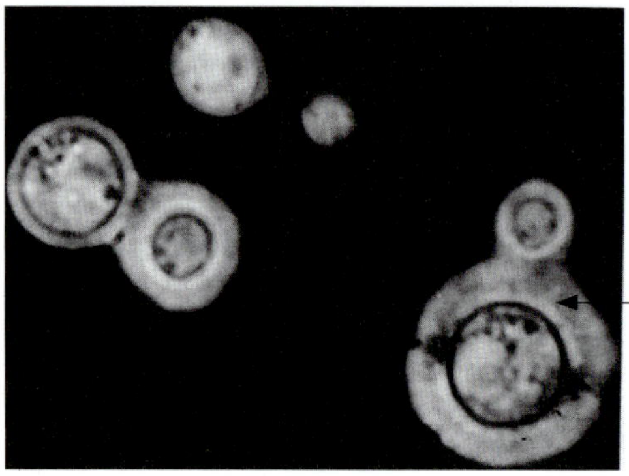

그림 1-36. **두꺼운 협막을 가진 *Cryptococcus neoformans*의 먹물(India ink) 표본.** 배경은 검고, 협막은 희게 보이는 분아분생자.

5) 다음 용어를 정의한다.

(1) 균사(hypha), 균사체(mycelium)

진균의 균체구조의 기본구조는 원통형 세포인데 이 세포가 세로로 이어지고 혹은 다핵성의 1개의 세포인 경우는 길게 뻗어 실 모양으로 보일 때 균사(hypha, 복수 hyphae)라고 부른다(그림 1-37). 균사는 거짓균사(가균사, pseudohypha)와 비교될 때 진성균사(true hypha)라고 부르며, 균사의 덩어리를 균사체(mycelium, 복수 mycelia)라고 한다(그림 1-38). 균사체를 하고 있는 균군(菌群)을 사상균(filametous fungi)이라고 하며, 사상균의 기본구조는 역시 균사이다.

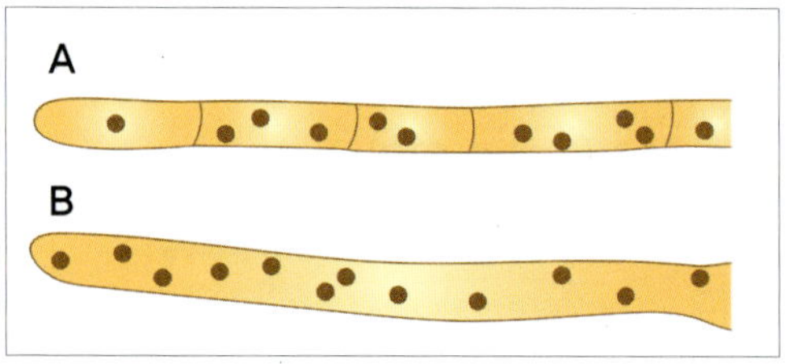

그림 1-37. **균사(hypha).** 유격벽 균사는 1개 또는 몇 개의 핵을 갖는다(A). 격벽이 없는 균사를 무격벽균사라고 한다(B).

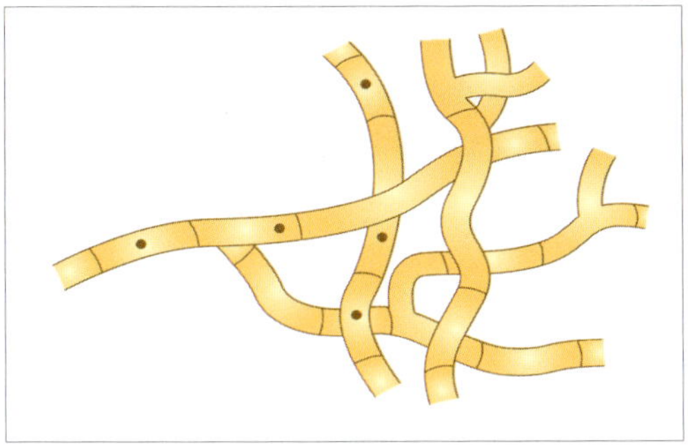

그림 1-38. **균사체(mycelium).** 진균의 집락표면을 구성하는 균사가 얽혀 있는 덩어리.

(2) 격벽(隔壁, septum, 복수 septa)

세포 사이에 벽이 있는 것을 격벽(septum, 복수 septa)이라고 하며, 격벽이 있는 균사를 유격벽균사(septate hypha)라고 하고, 격벽이 없는 균사를 무격벽균사(aseptate hypha)라고 한다. 한편 세포 내에 다수의 핵을 가지고 있기 때문에 무격벽균사를 다핵체 균사(coenocytic hypha)라고도 부른다. 유격벽 균사를 가지고 있는 진균은 담자균문, 자낭균문에 속한 진균이며, 무격벽균사를 가지고 있는 진균은 털곰팡이 문에 속하는 *Rhizopus, Mucor* 및 *Lichtheimia* 등이 있다.

(3) 거짓균사(pseudohypha)

분아(budding)에 의해서 형성된 세포 사슬이 잘룩하여 길쭉해 질 때를 거짓균사라고 하며(그림 1-39, 40). 진성균사와 비슷하게 보인다. 격벽(septa)이 잘룩하여 소시지 모양 같이 된다는 점이 진성균사(true hyphae)와의 차이점이다. 진성균사는 실 같은 균사가 대개 평행을 이룬다. 거짓균사는 *Candida* spp.에서, 진성균사는 사상균(mould)에서 볼 수 있다.

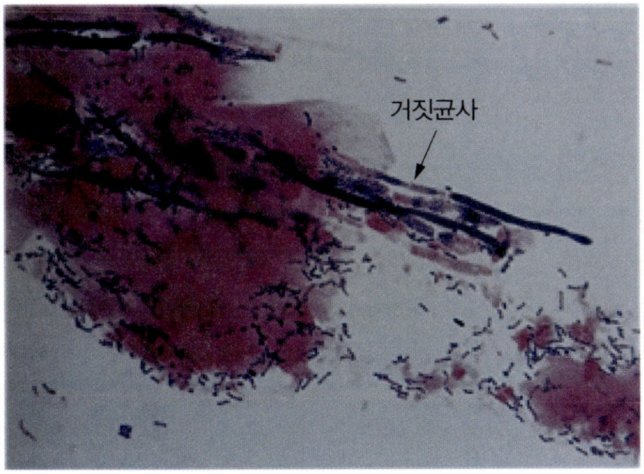

그림 1-39. **질 분비물의 그람염색에서 거짓균사.** 편평상피세포와 그람양성 막대균이 보이며, 균사와 균사의 이음새가 가늘어지고, 잘룩하기 때문에 *Candida* spp.의 거짓균사(pseudohypha)로 추정된다. 27세 여성환자(1000×).

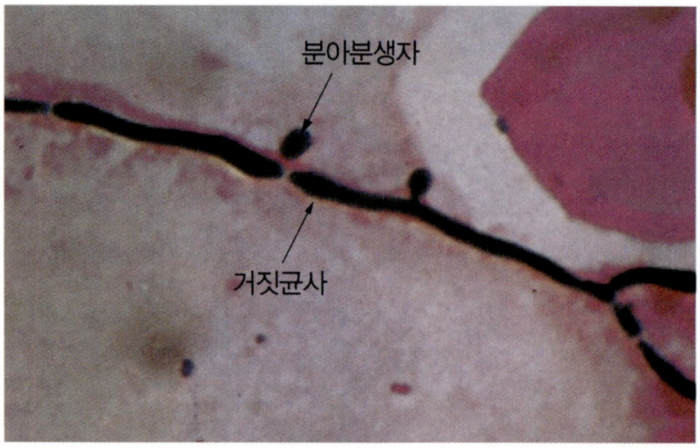

그림 1-40. Pseudohyphae and blastoconidia of ***Candida*** spp. 객담의 그람염색에서 거짓균사(pseudohypha)와 분아분생자(blastoconidium)가 보여 *Candida* spp.로 추정된다(1,000×).

(4) 분생자 가지(conidiophore)

분생자가 형성된 줄기 역할을 하는 특수한 균사의 구조이다. 분생자가지와 분생자의 형태와 배열은 일반적으로 한 속(genus)의 특징이다. 접미사 phore는 "bearer" 또는 "carrying"을 뜻하며 어떠한 것을 생산자 또는 전달자를 의미하는 단어도 있다. 즉, 분생자가지는 분생자를 생산하고(그림 1-41), 포자낭가지는 포자낭(sporangium)을 생산한다.

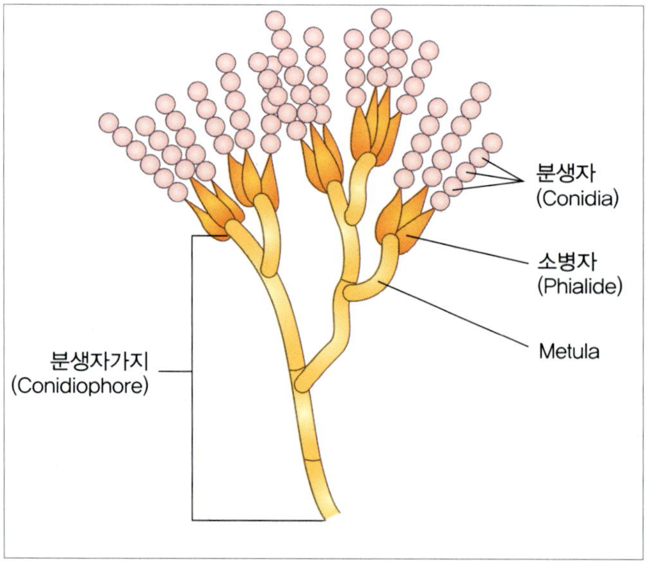

그림 1-41. ***Penicillium* spp.의 분생자가지** conidiophore. 분생자를 생성하는 특수한 균사. 예 *Penicillium* spp. 등

II 진균의 분류

학습목표

1) 진균의 생식방법에 따라 진균을 분류한다. (A)
2) 접합균류의 균사 및 포자의 특징을 설명한다. (B)
3) 자낭균류의 균사 및 포자의 특징을 설명한다. (B)
4) 집락의 육안적 형태에 따라 다음 용어를 정의한다. (A)
   (1) 효모(yeast)
   (2) 사상균(mold)
   (3) 두 형태(동종이형)진균(dimorphic fungi)

1. 진균의 분류

1) 생식방법에 따라 진균의 분류

명명된 진균은 적어도 13만 종이 있는데 매년 약 1000~1500 종이 명명되고 있으며, 명명된 진균 중 500 종 미만이 일반적으로 사람이나 동물에 감염을 일으키며, 이 중 약 50종은 정상인에게도 감염을 일으키는 병원성이 큰 진정병원체(true pathogen)이고, 병원성이 약하여 기저질환이 있는 환자에세 기회감염을 일키는 기회감염 병원체(opportunistic pathogen)로 나눌 수 있다.

진균을 전에는 식물로 분류하였으나, 현재는 진균계(眞菌界, Kingdom Fungi)로 분류하고 있다. 진균은 몇 가지 주요 측면에서 식물 및 동물과 같은 다른 그룹과 다른 별도의 진핵생물 그룹을 형성한다.

진균세포는 다양한 세포 내 소기관(organelles)과, 핵막으로 둘러싸인 하나의 핵(nucleus)을 포함한 세포질로 구성되며, 단단한 세포벽(cell wall)과 세포막(cell membrane, 또는 원형질막 plasmalemma)의 두 층으로 둘러싸여 있다.

세포벽에 분포되어 있는 중합체는 병원성 진균의 대부분에서 사상균에서는 키틴(chitin)이 효모균에서는 베타-글루칸(β-glucan)으로 이루어졌고, 이외에도 키토산(chitosan), 만난(mannan) 및 다양한 조합의 당단백질(glycoprotein)로 구성된 단단한 세포벽 내에 싸여 있다.

이러한 특징은 세포벽이 없는 동물 및 주요 세포벽 구성요소로 셀룰로오스(cellulose)를 함유하는 식물과는 대조적이다. 일부 진균에서는 셀룰로오스와 키틴이 모두 존재하는 것으로 알려졌지만 일반적으로 병원성 진균에는 셀룰로오스는 거의 발견되지 않았다.

세포막은 다른 생물과 비슷하지만, 진균 세포막의 주요 스테롤(sterol)은 에르고스테롤(ergosterol)이며, 우리가 사용하고 있는 항진균제 중 에르고스테롤의 합성을 억제하는 것이 많다.

진균세포는 핵막에 둘러싸인 진정핵을 가지고 있으며, 세포분열에는 감수분열이나 유사분열이 동반된다.

진균의 세포질 중에서 고도로 조직화된 막성 세포소기관으로는 세포질 그물(소포체, endoplasmic reticulum), 골지체(Golgi body), 액포(vacuole), 미토콘드리아(mitochondria) 미세소체(미소체, microbody) 등이 있으며, 비막성 구조체로는 미세관(microtubule), 리보솜(ribosome), 지질구(lipid bodies) 등이 내장되어 있다.

진균을 포함한 진핵생물(eukaryote)에 공통적으로 존재하는 소기관(organella), 핵, 세포막 등의 주요한 세포 구조체가 기본적으로 동일한 구조의 기능을 갖고 있다(그림 1-42). 그러나 대부분의 경우, 진균세포는 ① 독특한 조성의 세포벽, ② 특정 특수 세포 내 소기관 및 ③ 인접 세포 사이에 위치한 특징적인 격벽(septum, 복수 septa)을 가지고 있다는 점에서 다른 진핵 생물의 세포와는 분명히 구별된다. 이런 세포학적 특징은 진균의 분류에 이용될 수 있다. 한편 엽록소를 가지고 있는 식물, 조류(algae), 및 *Cyanobacteria* (남조류)는 광합성을 하는 자력영양생물(autotrophic, 무기물만의 영양으로 생활하는 생물)이지만, 진균은 종속영양(heterotrophic)으로 엽록소가 없기 때문에 다른 생물이 만든 유기물에 의존하는 영양섭취 방식이다. 진균은 여러 개의 세포가 실 같은 모양의 기본 구조 단위인 균사(hypha)를 가진 사상균(mould)으로 다세포이며, 한편 분아(budding)로 증식하는 구형 혹은 난원형의 효모형 진균(yeastlike fungus)는 단세포를 가지고 있다. 대부분의 다세포 진균에서 영양단계는 균사체(mycelium) 또는 엽상체(thallus)라고 불리는 분지형 균사 덩어리로 구성된다. 진균의 분류는 학자의 견해와 관점에 따라 차이가 있다. 표 1-2는 사람에게 주요 병원성인 진균의 분류를 MycoBank(2021) 파일에서 요약한 것인데 균계(Kingdom Fungi)와 아계(Subkingdom)는 생략하고, 그 하위 분류만 실었다. *Cryptococcus* 속을 예로 보면 *Basidiomycota* 문, *Tremellomycetes* 강, *Tremellales* 목(*Cryptococcaceae* 과명은 생략), *Cryptococcus* 속, *Cryptococcus neoformans* 종이다.

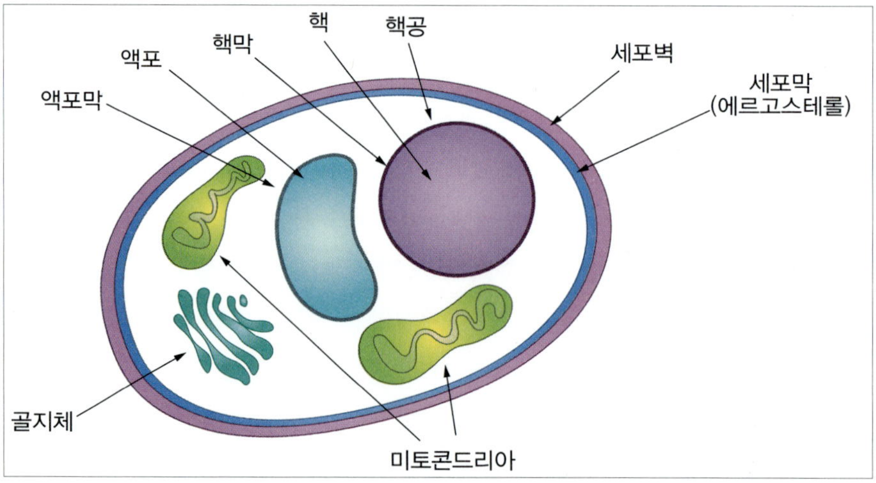

그림 1-42. 진균 세포의 모식도. 진균세포는 세포벽과 세포막(에르고스테롤이 주성분)의 두 층으로 둘러싸여 있고, 세포질 내 소기관(골지체, 미토콘드리아, 액포 등)과 핵은 핵막으로 둘러싸여 있다.

표 1-2. 의학적으로 중요한 진균계(kingdom Fungi)에 속한 진균

분류학 명칭	대표적인 균속 및 균종	사람 질병
문 : **Mucormycota** (털곰팡이문), 강 : *Mucormycetes* 목 : *Mucorales*	*Rizopus, Mucor, Lichtheimia, Saksenaea*	털곰팡이증, 당뇨, 백혈병, 심한 화상, 면역이 약한 환자에게 기회감염, 코 대뇌감염
문 : **Basidiomycota** (담자균문) 강 : *Basidiomycetes* 목 : *Tremellomycetes*	*Cryptococcus neoformans, Malassezia furfur, Trichosporon* spp.의 유성생식 형	크립토콕쿠스증(*Cryptococcosis*) 및 다수의 진균증
문 : **Ascomycota** (자낭균문)		
강 : *Saccharomycetes* 목 : *Saccharomycetales*	*Candida albicans, Saccharomyces cerevisiae*	칸디다증 (*Candidiasis*)
강 : *Pneumocystidomycetes* 목 : *Pneumocystidales*	*Pneumocystis jirovecii*	폐포자충 폐렴
강 : *Eurtotiomycetes* 목 : *Onygenales*	*Trichophyton, Microsporum Coccidioides immitis, Histoplasma capsulatum*	피부사상균증, 전신성 진균증
목 : *Eurotiales*	*Aspergillus fumigatus*	아스페르길루스증
강 : *Sordariomycetes* 목 : *Hypocreales*	*Fusarium* spp.	각막염 및 다른 침습성 진균증
목 : *Microascales*	*Scedosporium boydii*	폐렴, 진균종 및 침습성 진균증
문 : **Basidiobolomycota** 목 : *Basidiobolales*	*Basidiobolus ranarum*	엔토모프로라진균증 (*Entomophthoromycosis*, 아급성 털곰팡이증)

진균 중에는 유성생식형(teleomorph)과 무성생식형(anamorph)이 있는 종이 있고, 이들의 유전자 서열은 같지만 각형에 붙여져 왔다. 예를 들면 *Candida guilliermondii*는 무성생식형에 붙여진 이름이고 *Pichia guilliermondii*는 유성생식형에 붙여진 종명이다. 그러나 진균 명명법에 관한 암스테르담 선언에 의거하며 이 두 가지형 모두가 새로운 한 가지 종명인 *Meyerozyma guilliermondii*으로 2011년에 명명되었다. 진균을 명명할 때는 2018년부터는 International Code of Nomenclature for algae, fungi, and plants의 Chapter F규약에 따라서 명명하게 되었다.

진균의 새로운 분류명을 정할 때 지켜야 할 규칙이지만 진균 검사자가 알아야 할 중요한 내용이 있다. 즉 ① 한 종에는 명명규약에 맞는 현재의 종명(current legitimate name) 한 가지만 있어야 하고(분류명이 명명규약에 따라서 붙여진 이름 중 현재의 종명이 아닌 것은 이명, 즉 synonym으로 남게 됨), ② 한 종에 명명규약에 맞는 종명이 2가지 이상 있거나 유성생식형의 종명과 무

성생식형의 종명이 있을 때는 먼저 명명된 것이 현재의 종명(current name)으로 된다. 유성생식형과 무성생식형이 있는 진균의 종은 각 형에 다른 종명이 붙여져 왔다. 그러나 두 형의 유전자 서열은 같다. *Meyerozyma guilliermondii*인 경우 원래는 *Candida guilliermondii*로 채택되어야 하는데 *Meyerozyma*로 변경된 것은 유전자 서열이 *Candida*와 달랐기 때문이다.

진균에 쓰이는 계급의 용어는 위로부터 진균계 Kingdom Fungi (Myceteae), **문**(門, phylum, 또는 division), **강**(綱, class), **목**(目, order), **과**(科, family), **속**(屬, genus), 및 **종**(種, species)이다. 필요에 따라 문과 강 사이에 아문(subphylum), 강과 목 사이에 아강(subclass), 목과 과 사이에 아목(suborder), 과와 속 사이에 아족(subtribe)이 붙여질 수 있다. 각 카테고리의 어미는 문은 -mycota, 아문은 -mycotina, 강은 -mycetes, 아강은 -mycetidae, 목은 -ales, 아목은 ineae, 과는 -aceae, 아과는 oideae, 족은 -eae, 아족은 -inae이며, 진균계, 속 및 종명은 어미의 지정이 없다.

예 *Candida albicans*

계(界) Kingdom: Fungi (Myceteae)
문(門) Division: *Ascomycota*(자낭균문)
강(綱) Class: *Saccharomyces*
목(目) Order: *Saccharomycetales*
과(科) Family: None
속(屬) Genus: *Candida*
종(種) Species: *Candida albicans*

※ *Candida*는 예전에 불완전 진균(Deuteromyces)으로 분류하였으나, MycoBank에서는 불완전균류는 삭제되고, 근년에 *Candida*는 자낭균문(*Ascomycota*)으로 분류되었다.

---

2) 진균계의 분류

진균계에 속하는 진균의 특징은 다음과 같다. 진핵성이며, 영양체는 단세포성(효모균) 또는 균사상(사상균)이다. 세포벽은 주로 키틴과 β-글루칸 등으로 이루어진다. 통상은 편모를 가지지 않지만 드물게 소유하는 진균도 있고, 영양은 흡수에 의한 종속 영양형이고, 광합성 작용과 포식작용(phagocytoisis)은 없다.

진균은 포자(홀씨, spore)를 만들어서 번식한다. 포자에는 무성생식(asexual)과 유성생식(sexual) 포자의 두 가지가 있다. 무성생식 포자를 포자낭포자(홀씨주머니홀씨, sporangiospore)와 분생자(분생홀씨, conidium)의 두 가지로 나눈다. 포자낭포자는 포자낭(sporangium)이라는 주머니 속에서 생기는데, 포자낭포자를 가진 진균은 털곰팡이문(*Mucormycota,* 구 명칭은 *Zygomycota,*접합균문)으로 분류되어 있다. 분생자는 주머니 없이 노출되어 생기는데, 아스페르길루스(*Aspergillus*)나 피부사상균(dermatophyte) 등 대부분의 진균에서 볼 수 있다. 유성포자에는 접합포자(zygospore), 자낭포자(자낭홀씨, ascospore), 담자포자(담자홀씨, basidiospore)가 있다(그림 1-43).

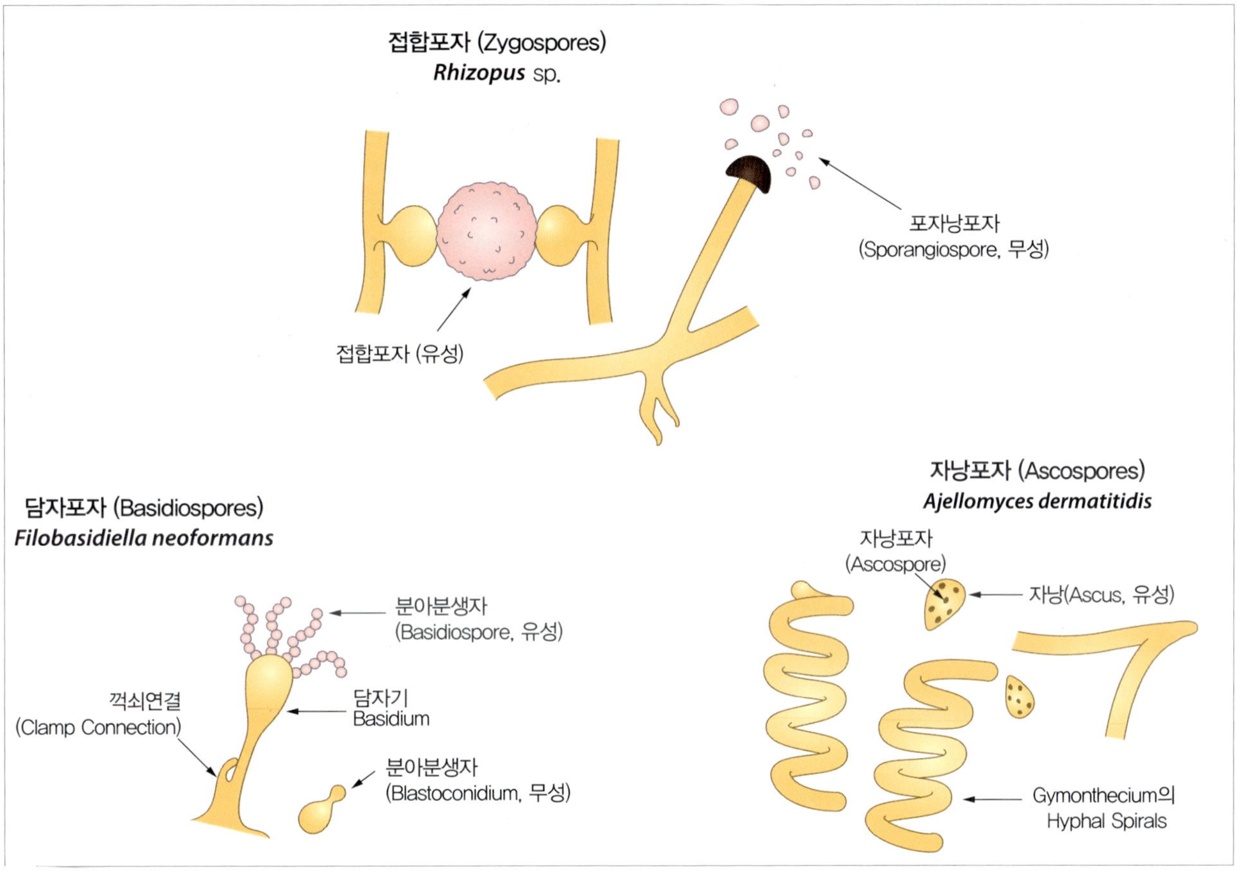

그림 1-43. **진균의 세가지 형태인 유성포자.** 접합포자, 담자포자 및 자낭포자.

(1) 털곰팡이문(*Mucormycota*, 구 명칭은 *Zygomycota* 접합균문), 털곰팡이강(*Mucormycetes*)

털곰팡이문의 진균은 의학과 수의학 분야에 중요한 진균이며, 통상적으로 부패균(saprophytic bacteria)으로 생활하고, 세계 각지 어디에서나 분리되는 코스모폴리탄(cosmopolitan)이다. 이 진균의 영양체는 균사이며, 원칙적으로 격벽(septum)이 없다. 유성세대(암수의 세포결합으로 유성포자를 형성하는 생활사)에서는 접합포자(zygospore)를, 무성세대(무성포자를 형성하는 생활사)에서는 포자낭포자(sporangiospore)를 형성한다. 병원균으로서는 *Mucor, Rizopus, Lichtheimia*와 사람과 큰 동물에 병원성인 *Basidiobolus, Conidiobolus* 등이 있다.

(2) 자낭균문(*Ascomycota*), 자낭균 강(*Eurotiomycetes*)

영양체는 격벽을 갖는 유격벽균사 또는 단세포이다. 암수세포의 결합으로 주머니 모양의 자낭(ascus)을 형성하고, 일반적으로 8개의 자낭포자가 형성되고(유성세대), 무성적으로 여러 형태의 분생자를 형성한다. 자낭균문에 속하는 진균으로는 식품과 알코올 제조에 중요한 *Saccharomyces* 등이 있고, 사람이나 큰 동물, 조류의 피부사상균인 *Arthroderma* (*Trichophyton*의 유성세대), *Nannizzia*(*Microsporum*의 유성세대), 심재성 진균증의 *Ajellomyces* (*Blastomyces*와 *Histoplasma*의 유성세대) 등이 있다.

유성세대가 없거나 유성세대가 관찰이 안된 진균을 불완전 진균(Deuteromycetes)이라고 하였는데, 여기 속한 *Candida, Aspergillus, Cociccidioides, Histoplasma, Trichophyton* 등은 모두 자낭균문으로 분리되어 Mycobank에 실린 분류에서는 불완전진균이 삭제되었다.

(3) 담자균문(*Basidiomycota*), 담자균강(*Tremellomycetes*)

꺽쇠연결을 가진 균사가 영양체이며, 버섯은 모두 담자균문에 속한다. 사람이나 동물에 중요한 *Filobasidiella neoformans* (*Cryptococcus neoformans*의 유성세대)가 있다. 유성생식은 단상균사의 융합(때로는 수정)에 의해 개시되며, 중상의 2차 균사로부터 자실체를 형성하여 담자포자를 생성한다. 2차균사의 격벽부에 꺽쇠연결이 있으며, 2차 균사에 의해 생기는 담자기로부터 외생적으로 단상의 담자포자가 발생하는 것이 특징이다. 한편 *F. neoformans*의 유성세대의 유성포자는 담자포자(basidiospore)이고, *C. neoformans*의 무성세대의 무성포자는 분아분생자(blastoconidium)이다. *Filobasidiella neoformans* 이외에 *Rhodosporium* (*Rhodotorula*의 유성세대), *Sporidiobolus salmonicolor*(*Sporobolomyces salmonicolor*의 유성세대 등이 있다.

5) 집락의 육안적 형태

(1) 효모형 진균(yeast-like fungus)

효모형 진균은 일반적으로 분아(budding)로 증식하는 구형 혹은 난원형의 단세포(unicellular)로서, 길어진 세포들이 거짓균사(pseudohypha)를 이룰 수 있으며, 크기는 2~20 um이나 통상적으로 3~4 um 정도이다. 한편 *Cryptococcus neoformans*처럼 세포벽 주위에 협막(capsule)을 가진 것도 있다. 일부 효모형 진균인 *Geotrichum*이나 *Trichosporon*에서는 균사형으로 발육하는 것도 있다. 한편 *Saccharomyces*는 자낭포자(유성세대)를 생성한다.

효모형 진균의 집락은 매끄럽고, 윤기가 나며, 습하거나 건조할 수도 있고, 일반적으로 흰색에서 크림색이지만 분홍색이나 오렌지색을 띠는 *Rhodotorula*도 있다. 거짓균사, 진정균사, 말단 후막포자 및 분아분생자의 형태와 배열은 균속과 균종 수준에서 효모균을 동정하기 위해 다른 형태학적 특성 및 생화학적 시험과 함께 사용한다. 생화학 시험을 위해 다양한 상품화된 시스템을 사용한다. Dalmau 방법을 사용하여, cornmeal-Tween 80 agar와 같은 배지로 현미경적 형태를 관찰한다. *Candida* spp.와 다른 효모균의 동정은 자동적 동화시험(assimilation)의 특성을 특징으로 하는 광범위한 시스템에서 생화학적으로 달성하게 된다. *Candida* spp.와 다른 효모균의 동정은 MALDI-TOF(매트릭스 보조 레이저 탈착 이온화-비행시간)기술을 사용하여 단백질체학(proteomics)을 통해 다른 효모균을 점점 더 많이 시행하고 있다.

임상적 의의는 환자 상태에 따라서 해석해야 한다. 감염 징후가 있는 환자의 여러 검체에서 반복해서 효모형 진균이 분리되면 감염의 가능성이 있으며, 이때는 동정이 필요하다. 정상균무리가 없는 부위, 즉 혈액, 척수액, 활막강액, 흉막강액, 심낭액 등에서 효모형 진균이 분리되면 동정해야 한다.

흔히 yeast라고 구별 없이 말하기도 하나, 효모형 진균은 두 가지로 구별할 수 있다. 그 첫째는 유성생식으로 자낭포자(ascospore)나 담자포자(basidiospore)를 생성하는 진정한 효모(yeast, Saccharomyces)이고, 둘째는 무성생식으로 증식하나 유성생식이 안 알려진 진균인데 이는 정확히 효모형 진균(yeast-like fungus)이고 효모는 아니다.

(2) 사상균(mould)

사상균은 여러 개의 세포가 실 같은 모양의 균사(hypha)를 이루는 것이 특징이며, 균사의 폭은 1~10 um로, 각 균종에 의해 거의 일정한 폭을 가지고 늘어난다. 거짓균사와 대조하기 위해 진성균사(true hypha)라고 부른다.

균에 의해 격벽(septum)을 가지는 균사를 유격벽균사(septate hypha)라고 하고, 또는 격벽을 가지지 않는 균사를 무격벽 균사(non-septate hypha)라고 한다. 무격벽균사 중에는 털곰팡이문(*Mucormycota*)에 속하는 *Mucor, Rhizopus* 및 *Lichtheimia* 등이 있다. 무격벽균사는 세포 내에 다수의 핵을 가지고 있기 때문에 다핵세포성 균사(coenocytic hypha)라고도 한다.

한편 유격벽균사는 격벽과 격벽 사이에 있는 1개의 세포이며, 1개 내지 또는 몇 개의 핵을 가진다. 격벽의 중심에는 작은 구멍이 있어 균사라고 해도 각 세포가 완전히 독립된 것은 아니다. 소공을 갖는 격벽은 자낭균문, 담자균문에 공통으로 보이지만 담자균문에서는 소공을 둘러싸는 격벽이 비후하여 "괄호체"(parenthesome)라고 불리는 특수구조를 형성한다. 또한 담자균문은 2차균사의 격벽으로 구획된 꺽쇠연결(clamp connection)이 확인되고 있다.

균사의 발육점은 첨단부에 있으며, 분기하면서 성장하여 균사의 집단인 균사체(mycelium)를 형성한다. 균사는 기능면에서 영양균사(vegetative hypha)와 생식균사(reproductive hypha)로 나뉜다. 영양균사는 배지 또는 기생조직 또는 그 내부로 자라서 영양분을 흡수하고, 생식균사는 공중으로 자라며, 포자를 생산하여 공기균사(aerial hypha)라고 한다.

(3) 두형태 진균(dimorphic fungi)

두형태 진균은 대부분 면역능이 약화된 사람에게 전신성 진균증(systematic mycoses)을 일으키는데, 경우에 따라서는 면역이 정상인 상태인 사람에게도 감염을 드물게 일으킬 수 있다.

두형태 진균의 예로는

① *Blastomyces dermatitidis,*

② *Coccidioides immitis,*

③ *Histoplasma capsulatum,*

④ *Paracoccidioides brasiliensis,*

⑤ *Talaromyces marneffei* 및 ⑥ *Sporothrix schenckii*이다.

두형태 진균은 환경조건에 따라서 두 가지 형태를 보이는데 자연환경이나 25~30℃에서는 균사형(mycelial form)이고, 인체조직이나 35~37℃에서는 효모형(yeast form)으로 보이는 진균을 말한다. 진균을 처음에는 25~30℃에서 Sabouraud dextrose(SDA, pH5.6) 배지에 배양하므로, 배양초기에는 균사형을 보인다. 따라서 두형태 진균을 보려면 brain heart infusion(BHI) agar 사면에 접종하고, 시험관을 조금 열어서 공기가 통하게 하고, 35~37℃에서 배양한다. 37℃에 배양하면, *Blastomyces dermatitidis, Histoplasma capsulatum, Paracoccidioides brasiliensis, Talaromyces marneffei* 및 *Sporothrix schenckii*에서는 효모형을 확인할 수 있는데 *Coccidioides immitis*는 25~30℃나 35~37℃나 모두 분절분생자만 생성하고 효모형은 보이지 않는다(표 2-2).

두형태 진균의 균사형이 생성한 포자는 공기 중에 퍼지고 이를 흡인하여 감염된다. 따라서 이들 진균은 검사실내 감염의 위험이 크므로 평판 배지 관찰시에 조심해야 하며, 슬라이드 배양을 하지 말고, AccuProbe 시험(GenProbe)으로 확정 동정해야 한다. 특히 *H. capsulatum*이나 *C. immitis*가 의심될 때는 포자가 퍼지는 것을 막기 위해서 모든 분리 균주를 사면배지 시험관에 보존하여야 한다. 병원성 두형태 진균 감염이 의심되는 환자의 검체는 class II 생물학적 안전상자 안에서 다루어야 한다. 안전상자에서 배지를 꺼내기 전에 모든 평판 배지를 기체가 침투할 수 있는 테이프나 Shrink-Seals로 밀봉해야 한다.

표 1–3. 두형태 진균의 형태[a]

S. schenckii	*H. capsulatum*	*B. dermatitidis*	*P. brasiliensis*	*T. marneffei*	*C. immitis*
Sabouraud dextrose agar (SDA) 배지에서 25℃ **배양시 현미경 소견, 사상형**(mould phase)					
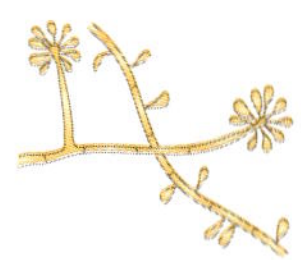	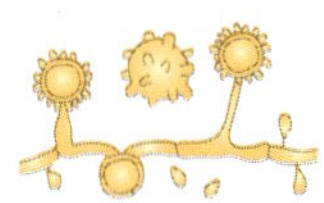	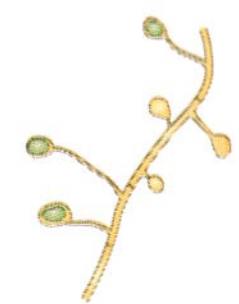	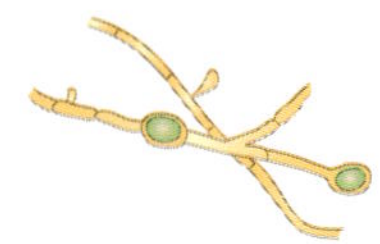	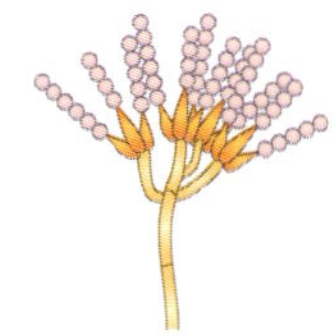	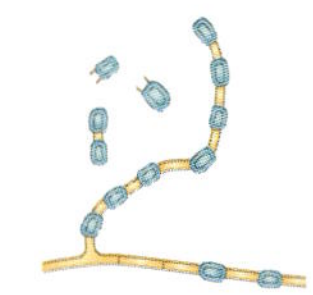
심포디오형 분생자로, 서양배 모양의 분생자가 꽃처럼 배열	둥글거나 서양배모양이고, 결절이 있는 대분생자가 특징.	구형 또는 난원형의 분생자는 포자낭가지 끝에 한 개씩 생긴다. 나무젓가락의 꽂은 알사탕(lollipop)모양.	균사에서는 후막포자와 소수의 흰색의 원형 또는 난원형 분아분생자가 생긴다.	격벽 균사, metulae, 소병자 및 분생자의 사슬 형성.	30℃나 37℃나 모두 분절분생자만 생성하고 효모형은 보이지 않는 술통모양의 분절 분생자로 분절분생자 사이에 공간이 있다.
Brain heart infusion (BHI) agar배지에서 **37℃ 배양시 현미경 소견, 효모형**(yeast phase)					
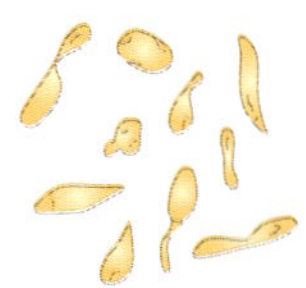	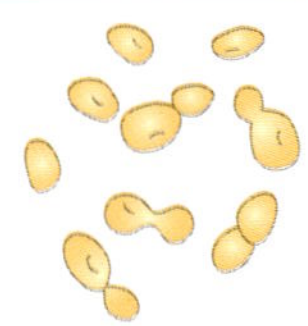	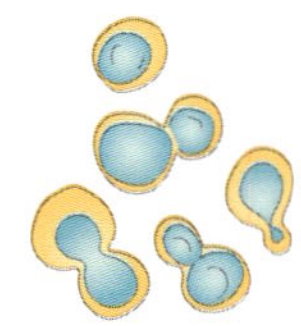	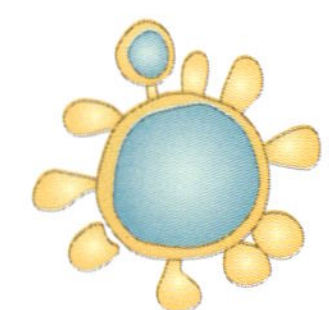	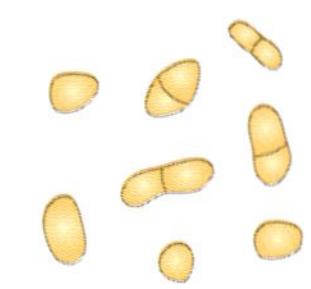	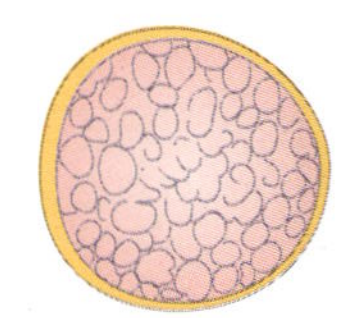
길쭉한 효모형 세포는 여송연(呂宋煙)같은 모양, 섬세한 분아분생자가 특징.	작은 난원형의 분아분생자가 생긴다.	크고 막이 두꺼운 효모형 세포이고, 한 개의 분아분생자가 모세포에 붙어있는데 분아분생자의 붙은 면이 넓다.	크고 막이 두꺼운 효모형 세포로, 분아분생자의 수가 한 개가 아니고, 여러 개이므로 소위 선박의 타륜 모양이다.	중앙에 격벽이 있는 난원형 세포, 분아(budding)는 없으며 효모형 세포와 같은 분절분생자 형성.	37℃에 배양해도 효모형이 아니고, 사상형만 보인다. 내포자가 들어있는 소구체(spherule)는 조직 중에서만 관찰된다.

[a]*S. schenckii, Sprorothrix schenckii*; *H. capsulatum, Histoplasma capsulatum*; *B. dermatitidis, Blastomyces deramtitidis*; *P. brasiliensis, Paracoccidioides brasiliensis*; *T. marneffei, Talaromyces marneffei*; *C. immitis, Coccidioides immitis.*

진균학 총론 핵심정리

진핵생물과 원핵생물의 차이점

***Candida albicans*의 형태학적 특성**

- 분아(출아)에 의한 증식,
- 분아분생자
- 거짓균사

***Candida albicans*의 분리동정**

- 발아관시험, Cornmeal-Tween 80 agar에서 후막포자 생성

***Cryptococcus neoformans*의 형태학적 특성**

- 넓은 협막이 있는 분아분생자, 거짓균사나 균사가 없음

효모형 진균이 특성: 구형 또는 난원형의 단세포

사상형 진균의 기본구조: 균사

무격벽 균사: 털곰팡이 진균에 속하는 진균(*Rhizopus, Mucor* 등)

사슴뿔 모양의 균사 : 황선 상들리에 균사

무성생식 포자 : 포자낭포자, 분생자

장피꽃 모양의 심포디오형 분아분생자

- *Sporotrichum schenckii*

곤봉모양의 포로형 분생자 : *Alternaria*

술통모양의 분절분생자 사이에 공간이 있는 분절분생자

- *Coccidioides immitis*

분아분생자와 거짓균사가 보이면?

- *Candida* spp.

분아분생자, 거짓균사 및 후막포자가 보이면?

- *Candida albicans*

두형태 진균의 정의

- 25~30℃에서는 균사형, 35~37℃에서는 효모형

제2장 병원성 진균

I 표재성 진균증

학습목표

1) 환부의 위치에 따른 백선의 종류를 3가지 이상 열거한다. (B)
2) 표재성 피부 진균증을 일으키는 진균명을 3가지 이상 열거한다. (A)

1. 어루러기(전풍, tinea vesicolor)

Malassezia 종은 담자균류 효모이며 이 속은 현재 14종을 포함하고 있으며 그 중 13종은 지질에 의존적이다. 여기에는 *M. caprae*(염소, 말), *M. cuniculi*(토끼), *M. dermatis*(인간), *M. equina*(말, 소), *M. furfur*(인간, 소, 코끼리, 돼지, 원숭이, 타조, 펠리컨), *M. globosa* (인간, 치타, 소), *M. japonica*(인간), *M. nana*(고양이, 소, 개), *M. obtusa*(인간), *M. pachydermatis*(개, 고양이, 육식동물, 새), *M. loffiae*(인간, 돼지, 염소, 양), *M. sympodialis*(인간, 말, 양) 및 *M. yamatoensis*(인간)가 있다. *Malassezia* 종은 어루러기(pityriasis versicolor), 지루성 피부염, 비듬, 아토피 습진 및 모낭염을 포함한 다양한 피부 증상을 유발한다. 지질 의존성 *Malassezia* 종에 의한 진균혈증은 지질 대체 요법을 받는 카테터 환자, 특히 유아에서 주로 발생한다. Pityriasis versicolor(어루러기)는 tinea versicolor라고도 알려져 있는 피부의 일반적인 만성 진균성 감염병이다. 과색소 침착 병변을 보이는 어루러기(전풍)는 피부의 만성, 표재성 진균 질환으로 흰색, 분홍색, 황갈색 또는 갈색 병변이 특징이며 종종 합쳐지고 얇은 털빛 비늘이 생기는 것이 특징이다. 색상은 환자의 정상적인 색소 침착, 햇빛에 노출되는 부위 및 질병의 심각성에 따라 다르다. 병변은 몸통, 어깨 및 팔에 발생하며 목과 얼굴에는 거의 발생하지 않으며 우드의 자외선 아래에서 옅은 녹색을 발한다.

Malassezia 균종에 의한 감염은 주로 *M. furfur*에 의해 일어나는데, 대개 카테터 연관 혈류 감염으로 미숙아에서 일어나며, 지질투여와 관련이 있다. *M. furfur*는 흔한 피부의 정상 균무리로 어루러기(tinea versicolor)의 주요 원인균이다. 혈액 배양병 검체나 임상검체를 직접 현미경으로 관

찰하여 효모균을 확인하였으나 이를 배양한 배지에서는 균이 자라지 않을 때 *Malassezia* 균종을 의심할 수 있다. 특히 *M. furfur*를 배양하기 위해서는 배양 배지에 올리브 오일을 추가해야 한다. Malassezia 균종에 의한 감염은 대개 항진균제 투여를 필요로 하지 않고 지질투여를 중단하고 혈관 카테터를 제거하는 것이 중요하다.

1) *Malassezia furfur*

(1) 병원성

*Malassezia*는 성인의 90% 이상에서 정상 피부 균무리의 일부로 존재한다. 건강한 피부에서 발견되는 여러 종은 어루러기(Pityriasis versicolor)의 원인균이며, 특히 가슴, 어깨 및 등의 피부에 밝거나 어두운 반점을 나타내는 표재성 감염을 일으킨다. 또한 여드름과 유사한 모낭염 및 붉고 비늘 모양의 병변이 특징인 지루성 피부염과도 관련이 있다.

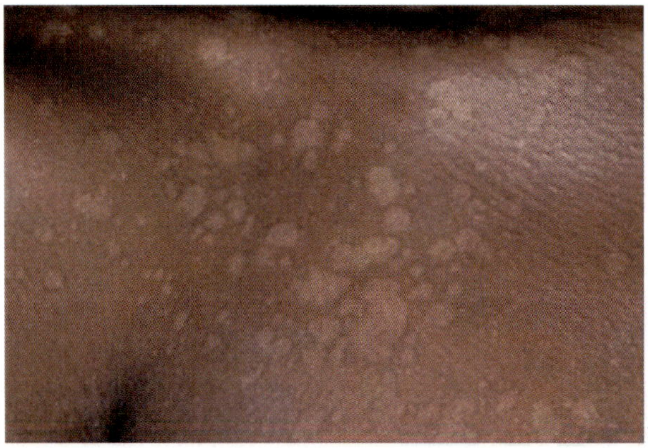

그림 2-1. ***M. furfur*가 표재성 피부 감염 질환인 어루러기 (Pityriasis versicolor)를 일으킨 모습**

(2) 집락의 형태

부드럽고 크림색에서 황갈색을 띤다. 시간이 지나면 건조해지고, 부서지기 쉬우며 주름진 모양이 될 수도 있다. 성장 속도는 빠르며 30~35℃에서 5일 이내에 성장한다. 25℃에서는 잘 자라지 않으며 일부 종은 37℃에서 잘 자라지 않는다. cycloheximide가 함유된 배지에서 자라며, 성장에 장쇄 지방산이 필요하다. 얇은 올리브 오일 층으로 덮인 고체 배지가 가장 일반적인 방법이다.

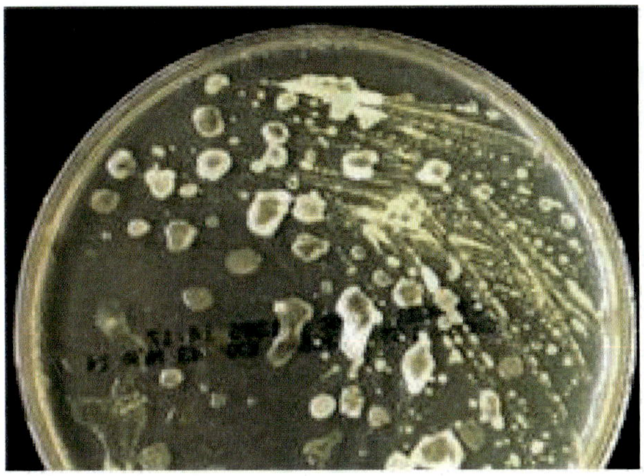

그림 2-2. 올리브 오일로 중층한 Sabouraud Dextrose Agar (SDA) 배지에서 자란 *M. furfur*

(3) 현미경적 형태

짧고 약간 굽은 격막이 있는 균사(직경 2.5~4.0 μm)는 일반적으로 짧은 사슬을 형성한다. 이것들은 효모처럼 보이지만 실제로는 소병자인 타원형의 두꺼운 벽 세포(직경 2.5~8 μm)의 무리를 동반한다. 이들은 특징적으로 한쪽 끝이 둥글고 반대쪽 끝은 평평한 잔고리(collarette)를 갖는 봉오리 같은 구조를 형성한다. 일반적으로 피부 표면에서 검체 채취 후 KOH 검사 또는 형광염료인 calcofluor white를 사용하여 검사할 수 있다. 생검 표본에서는 hematoxylin eosin(H&E) 염색으로 관찰할 수 있지만, 더 잘 관찰하기 위해서는 PAS 염색과 같은 특수 염색을 이용할 수 있다.

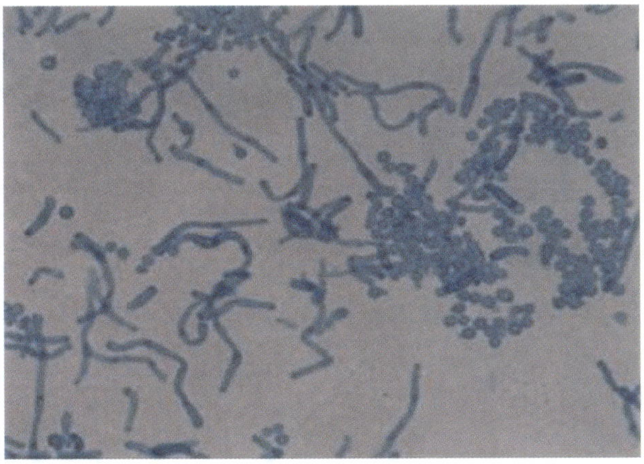

그림 2-2. Lactophenol cotton blue에 염색된 *M. furfur*

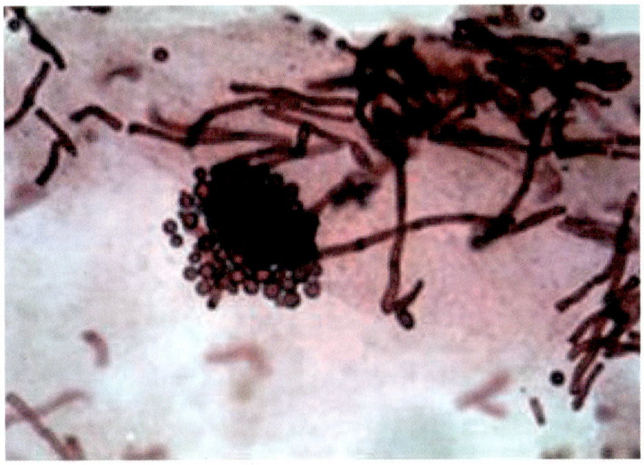

그림 2-2. 스파게티(spaghetti)와 미트볼(meatballs) 모양을 보이는 *M. furfur* (PAS 염색)

II 피부 진균증

학습목표

1) 피부사상 진균(*Microsporum, Epidermophyton, Trichophyton*)의 감별점을 설명한다. (A)
2) 다음 진균의 현미경적 소견을 설명한다. (A)
  (1) *Trichophyton rubrum*
  (2) *Trichophyton mentagrophytes*
  (3) *Microsporum canis*
  (4) *Nannizzia gypsea*
  (5) *Epidermophyton floccosum*

1. 개요

피부사상균이라고 불리는 곰팡이가 생기려면 케라틴이 필요하다. 이 곰팡이들은 피부, 머리카락, 손톱을 표면적으로 감염시키는 능력을 가지고 있으며 곰팡이를 통해 간접적으로 뿐만 아니라 인간, 동물, 토양 매개의 친인성 진균과 직접적인 접촉을 통해 전염된다(표 2-1).

티네아라는 용어는 전적으로 피부사상균 감염과 관련이 있는데, 티네아 감염 또는 피부사상균증은 전 세계적으로 표면적인 곰팡이 감염의 가장 흔한 원인 중 하나이다. 팔, 몸통 및 다리에 영향을 미치는 티네아 코퍼스(체부 백선), 두피 및 모발 축에 영향을 미치는 티네아 카피티스(두부백선), 얼굴 피부에 영향을 미치는 티네아 파시에이(안면백선), 사타구니 및 허벅지 안쪽에 영향을 미치는 티네아 크루리스(완선), 티네아 페디스(족부 백선), 티네아 바베(바비에)가 얼굴 모발의 모낭에 영향을 미친다. 일반적인 피부사상균은 모발, 피부, 손발톱 감염을 일으키는 진균류(*Trichophyton, Microsporum, Epidophyton*)의 3속으로 이루어진다.

사람을 우선적으로 감염시키는 피부사상균은 이론적으로 친인성(anthropophilic) 피부사상균에서 진화한 친인성 피부사상균으로 분류된다. 동물은 동물원성 진균에 감염된 후 친인성 피부사상균을 사람에게 감염시킬 수 있다. 약 10종의 피부사상균이 *Trichophyton* 속과 *Epidermophyton* 속을 포함한 주요 속과 함께 이 그룹에 속한다. 대부분의 감염은 *Trichophyton rubrum*, *Trichophyton interdigitale*, 그리고 *Epidermophyton floccosum*에 의해 발생하며, *Trichophyton rubrum*은 사람에게 감염되는 가장 널리 퍼진 피부사상균이다. 이 종은 인간의 생리학 및 면역 체계에 잘 적응하여 면역 반응이 저하되었을 때 잘 감염이 된다.

진균의 종들에 따라 피부 염증이 나타나는 신체 부위가 다르기도 한데, 예를 들어, 발의 감염을 'tinea pedis(족부 백선)라고 한다. 다른 형태의 국소 피부사상균증에는 '선모반염(두부백선)', 'tinea unguium(조갑백선)', 'tinea barbae(수염 백선)', 'tinea faciei(안면 백선)', 'tinea corpis(체부

표 2-1. 인간, 동물, 토양에 친화성을 보이는 진균

분류	균종	1차 숙주/ 서식지	감염부위	지역분포
Anthropophilic	*Trichophyton rubrum*	Humans	Tinea pedis, tinea unguium, tinea cruris, tinea faciei, tinea corporis, tinesa manuum, tinea barbae	Worldwide
	Trichophyton tonsuran	Humans	Tinea capitis, tinea corporis, tinea faciei	Worldwide
	Epidermophyton floccosum	Humans	Tinea cruris	Worldwide
	Trichophyton digitale	Humans	Tinea pedis	Worldwide
	Trichophyton schoenteinii	Humans	Tinea capitis favosa	Asia, Europe, Africa
Zoophilic	*Microsporum canis*	Cats	Ringworm	Worldwide
	Namizzia persicolor (former name Arthroderma persicolor)	Voles, bats	Ringworm	Africa, Australia, Europe, North America
	Nannizzia nana (former name Microsporum nanum)	Pigs	Ringworm	Worldwide
	Trichophyton equinum	Horses	Ringworm	Worldwide
	Trichophyton mentagrophytes (former name Arthroderma vanbreuseghemii)	Mice, guinea pigs	Ringworm	Worldwide
	Trichophyton verrucosum	Cattle	Ringworm	Worldwide
Geophilic	*Nannizzia gypsea (former name Microsporum gypseum)*	Soil	Ringworm (animals), tinea capitis/tinea corporis (humans)	Worldwide

백선)', 'tinea manuum(수부 백선)', 'tinea cruris(사타구니(샅) 백선)' 등이 있다. *T. rubum*은 전 세계적으로 사람을 감염시키는 가장 흔한 피부사상균이며, 'tinea pedis' 사례의 대부분을 차지한다. 또한 *T. interdigitale*는 '선모반'을 유발한다. *T. tonurans*도 전 세계적으로 '선모반염' 감염을 일으키는 진균 중 하나이다. 'tinea capitis favosa'라고 불리는 희귀한 형태의 '선모반염'은 *Trichophyton schoenleinii*에 의해 발생하며, 일반적으로 어린이와 청소년에게 발생한다. 이러한 감염의 분포는 지리적 및 사회경제적 요인에 따라 다르며, '선모반'은 선진국에서 더 자주 발생한다. 연령은 또한 나이가 많은 환자들이 '선모반'에 걸리는 경향이 있는 반면, 어린이들은 '선모반염'에 더 자주 걸리기 때문에 피부사상균증 유형이 존재한다. '선모반'은 손발톱의 모든 곰팡이 감염을 포괄하는 '온요균증'이라고도 할 수 있다. 이러한 감염의 대부분은 '*T. rubrum*'과 '동물 친화성 *Trichophyton mentagrophytes*'에 의해 발생한다.

동물 친화성 피부사상균 종은 인간이 아닌 동물에 살도록 진화했다. 동물에서 감염을 일으키는 주요 종은 *Microsporum canis*, *Nanizzia persicolor*, *Nannizzia nana*, *Trichophyton equinum*,

Trichophyton mentagrophytes, *Trichophyton verrucosum* 이다. 인간의 경우 감염은 대부분 *M. canis*, *T. mentagrophytes* 및 *T. verrucosum*에 의해 발생한다. 이러한 감염이 인간에게 발생하면 일반적으로 훨씬 더 많은 염증이 발생하고 친인성 피부사상균 감염에서 관찰된 것보다 감염 과정이 짧다. 보다 강력한 염증 반응은 숙주-병원체 적응의 부족에 기인할 수 있다. 이러한 곰팡이 종이 특정 숙주 종에 더 적응함에 따라 감염은 인체 감염에서 관찰된 바와 같이 유성생식에 더 의존하는 경향이 있다.

동물의 피부사상균증(dermatophytosis) 또는 백선(ringworm)은 일반적으로 인체 감염의 표준처럼 감염 위치에 따라 더 이상 분류되지 않는다. 임상 징후는 일반적으로 홍반 가장자리가 있는 원형 탈모성 병변을 포함하며 소양증은 흔히 관찰되지 않는다. 동물은 피부사상균의 무증상 보균자일 수 있으며, 이로 인해 밀접하게 접촉한 다른 동물이나 사람에게 잠복 전염될 수 있다.

친인성 피부사상균은 주로 동물로부터 배설된 토양과 각질 파편에 서식하며 인간과 동물에게 감염을 거의 일으키지 않는다. 이러한 균류는 케라틴을 분해하고 영양소를 토양으로 복귀시키는 역할을 하기 때문에 생태학적으로 중요하다. 친인성에 의한 감염은 일반적으로 숙주 간에 전염되지 않으며 환경에서 획득된다. 친인성이 특정 숙주에 대한 개체군을 계속 유지하고 더 자주 감염을 일으키면, 이는 동물원성으로 재분류된다. 인간과 동물에게 감염을 일으키는 가장 흔한 종은 *Nannizzia gypsea*, 이전 명칭 *Microsporum gypseum* 이다. 감염은 드물지만, *N. gypsea*는 사람들에게 족부염을 유발할 수 있다.

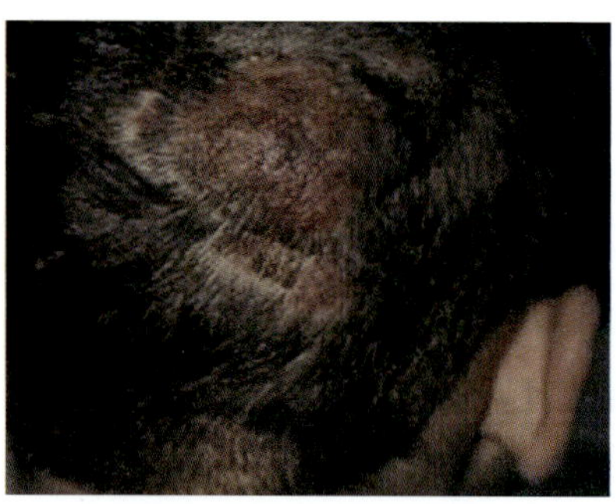
Tinea capitis(두부 백선)

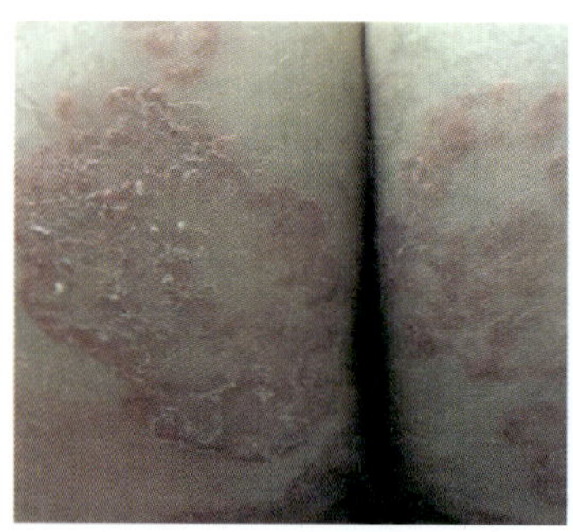
Tinea corpoirs(체부백선)

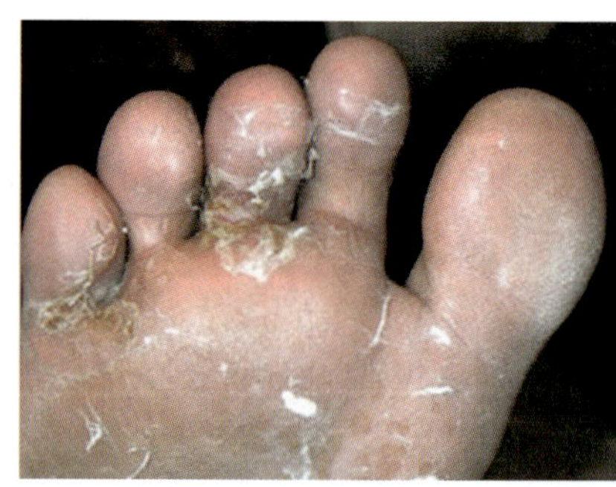
Tinea pedis(족부백선)

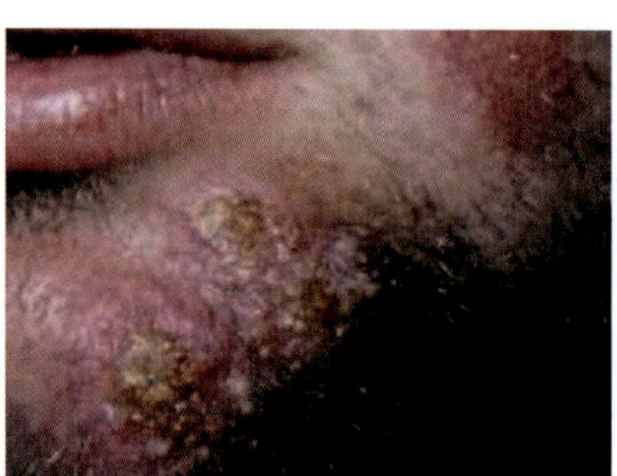
Tinea babae(안면 백선)

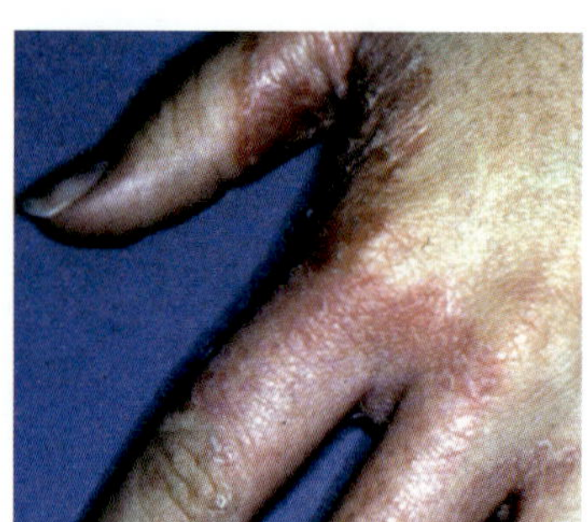
Tinea manuum(수부 백선)

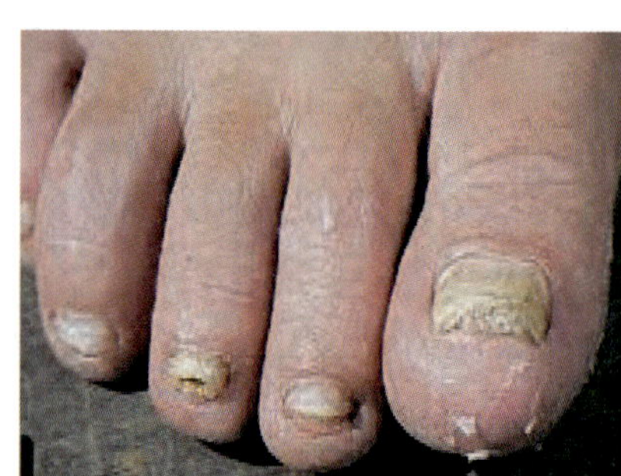
Tinea unguium(조갑 백선)

그림 2-5. 임상적 분류에 따른 피부 진균의 감염

1) *Trichophyton rubrum*

(1) 병원성

*Trichophyton rubrum*은 Ascomycota 문에 속해 있는 피부사상균이다. 그것은 죽은 피부의 상층에 서식하는 친인성 진균이며 전 세계적으로 무좀, 손발톱 진균 감염, 가려움증 등의 가장 흔한 원인이다. *Tricophyton rubrum*은 동물에서는 거의 분리되지 않는다. 인간의 경우 남성이 여성보다 더 자주 감염된다. 감염은 만성 및 급성 형태로 나타날 수 있는데 일반적으로 *T. rubrum* 감염은 표피의 상층에 제한되지만 더 깊은 감염이 되기도 한다. 선진국의 많은 지역에서 만성 피부사상균 감염의 약 80~93%는 *T. rubrum*에 의해 유발되는 것으로 생각되며, 여기에는 Tinea pedis(발), Tinea unguium(손발톱), Tinea manuum(손), Tinea cruris(사타구니 백선), Tinea corpis(팔과 다리)의 사례와 일부 Tinea barbae(수염)의 사례로 나타난다. *Tricophyton rubrum*은 또한 모낭염을 유발하는 것으로 알려져 있다. *T. rubrum* 감염은 육아종을 형성할 수도 있으며 면역 결핍(예: 쿠싱 증후군) 환자에게서 광범위한 육아종 형성이 발생할 수 있다. 면역 결핍 신생아는 전신 *T. rubrum* 감염에 취약하다.

감염을 나타내는 예비 검사로, 곰팡이 요소 검출을 위해 뽑힌 털과 피부 및 손톱 및 발톱을 긁어서 현미경으로 직접 볼 수 있다. 일반적으로 작은 눈물방울 모양의 소분생자로 구성된 배양체의 특징적인 미세 형태뿐만 아니라 대부분의 성장 배지에서 일반적인 적색 집락을 보인다. 또한 bromocresol purple(BCP) 우유 고체 포도당 한천 테스트를 사용하여 구별할 수 있다. 사이클로헥시미드 및 항균제가 포함된 SDA 배지의 1차 성장에서 오염된 *T. rubrum* 집락은 종의 고유한 적색 색소를 형성하지 않고 성장할 수 있기 때문에 오염된 것이 혼란을 일으킬 수 있다.

(2) 집락의 형태

*T. rubrum*의 전형적인 분리주는 표면이 하얗고 솜털 모양이다. 일부 분리주는 더 노랗게 보이고 일부는 더 갈색으로 보이지만 집락 아랫면은 보통 빨간색이다.

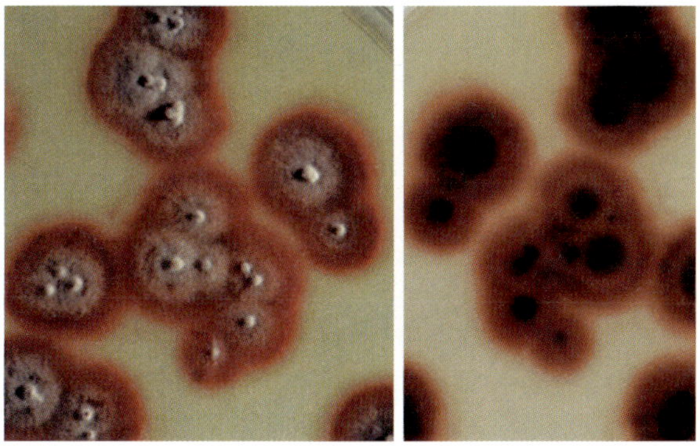

그림 2-6. 배양된 배지의 앞면과 배면의 적색 색소를 나타내는 *Trichophyton rubrum*

(3) 현미경적 형태

*Tricophyton rubrum*은 균사에서 측면으로 눈물방울 모양의 소분생자가 드물게 형성되고 배지에서 천천히 자란다. 대부분 대분생자가 거의 잘 나타나지 않지만 대분생자가 존재할 때 연필 모양을 보인다. 특정 황, 질소 및 인 함유 화합물이 있을 때 성장이 억제된다.

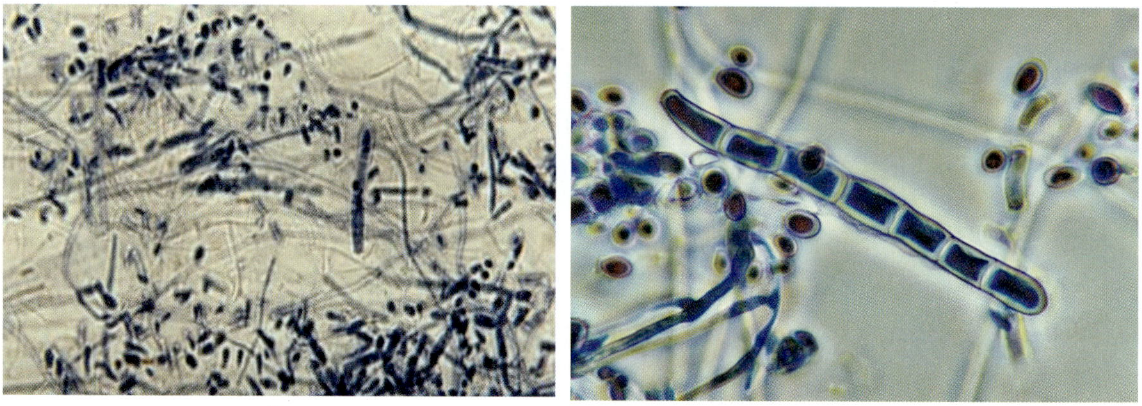

그림 2-7. 작은 소분생자와 시가 모양의 대분생자를 보여주는 *Trichophyton rubrum*

2. *Trichophyton mentagrophytes*

1) 병원성

*Trichophyton mentagrophytes*는 곰팡이 속 Trichophyton의 한 종으로 반려동물에게 백선을 일으키는 세 가지 일반적인 곰팡이 중 하나이다. 그것은 또한 인간에게 백선 감염을 일으키는 두 번째로 흔하게 분리되는 곰팡이이며, 인수공통전염병을 일으키는 가장 흔한 곰팡이 중 하나이다. *Trichophyton mentagrophytes*는 개, 고양이, 토끼, 기니피그 및 기타 설치류로부터 자주 분리되고 있다.

2) 집락의 형태

집락은 일반적으로 편평하고 흰색에서 크림색이며 표면은 분말형에서 과립형이다. 일부 배양체는 중앙 접힘을 나타내거나 융기된 중앙 터프 또는 다형성 스웨이드형에서 솜털 같은 부분을 보인다. Littman oxgall 우무에서 융기된 회백색의 스웨이드 같은 털이 많은 군체와 일부 배지에서 황색에서 갈색의 색소를 보일 수 있다. 5% 염이 포함된 Sabouraud's dextrose 우무 배지에서 배양은 수북이 쌓이고 접혀지고 색상은 갈색으로, 스웨이드와 같은 표면 질감을 가지며 배면은 특징적으로 매우 짙은 적갈색을 나타낸다. 요소의 가수분해는 7일 이내(보통 3~5일) 양성 반응을 보이며 모발 천공 시험도 14일 이내에 양성을 나타낸다.

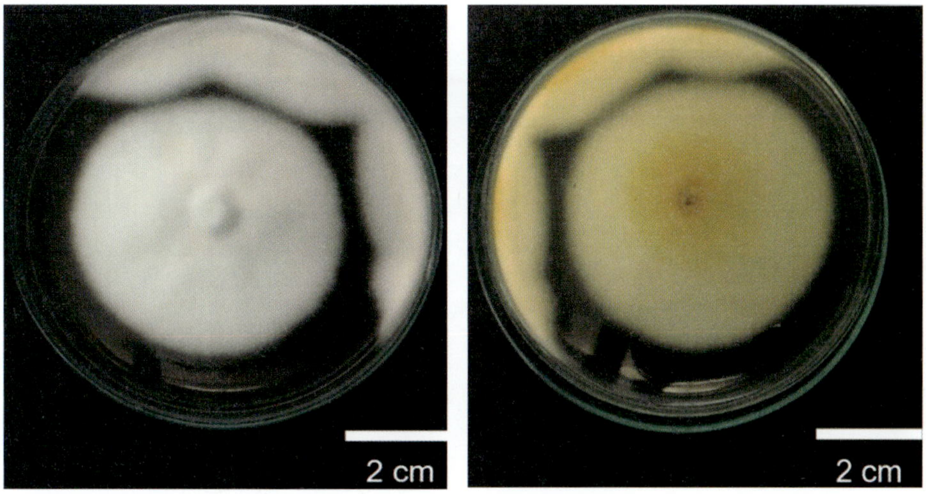

그림 2-8. *T. mentagrophytes* 집락의 표면(좌)과 배면(우)모습

3) 현미경적 형태

수 많은 단세포 소분생자가 형성되며, 종종 밀집된 군집으로 나타난다. 소분생자는 유리질이고 매끄러운 벽이며 모양이 주로 구형에서 아구형이지만 때때로 빗장뼈 형태로 나타날 수 있다. 다양한 수의 구형 후막포자, 나선형 균사 및 매끄럽고 얇은 벽의 빗장뼈 모양, 다중 세포의 대분생자도 존재할 수 있다.

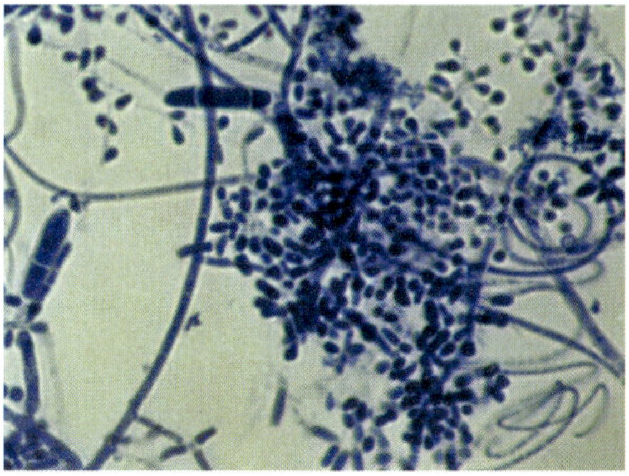

그림 2-9. *T. mentagrophytes* 소분생자와 대분생자(LPCB)

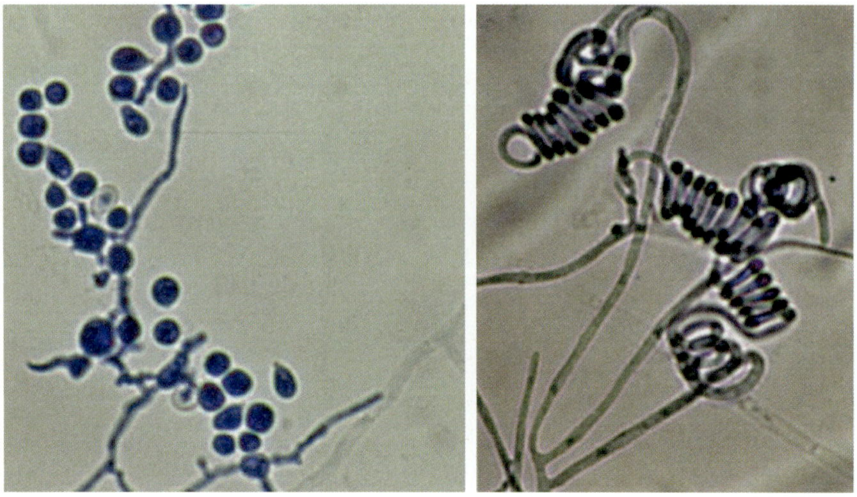

그림 2-10. ***T. mentrograpes*의 후막 포자와 나선모양의 균사**

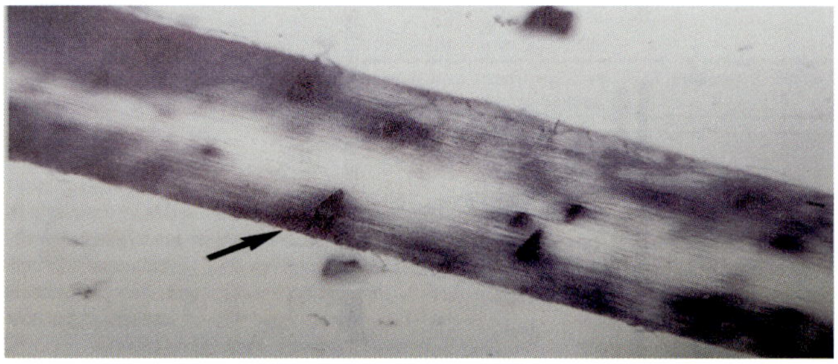

그림 2-11. ***T. mentagrophytes*에 대한 모발 천공시험 (양성반응)**

3. *Microsporum canis*

1) 병원성

*Microsporum canis*는 Ascomycota 문에 있는 병원성 무성 균류로 고양이, 때때로 개와 인간의 피부에 감염을 시키고 이 종은 전 세계적으로 분포한다.

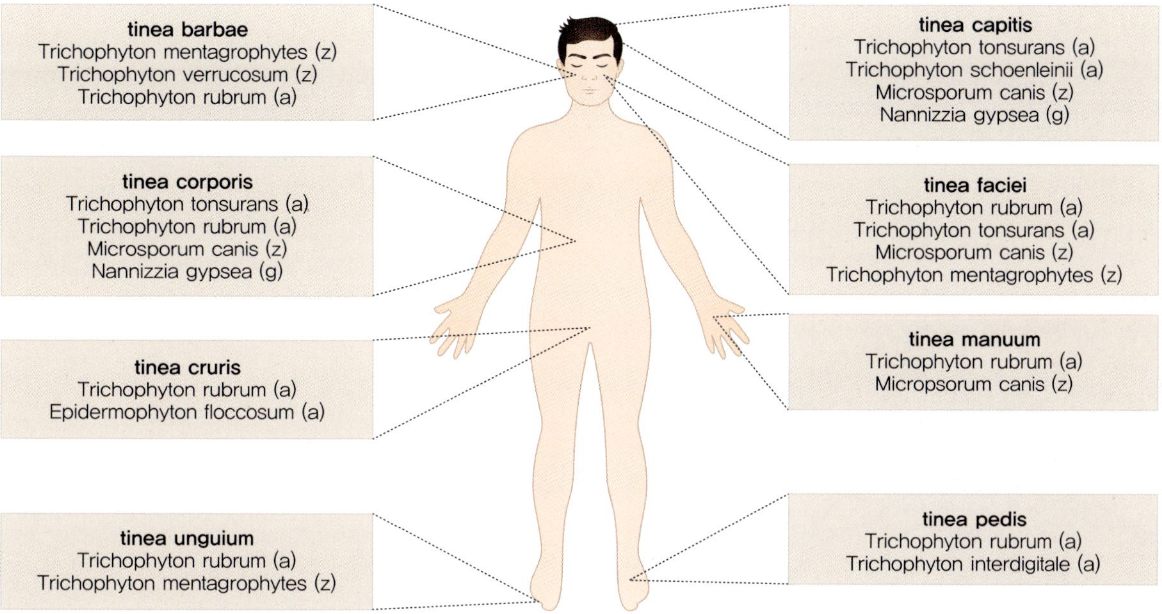

그림 2-12. **인체 부위에 따른 피부사상균증(백선)**
(a) = 친인성; (z) = 동물 친화성; (g) = 토양 친화성

2) 집락 형태

*Microsporum canis*는 독특한 "털" 또는 "깃털" 질감을 가진 흰색의 거친 솜털로 덮인 퍼짐 집락을 형성한다. 성장 배지의 아래쪽에는 곰팡이에 의해 분비되는 대사 생성물로 인해 특징적인 짙은 노란색 색소가 형성된다. 이 노란색 색소 침착의 강도는 집락 성장 6일째에 최고조에 달하고 점차 희미해져 오래된 집락으로는 식별하기가 어렵다.

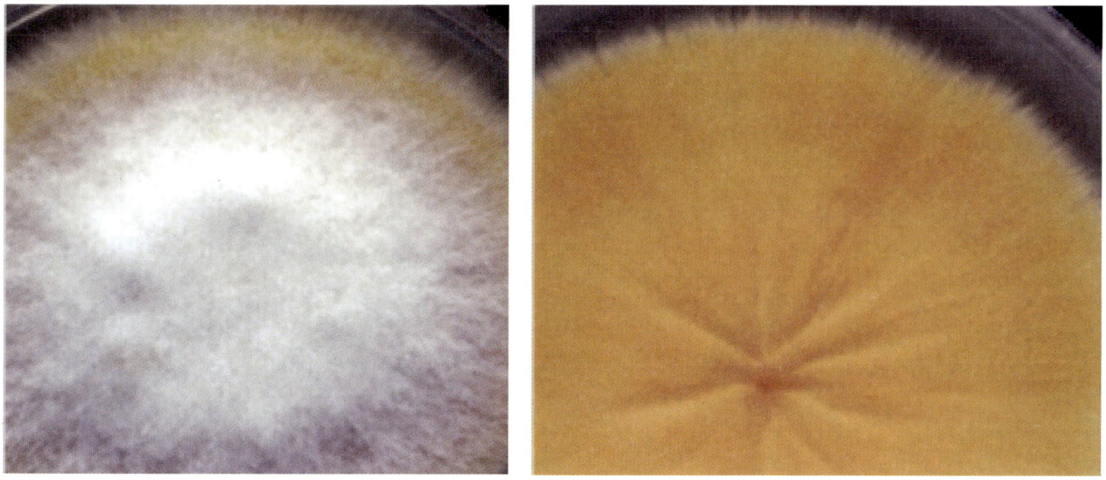

그림 2-13. ***Microsporum canis*에 배지 모습(앞, 뒷면)**

3) 현미경적 형태

*Microsporum canis*는 큰 방추 모양의 다중 세포의 대분생자와 작은 단일 세포의 소분생자의 두 가지 분생포자 형태로 증식한다.

대분생자는 일반적으로 5~15개의 세포가 있는 방추형이며 두꺼운 벽을 가지며 종종 말단 노브 (35~110 × 12~25 μm)가 있다.

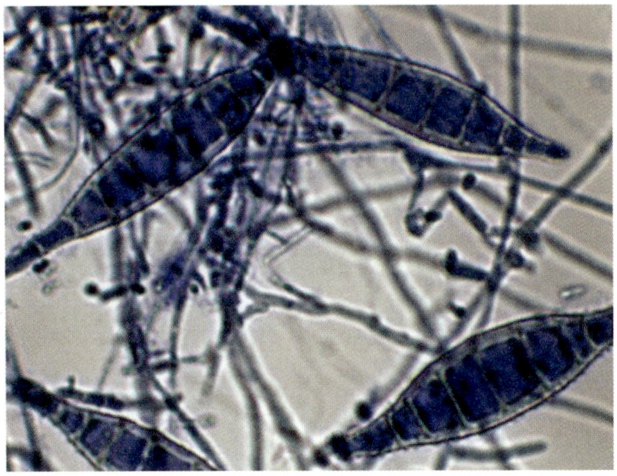

그림 2-14. 대분생자는 일반적으로 5~15개의 세포가 있는 방추 모양이며, 꼭짓점이 있고, 두꺼운 벽을 가지고 있는 *Microsporum canis*

표 2-2. 미생물 검사실에서 흔히 분리되는 피부사상균들의 특성 (계속)

Dermatophyte	Colonial Morphology	Growth Rate	Microscopic Identification
Microsporum audouini	Downy white to salmon-pink colony: reverse tan to salmon-pink	2 wks	Sterile hyphae: terminal chlamydoconidia, favic chandeliers, and pectinate bodies, macroconidia rarely seen-bizarre-shaped if seen, microconidia rare or absent
Microsporum canis	Colony usually membranous with feathery periphery, center of colony white to buff over orange-yellow, lemon-yellow or yellow-orange apron and revertie	1 wk	Thick-walled, spindle-shaped, multiseptate, rough-walled macroconidia, some with a curved tip; microconidia rarely seen
Microsporum gypseum.	Cinnamon-colored, powdery colony, reverse light tan	1 wk	Thick-walled, rough, elliptical, multiseptate macroconidia; microconidia few or absent
Epidermophyton floccosum	Center of colony tends to be folded and is khaki green, periphery is yellow, reverse yellowish brown with observable folds	1 wk	Macroconidia farge, smooth-walled, multiseptate, clavate, and borne singly or in clusters of two or three, microconidia not formed by this species

표 2-2. 미생물 검사실에서 흔히 분리되는 피부사상균들의 특성

Dermatophyte	Colonial Morphology	Growth Rate	Microscopic Identification
Trichophyton mentagrophytes	Different colonial types, white granular and fluffy varieties; occasional light yellow periphery In younger cultures; reverse buff to reddish brown	7–10 days	Many round to globose microconidia most commonly bome in grapelike clusters or laterally along the hyphae; spiral hyphae in 30% of isolates: macroconidia are thin–walled, smooth, club–shaped, and multiseptate, numerous or rare depending upon strain
Trichophyton rubrum	Colonial types vary from white downy to pink granular, rugal folds are common: reverse yellow when colony is young; however, wine red color commonly develops with age	2 wks	Microconidia usually teardrop, most commonly bome along sides of the hyphae; macroconidia usually absent but when present are smooth, thin–walled, and pencil–shaped
Trichophyton tonsurans	White, tan to yellow or rust, suedelike to powdery, wrinkled with heaped or sunken center, reverse yellow to tan to rust red	7–14 day	Microconidia are teardrop or club–shaped with flat bottoms, vary in size but usually larger than other dermatophytes; macroconidia rare and balloon forms found when present
Trichophyton schoenleini	Irregularly heaped, smooth white to cream colony with radiating grooves, reverse white	2–3 wks	Hyphae usually sterile; many antler–type hyphae seen (favic chandeliers)
Trichophyton violaceun	Port wine to deep violet colony, may be heaped or flat with waxy–glabrous surface, pigment may be lost on subculture	2–3 wks	Branched, tortuous hyphae that are sterile, chlamydoconidia commonly aligned in chains
Trichophyton verrucosum	Glabrous to velvety white colonies; rare strains produce yellow–brown color, rugal folds with tendency to skin into agar surface	2–3 wks	Microconidia rare; large and teardrop when seert: macroconidia extremely rare, but form characteristic "rat–tail" types when seen, many chlamydoconidia seen in chains, particularly when colony is incubated at 37° C

From Koneman EW, Roberts GD Practical laboratory mycology, ed 3. Baltimore, 1985, Wilares & Wilkins "These organisms are uncommonly seen in the United States

4. *Nannizzia gypsea* (구명, *Microsporum gypseum*)

1) 병원성

이전에 *Microsporum gypseum*으로 알려진 *Nannizzia gypsea*는 인체 감염에 드물게 일으키는 토양 친화성 진균이다. 케라틴(털, 깃털 및 뿔)에 특정한 친화성을 가지며 토양과의 접촉을 통해 인간과 동물에게 전염될 수 있다.

2) 집락의 형태

집락은 보통 평평하고 퍼지며 스웨이드와 같은 모양에서 과립형이며 깊은 크림색에서 황갈색, 옅은 계피색 표면으로 나타난다. 배지에서 자란 집락 중앙에는 흰색 솜털 모양의 움보(돔) 또는 솜털 모양의 하얀 균사체가 발달하고 일부는 좁은 흰색 주변 테두리를 가지고 있다. 배양은 풍부하고 대칭적이며 타원형 형태를 보인다.

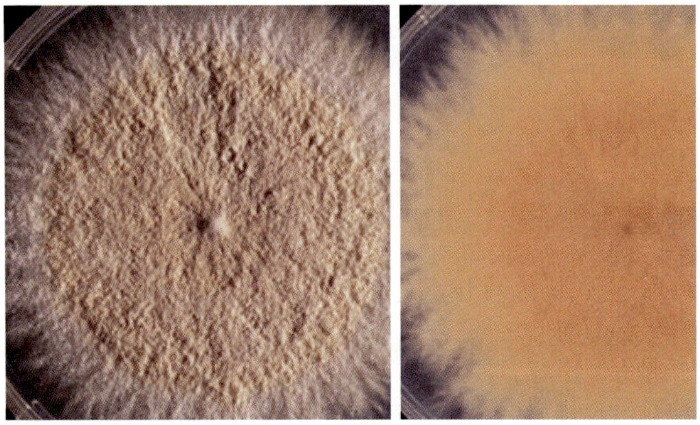

그림 2-15. ***Nannizzia gypsea*에 배지 모습(앞, 뒷면)**

3) 현미경적 형태

대분생자는 벽이 있는 사마귀 모양의 4~6개의 세포가 있는 대분생자를 생성한다. 대부분의 대분생자의 말단 또는 원위 말단은 약간 둥글다. 수 많은 빗장뼈 모양의 소분생자도 존재한다.

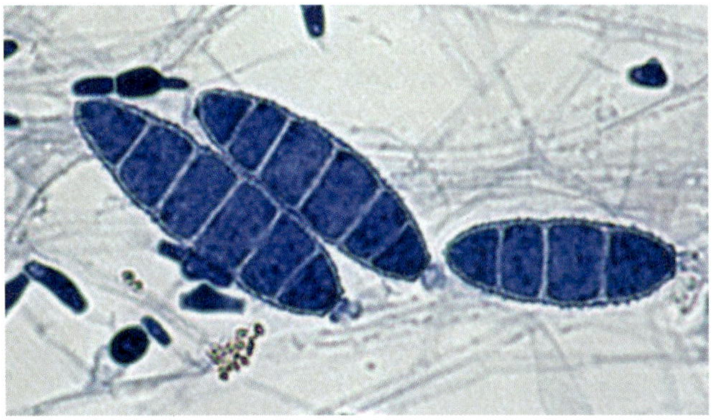

그림 2-16. **대칭형으로 얇은 벽과 4~6개 세포의 대분생자와 소분생자 보이는 *Nannizzia gypsea***

5. *Epidermophyton floccosum*

1) 병원성

*Epidermophyton flocosum*은 사람에게 피부 및 손톱 감염을 일으키는 사상균이다. 이 친인성 피부사상균은 무좀, cruris, tinea corpis 및 onychomycosis와 같은 질병을 유발할 수 있다. 진균 감염의 진단법에는 신체 검사, 배양 검사 및 분자진균이 포함된다. 테르비나핀, 이트라코나졸, 보리코나졸 및 케토코나졸의 사용과 같은 국소 항진균제 치료가 효과적이다. *E. flocosum*은 *Epidophyton* 속의 2종 중 하나이다. 20세기 동안 이 종은 북미에서 피부사상균증의 네 번째로 흔한 원인이다. *E. flocosum*은 tinea pedis(무좀) 및 tinea cruris(사타구니 백선)와 같은 표재성 질환을 유발하며, 덜 일반적으로 tinea corpis 및 onychomycosis를 유발한다. 다른 곰팡이 피부사상균과 유사하게 *E. flocosum*은 피부 및 손톱을 포함한 각질화된 조직을 침범할 수 있다. 최근 임상 사례에서 눈을 감염시켜 각막염을 유발하는 것으로 밝혀졌다. 모발이나 모낭을 천공하지 않는다. 이 친인성 피부사상균은 사람에게 우선적으로 감염시키고 동물에게는 거의 감염시키지 않는다. *E. flocosum*은 대부분의 피부사상균보다 더 감염성이 높다. 곰팡이는 정상적인 면역을 가진 개인의 살아있는 조직을 관통할 수 없다. 그러나 면역 저하 환자에게 침습적인 감염을 일으키는 것으로 밝혀져 심각한 항진균증, 피부 병변 및 피하 결절을 보여준다.

2) 집락의 형태

집락은 카키색 스웨이드와 같은 평평한 표면을 가지고 있으며 적당히 빠르게 성장하여 10일 이내에 성숙 된다. 그 뒷면은 적갈색이다. 집락은 처음에는 평평하지만 나중에 중앙이 융기되고 접힌다.

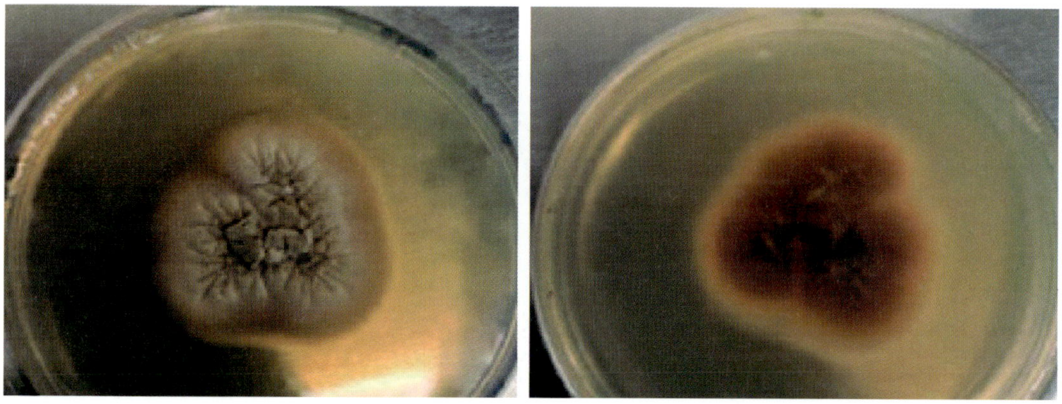

그림 2-17. potato dextrose agar에서 2주 동안 자란 *E. floccosum* 의 앞면과 배면 집락 모습

3) 현미경적 형태

*E. flocosum*은 격막, 유리질 균사를 가지고 있다. 주요 특징은 매끄럽고 얇은 벽의 클럽(곤봉) 모양 대분생자는 있지만 소분생자가 없다는 것이 특징이다. 대분생자는 단독으로 또는 2개 또는 3개의 군집으로 구성되며 길이는 20~40 μm, 넓이는 7~12 μm이며 1~9개의 격막으로 구성된다.

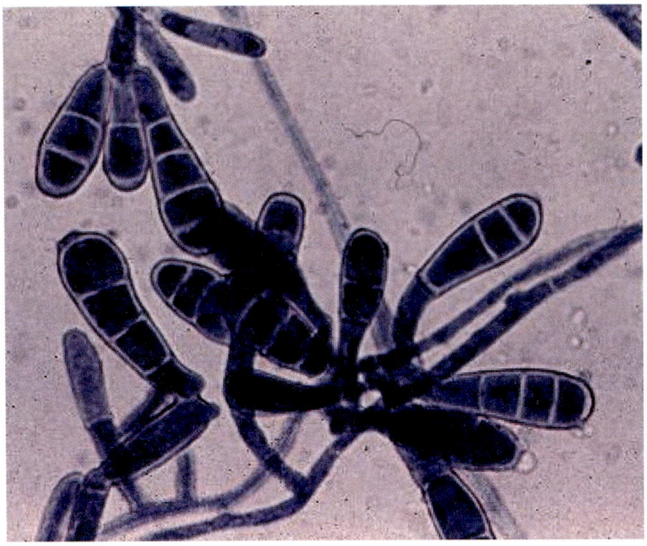

그림 2-18. 소분생자가 없는 LPCB의 ***E. flocosum*** 대분생자 모습

그림 2-19.

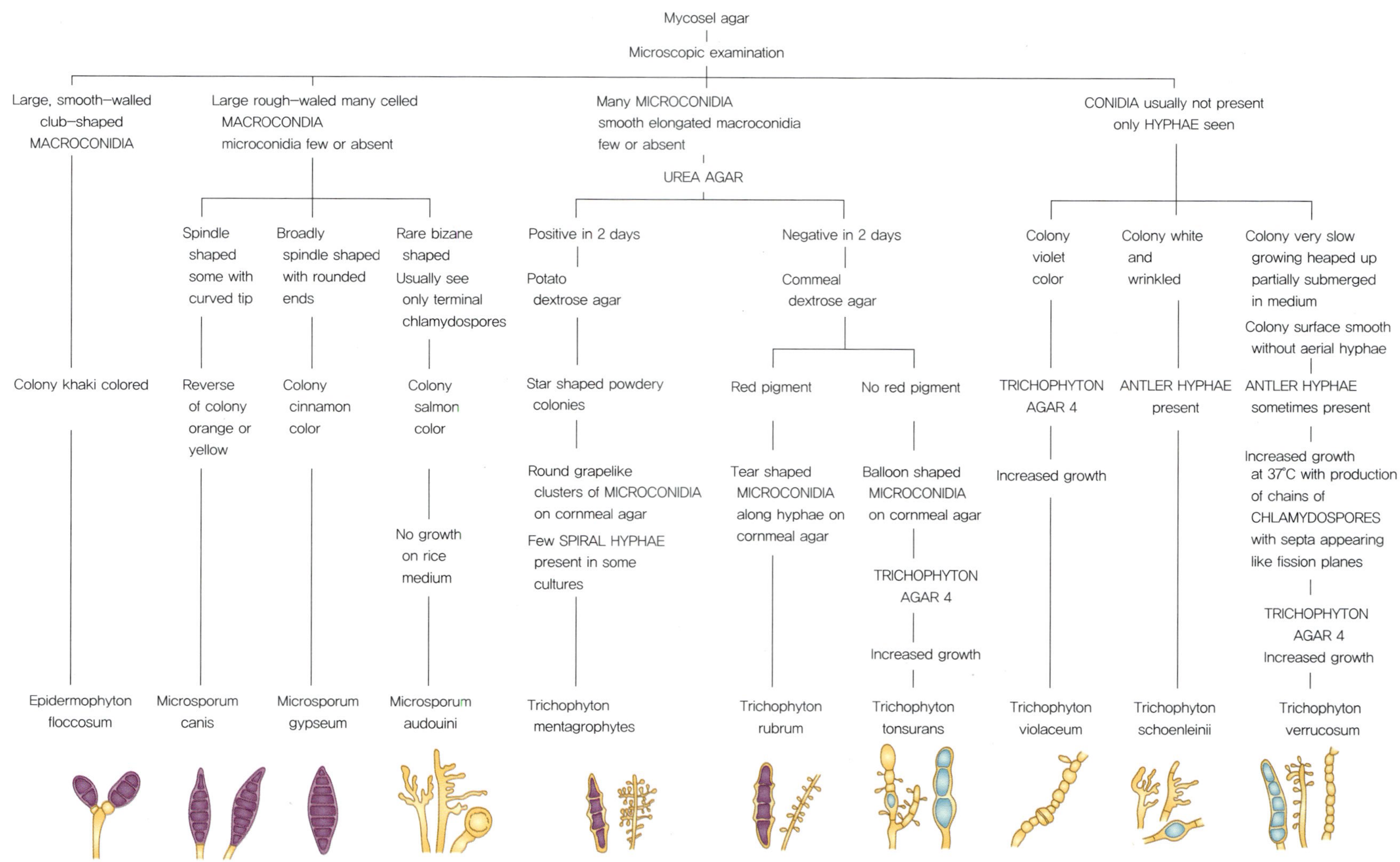

Dermatophyte identification schema. (From Koneman EW, Roberts GD: Practical laboratory mycology, ed 3. Baltimore, 1985, Williams & Wilkins.)

표재성, 피부 진균 핵심정리

- *Malassezia furfur*는 어루러기를 일으키는 효모균으로 병변부의 살비듬을 모아 수산화칼륨(KOH) 용액에 녹여 현미경으로 스파게티와 같은 모양을 확인한다.
- *Malassezia furfur*는 지질 의존성 진균으로 배양할 때는 접종 후 올리브 오일(olive oil)을 중층하여야 한다.
- *T. rubrum*은 감염을 머리카락과 피부 및 손톱을 현미경으로 예비검사목적으로 직접 볼 수 있다.
- *T. rubrum*의 전형적인 분리주는 표면이 하얗고 면질이다. 일부 분리주는 더 노랗게 보이고 다른 분리주는 더 갈색으로 보이지만 집락 아랫면은 보통 빨간색이다.
- *T. rubrum*은 균사에서 측면으로 눈물방울 모양의 소분생자가 생성되고 배지에서 천천히 자란다. 대부분의 분리주는 대분생자가 거의 없지만 대분생자가 존재할 때 세포벽두께가 얇고 형태는 연필 모양이다.
- *T. rubrum*은 Urease 음성이고 모발천공시험 음성이다.
- *T. mentagrophytes*은 감염을 머리카락과 피부 및 손톱을 현미경으로 예비검사목적으로 직접 볼 수 있다.
- *T. mentagrophytes*의 집락은 편평하고 흰색이며 표면은 분말형이며 과립형이다. Urease 검사 양성, 모발천공시험 양성이다.
- *T. mentagrophytes*은 다양한 형태의 구형후막포자, 나선형(코일) 균사로 연필모양의 대분생자를 갖는다.
- *Microsporum canis*는 큰 방추 모양의 끝이 굽고 돌기가 있고 5~15개의 세포가 있는 대분생자와 소분생자를 갖는다.
- 전에는 *Microsporum gypseum*인 *Nannizzia gypsea*는 대분생자는 사마귀 모양의 4~6개의 세포가 있으며 대부분의 대분생자의 말단은 둥글다. 빗장뼈 모양의 소분생자도 존재한다.
- *Epidermophyton floccosum*는 사람에게 피부 및 손톱 감염을 일으키며 집락은 카키색이며 뒷면은 적갈색 이다. 매끄럽고 얇은 벽의 곤봉모양 대분생자는 있지만 소분생자는 없다.

III 피하 진균증

학습목표

1) 피하진균증을 잘 일으키는 진균속 2가지 이상 열거한다. (A)
2) 느리게 발육하는 갈색 진균명을 2가지 이상 열거한다. (B)
3) 다음 진균의 집락 특성과 현미경적 소견을 설명한다. (B)
   (1) *Cladosporium carrionii* (A)
   (2) *Phialophora verrucosa* (B)
   (3) *Phialophora jenselmei* (B)
   (4) *Fonsecaea pedrosoi* (B)
   (5) *Sporothrix schenckii* (A)

1. 개요

피하진균증은 자연환경에 존재하는 진균이 관통상과 같은 외상을 통해 진피나 피하조직 내로 물리적 손상을 통해 피부로 들어온 후 피하에 질환을 일으킨다. 국소적 감염으로 전신으로 확산되는 경우는 드물며, 면역 약화 환자는 전신으로 확산될 수 있다. 이 경우는 전신성 진균증 경과 중에 이차적으로 피하조직을 침범하는 예와는 구별되어야 하고, 피하에 낭(cyst)이나 육아종(granuloma)을 형성하여 만성적으로 서서히 진행하고 대부분의 항균제에 반응하지 않는다.

주요 피하진균증으로는 스포로트리쿰증, 색소모세포진균증, 진균종, 피하접합균증, 피하갈색진균증 등이 있다. 스포로트리쿰증은 *Sporothrix schenckii* 단일 균종에 의해 생기지만 대부분의 피하진균증은 여러 균종들이 원인이다(표 2-3). 이들은 대부분 병원성이 약하고 토양, 나무, 부패한 식물 등에 존재하며 야외에서 취미 활동 중에 노출된다.

표 2-3. 피하진균증의 주요 원인균 및 특징적 소견

질환	병인체	조직내 전형적 형태	숙주반응
스포로트라쥼	*Sporothrix schenckii*	한 개 또는 드물게 여러 개의 발아를 가진 직경 2~10 μm의 구형, 남원형 또는 시가(cigar) 의 다형태 효모	화농성 및 육아중성 혼합 염증 Splendore-Hoeppli 물질이 진균을 둘러싸는 별모양소체
색소모세포진균증	*Cladophialophora(Cladosporium) carrionii, Fonsecaea compacta, F. pedrosol, Phialophora verrucosa Rhinocladiella* spp, *Exophiala* spp.	수평 또는 수직 중력과 두꺼운 벽을 가진 직경 6~12 μm의 큰 구형의 갈색 경화세포(Medlar 소체), 갈색 균사도 있을 수 있음	화농성 및 육아중성 혼합 염증, 거짓 상피종 증식
진균종	*Phaeoacremonium* spp., *Fusarium* spp. *Aspergillus nidulans, Scedosporium apiospermum, Madurella* spp., *Exophiala jeanselmei*	후막포자를 형성하고 분지하는 2~6 μm의 폭이 넓은 유리질(백색과립 또는 갈색흑색과 팀) 유격벽 균사로 구성된 0.2~수 mm의 과립	다수의 고름집 섬유화, 배출굴을 초래하는 화농성 염증, Splendore-Hoeppli 물질
피하접합균증	*Basidiobolus ranarum (haptosporus) Conidiabolus coronatus*	6~25 μm의 불규칙한 목에 격벽이 드물고 무작위로 분지하여 염색이 잘되지 않는 짧은 균사의 파편	호산구성 고름집과 육아종성 조직반응 Splendore Hoeppli 물질이 균사를 둘러쌈
피하갈색진균증	*Exophiala jeanselmei, Exophiala dermatitidis, Bipolaris* spp. *Alternaria* spp., *Chaetomium* spp. *Curvularia* spp., *Phialophora* spp.	흔히 격벽형성 부위에 협착이 있으며, 분지가 있거나 없는 폭 2~6 pm의 갈색 균사 효모형과 후막포자도 있을 수 있음	피하의 낭종성 또는 고형의 육아종성 조직반응. 위쪽의 표피는 거의 침범하지 않음.

2. 스포로트릭스증

1) 병원성

토양이나 부패 중인 초목 등 자연계에 널리 존재하는 *Sporothrix schenckii*가 외상을 통해 진피나 피하조직 내로 침범하여 생기는 만성감염증이다. 최초의 접촉 부위에서부터 림프관을 따라 근위부로 결절과 궤양이 나타나는 것이 특징이다(그림 2-20). 뼈, 눈, 폐, 중추신경계 등 다른 부위로 퍼지는 경우는 1% 미만으로 매우 드물다. 체내로의 초기 감염은 일반적으로 오염된 식물 물질(예: 나무 파편, 가시, 물이끼 또는 건초)에 의한 상처 부위로 인해 발생한다. 드물게 감염이 전파되어 면역 저하 환자에게 치명적인 결과를 초래한 경우도 있다.

이에 비해 *Sporothrix braziliensis*는 주인과 동물과 접촉하는 사람들을 감염시키는 원인이 되는 궤양성 병변으로 감염시킨다. 이러한 병변은 또한 궤양성일 수 있으며 피부 및 피하 조직의 손실을 초래할 수 있다.

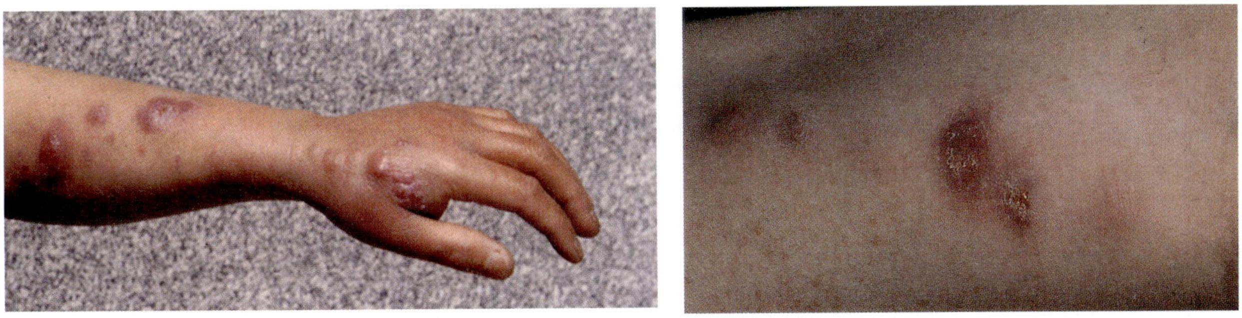

그림 2-20. 팔 부위에 스포로트릭스증

2) 집락의 형태

*S. schenckii*는 두형태 진균이다. 실온에서는 사상균으로 성장하지만 37℃와 조직에서는 다형태의 효모균으로 나타난다(그림 2-21). 사상균에서는 처음에는 작고 흰색 또는 크림색이며 옅은 주황색에서 회색이며 솜털같은 공기균사가 없다. 서서히 나중에는 집락은 축축해지고, 주름지고, 가죽 같거나, 벨벳같이 되며 종종 옅은 갈색 또는 검은색으로 어두워지며 좁은 흰색 테두리가 있다.

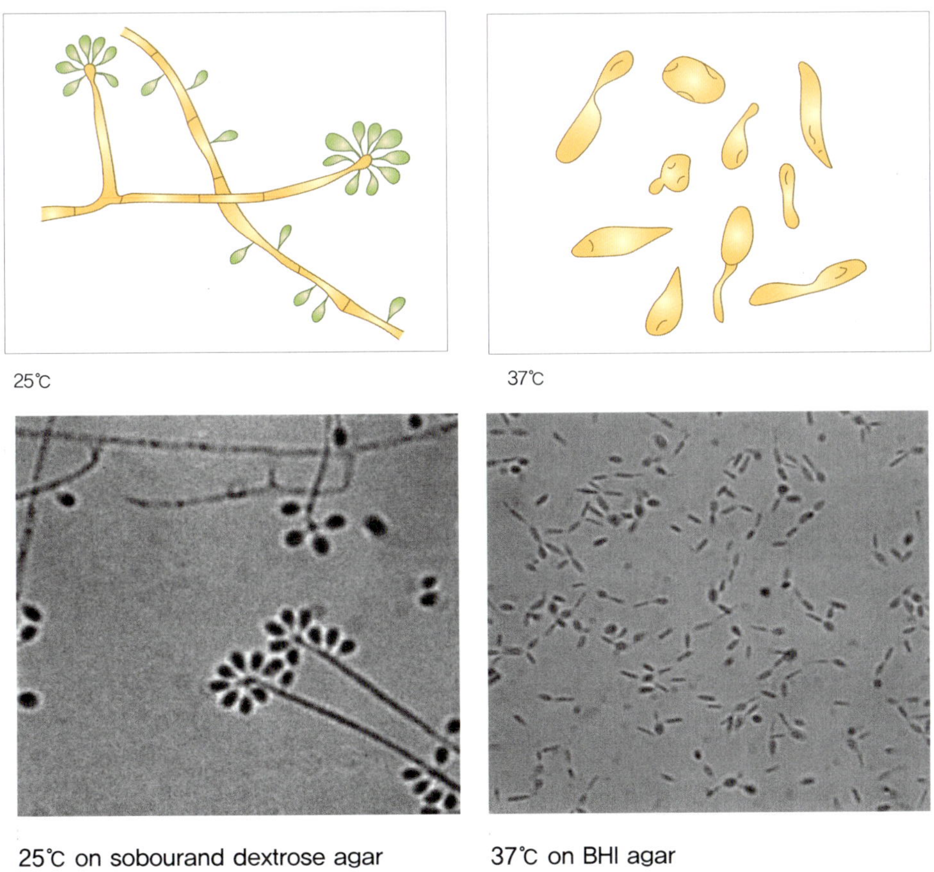

그림 2-21. 실온(25℃)에서 사상형과 37℃에서 효모형의 두형태 진균(*Sporothrix schenckii*)

일부 분리물은 처음부터 검은색이다(그림 2–22, 23). 계대배양이 계속되면 이 색조가 소실된다. 성장 속도는 적당히 빠르며 7일 이내에 성장된다. 35~37℃에서 집락은 크림색 또는 황갈색을 띠고 매끄럽고 효모와 유사하다. BHI (Brain Heart Infusion) 한천을 사용하고 여러 번 계대배양을 하여 좋은 효모 단계를 얻는 것이 가장 좋다.

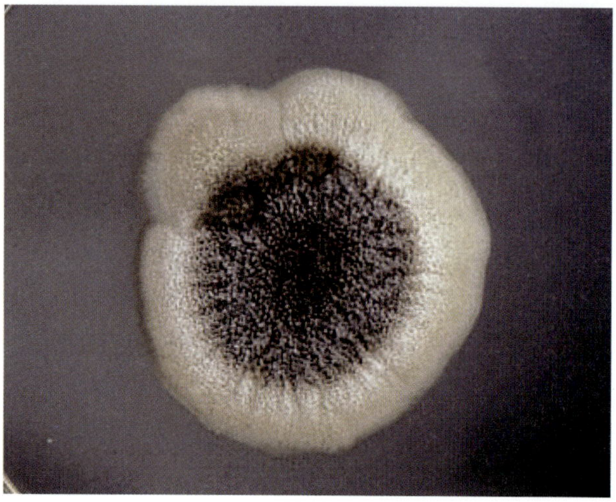

그림 2-22. *Sporothrix schenckii* 의 SDA에서 30℃, 6일 배양 후 사상형의 집락 앞면

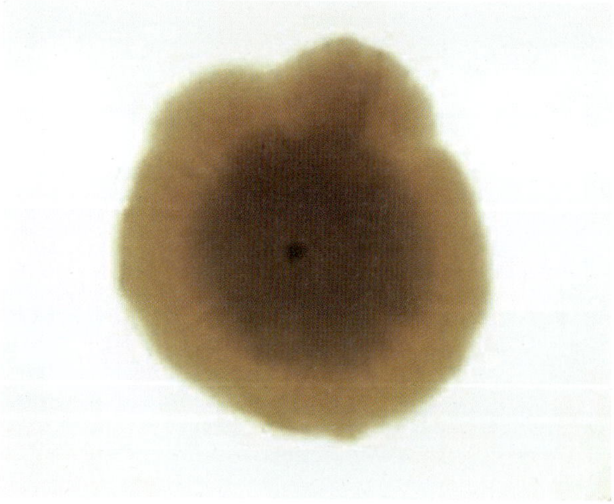

그림 2-23. *Sporothrix schenckii* 의 SDA에서 30℃, 6일 배양 후 사상형의 집락 뒷면.

3) 현미경적 형태

실온(25~30℃)에서는 사상형(균사형) 형태로 균사는 매우 좁고(직경 1~2 μm) 격벽이 있으며 가지가 갈라지고 가늘고 점점 가늘어지는 분생자가지가 직각으로 솟아있다. 분생자가지의 끝은 종종 약간 부어오르고 작은 눈물 모양 또는 대부분 둥근 초자양 분생자(2~3 × 2~6 μm)를 많이 가지며, 초기 배양에서는 **"장미꽃 모양"**의 형태로 분생자(보통 벽이 두껍고 갈색)는 균사를 따라 단독으로 형성된다(그림 2-24). 현미경적 특징은 cornmeal agar에서 가장 잘 관찰될 수 있다.

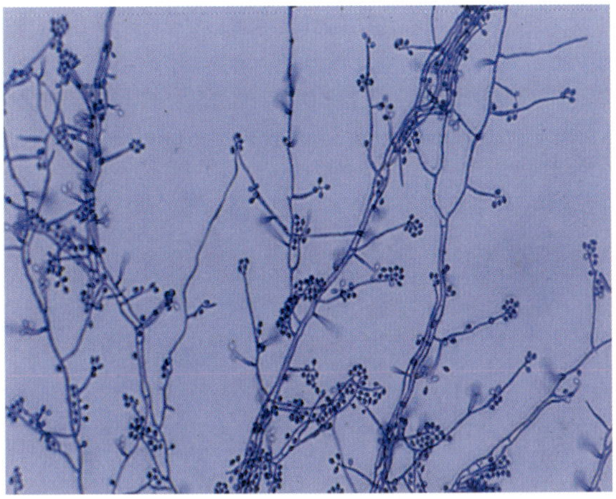

그림 2-24. ***Sporothrix schenckii*** **의 분생자(24℃)(×400)**

35~37℃에서는 효모형으로 일반적으로 **시가 몸체(cigar bodies)**라고 불리는 다양한 크기(1~3 × 3~10 μm)의 원형, 타원형 및 방추형 발아 세포가 보인다(그림 2-25). 배양온도에 따라 균사체 형태를 효모 형태로 전환하는 것은 두형태 진균의 동정 확인에 필수적이다(그림 2-26).

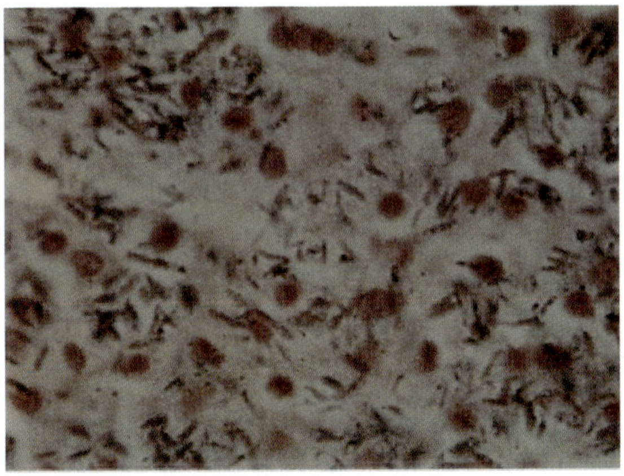

그림 2-24. **스포로트릭스증 조직에서의 cigar bodies (×800)**

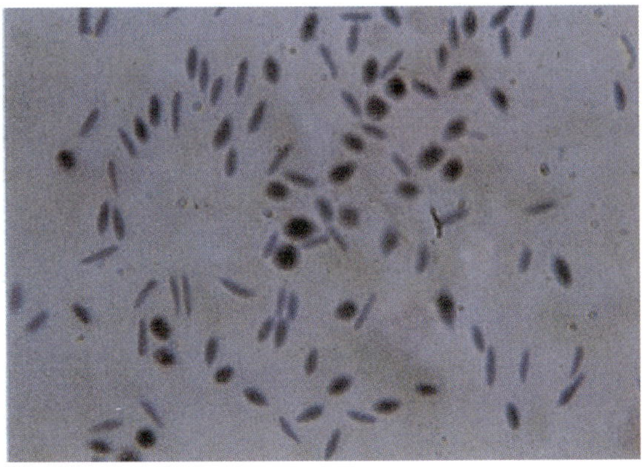

그림 2-25. ***Sporothrix schenckii*** **의 효모형 분생자(25℃)(×1000)**

S. schenckii 복합체는 표현형에 따라 *S. albicans, S. brasiliensis, S. globosa, S. luriei, S. mexicana* 및 *S. schenckii sensu stricto* 는 유사한 형태를 가지고 있고 병원성을 띄는 *S. brasiliensis, S. globosa, S. schenckii* 와 매우 드물게 *S. luriei* 가 인간에게 감염을 일으키는 것으로 알려져 있다(표 2-4).

표 2-4. *Sporothrix schenckii* 복합체의 종을 분화하기 위한 특성

균종	CMA(30˚C) 배양후 집락의 색깔	균사의 측면위에 짙은 갈색 분생자	집락의 직경 (PDA, 30˚C, 21일 배양)	PDA(37˚C)배양	탄수화물 동화	
					Sucrose	Raffinose
S. schenckii	Brown	+	<50 mm	+	+	+
S. brasiliensis	Brown	+	<50 mm	+	–	–
S. globosa	Brown	+	<50 mm	–	+	–
S. mexicana	Brown	+	>50 mm	+(±)	+	+
S. albicans	White	–	>50 mm	+	–	–

CMA:cornmeal agar, PDA: potato dextrose agar

3. 색소모세포진균증

색소모세포진균증(chromoblastomycosis) 또는 색소진균증(chromomycosis)은 피부와 피하조직을 침범하는 만성 진균감염증으로 서서히 자라는 사마귀모양의 결절이나 판이 특징이다(그림 2-25, 26).

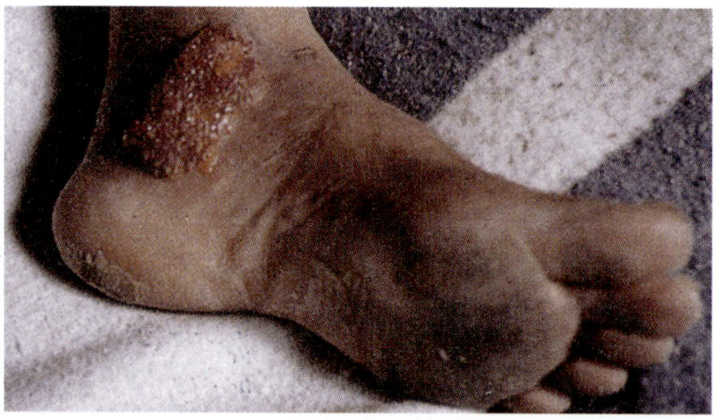

그림 2-25. 색소모세포진균증-발

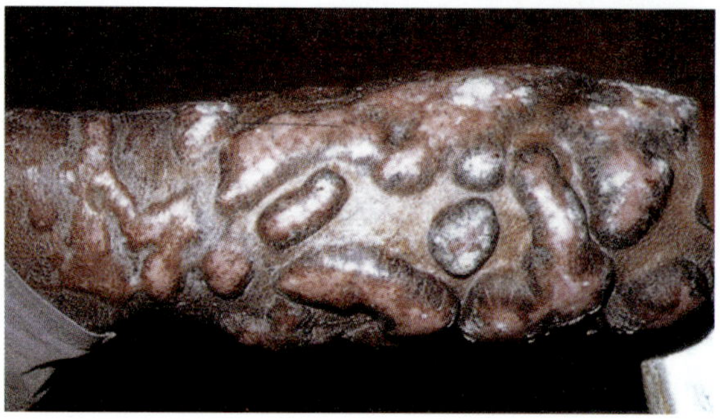

그림 2-26. 색소모세포진균증-다리

열대 및 아열대 지역의 시골에 많으며 *Fonsecaea pedrosoi, Fonsecaea compacta, Exophiala jeanselmei, Cladophialophora carrionii, Rhinocladiella aquaspersa, Phialophora verrucosa* 등의 갈색진균류에 의한다.

피부와 피하조직에 감염부위가 되고 피부에서는 과각화증과 부각화증을 동반한 특징적인 가성상피종 증식이 발생한다. 염증은 일반적으로 육아종이며 종종 2차 감염으로 인한 화농성 반응을 동반하여 위성 미세 농양을 유발한다.

직접현미경 검사시에는 갈색색소, 원형 내지 다면체, 두꺼운 벽의 경화체(직경 5~12 μm)와 수평 및 또는 수직 격벽이 진단적이다.

이러한 구조는 Medlar 소체 또는 **'구리 동전'**라고도 한다(그림 2-27).

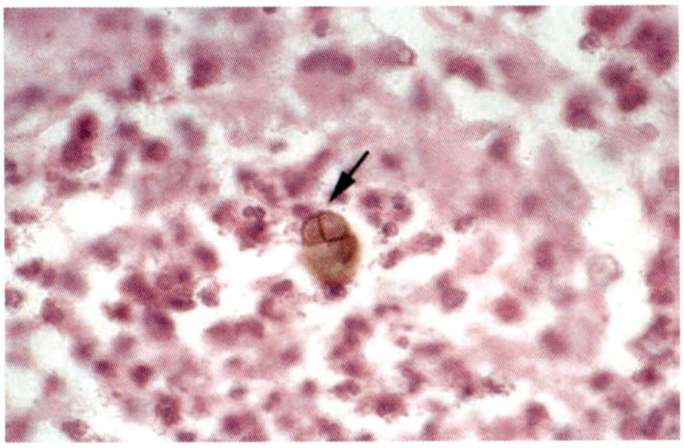

그림 2-27. **염색체균증.** 중앙에 갈색의 경화체가 있다. H&E.

직경 3~5 μm의 갈색, 분지형, 뒤틀린 격벽 균사도 존재할 수 있다. 곰팡이는 일반적으로 피부 표면으로 이동하며 각질 비늘에서 검은 점으로 보인다. 경화체와 때때로 짧은 균사가 현미경으로 보인다(그림 2-28).

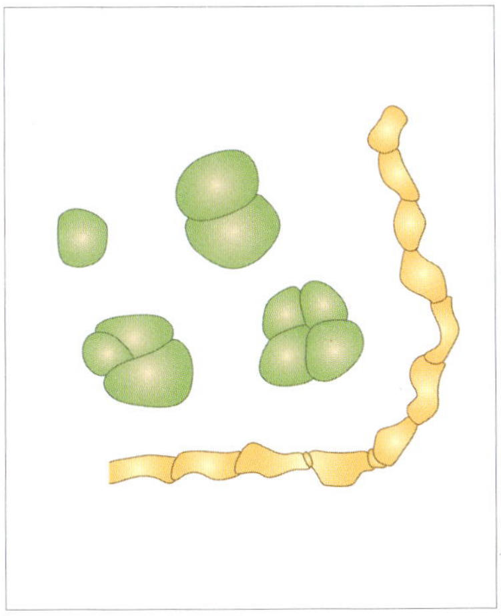

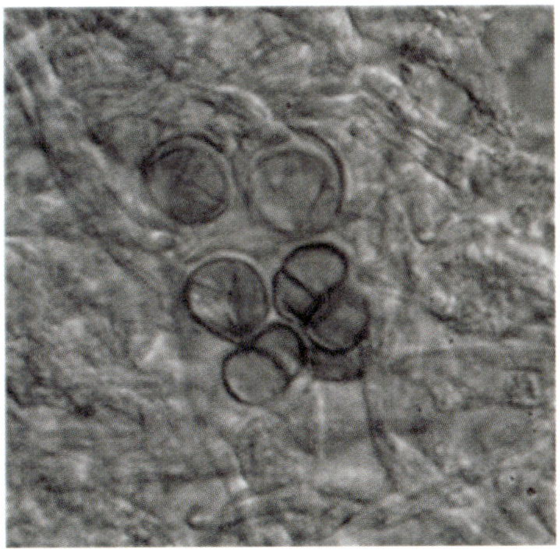

그림 2-28. **색소모세포진균증 환자 피부 조직에서의 현미경적 형태 특성.**

1) *Cladophialophora (Cladosporium) carrionii*

(1) 병원성

색소모세포진균증을 일으키며, 호주, 베네수엘라, 남아프리카에서 가장 흔하게 발생한다.

(2) 집락의 형태

어두운 표면; 중심이 약간 올라간 평평함; 벨벳처럼 칙칙한 회색, 회록색 또는 자줏빛을 띤 갈색의 짧은 벨벳 균사체로 덮여 있다. 뒷면은 검은색이다(그림 2-29, 30). 배양속도는 느리며 18일 안에 성장한다.

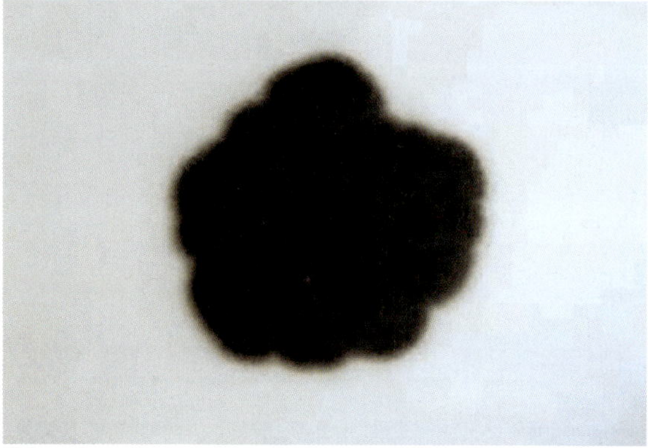

그림 2-29. ***Cladophialophora*** spp. SDA에 30℃, 7일 배양 후 집락의 표면.

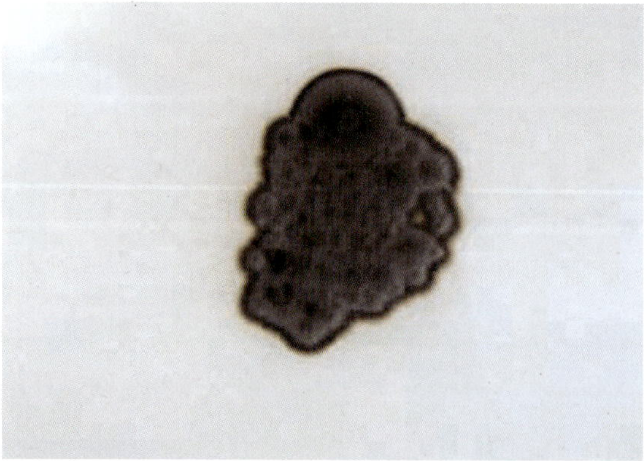

그림 2-30. ***Cladophialophora carrionii*** SDA에 30℃, 14일 배양 후 집락의 표면.

(3) 현미경적 형태

균사는 격벽이 있고 어두우며 다양한 크기의 측면 및 말단 분생자가지는 다양한 크기이다.

분생자가지는 길고 가지가 갈라진 갈색의 매끄러운 벽을 가진 타원형의 다소 뾰족한 분생자(약 2.5 × 4.5~7 μm)를 생성하며 다룰 때 쉽게 분해가 된다. 넓은 잔고리를 가진 소병자는 때때로 영양이 부족한 배지에서 형성된다(그림 2-31). *Cladosporium* spp.와 *Cladophialophora*의 다른 종 감별은 표 2-5와 같다. 조직에서 균체는 크고(직경 5~12 μm) 어둡고 둥글며, 격벽 세포로 나타난다.

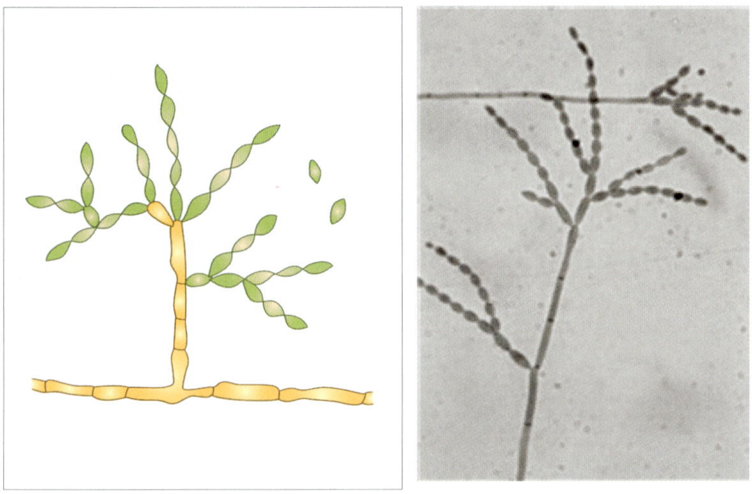

그림 2-31. ***Cladophialophora carrionii*** **의 현미경적 형태**

표 2-5. ***Cladosporium*** spp. and ***Cladophialophora* spp.**[a] 의 특성

균명	뚜렷한 분생자 가지	"Shield cells"	분생자의 모양	분생자의 별개 꼭지	분생자사슬의 길이	분생자 사슬 모양 분지정도	최대성장 온도(°C)	젤라틴액화능	Methyl-a-d-glucoside (MDG)	15% NaCl 성장능	병원성
Cladosporium spp.	+	+	Oval	+	짧다	빈번함	< 37 (V)c	+ (V)d		+	비병원성
Cladophialophora carrionii	±	±	Oval	±	중간	중간	35~37	−	+	−	색소모세포진균증
Cladophialophora bantiana	−	−	Oval	−	길다	드물다	42~43	−	+	−	대뇌 흑색진균증
Cladophialophora boppii	−	−	Round	−	길다	드물다	< 37	−	−		피부감염, 색소모세포진균증, 폐감염
Cladophialophora emmonsii	−	−	Bent	−	중간	드물다	37	−	+		드물게 피하 색소모세포진균증

[a] Reprinted (updated) by permission of the publisher from Larone, 1989. Copyright by Elsevier Science Inc. Abbreviations: 1, positive; 2, negative; 6, sometimes difficult to distinguish; V, variable.
[b] Methyl-a-d-glucoside (MDG) assimilation test is commonly used in the identification of yeasts. The substrate is included in the API 20C AUX and API ID32 (bioMerieux, Hazelwood, MO) and perhaps other commercial systems; extended period of incubation is required.
[c] 29% grow at 40°C.
[d] 86% positive.

2) *Cladophialophora bantiana*

이전에는, Xylohypha bantiana, Cladosporium bantianum 및 Cladosporium trichoides로 알려졌다.

(1) 병원성

*C. bantiana*는 중추신경계를 선호하며 결과적으로 뇌동맥하수체증을 유발한다. 감염은 처음에는 뇌종양으로 나타날 수 있다. 단독으로 피막화된 뇌병변은 예후가 더 좋은 반면, 위성농양이 있거나 피막이 제대로 형성되지 않은 병변은 예후가 더 나쁘다. 치료에 가장 좋은 결과는 의학적 및 외과적 치료를 병행하여 치료하면 가장 잘 치료가 된다. 흡입을 통해 감염될 수 있고 이 균을 취급할 때는 극도의 주의와 생물학적 안전 캐비닛을 사용해야 한다. 슬라이드 배양을 하면 안된다. 이 진균은 피부 및 피하 감염에 거의 관여하지 않는다.

(2) 집락의 형태

배양속도는 느리며 15일 안에는 자란다. 표면은 올리브 회색에서 갈색 또는 검은색이며 부드럽고 뒷면은 검정색이다.

(3) 현미경적 형태

갈색의 격벽 균사로 영양 균사와 유사한 분생자가지를 가지고 있다. 길고 드물게 가지가 나 있으며 물결 모양의 부드러운 타원형 분생자(2.5~5×6~11 μm); 분생자는 눈에 띄는 부착 상처를 나타내지 않는다(그림 2-32). 유사한 균체와의 구별에 대해서는 표 2-5 참조.

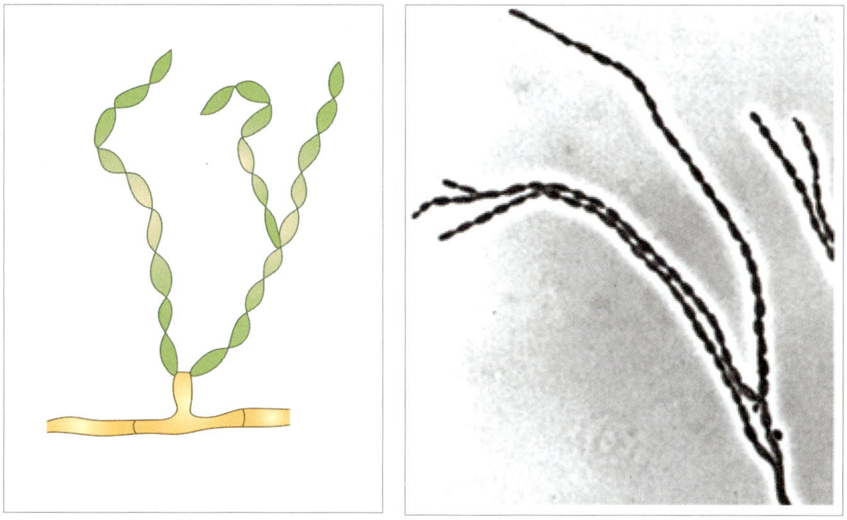

그림 2-32. *Cladophialophora bantiana*의 현미경적 형태

3) *Cladophialophora boppii* (구명, *Taeniolella boppii*)

(1) 병원성

인간의 피부 병변과 염색체모세포균증 유사 감염의 경우에 관여했다. 그러나 전형적인 경화체가 조직에서 항상 발견되는 것은 아니다. 최근 폐 감염이 보고되었다.

(2) 집락의 형태

배양속도는 느리며 14일 안에는 자란다. 표면은 올리브 회색에서 검정색을 띠며 부드럽다. 뒷면은 검정색이다.

(3) 현미경적 형태

갈색, 격벽 균사, 분생자는 직경이 3~4 μm로 상당히 둥글고 긴형태이며 주로 가지가 없는 사슬이 균사체의 측면에서 직접적으로 형성된다. 분생자는 눈에 띄는 부착 흔적을 보이지 않는다(그림 2-33).

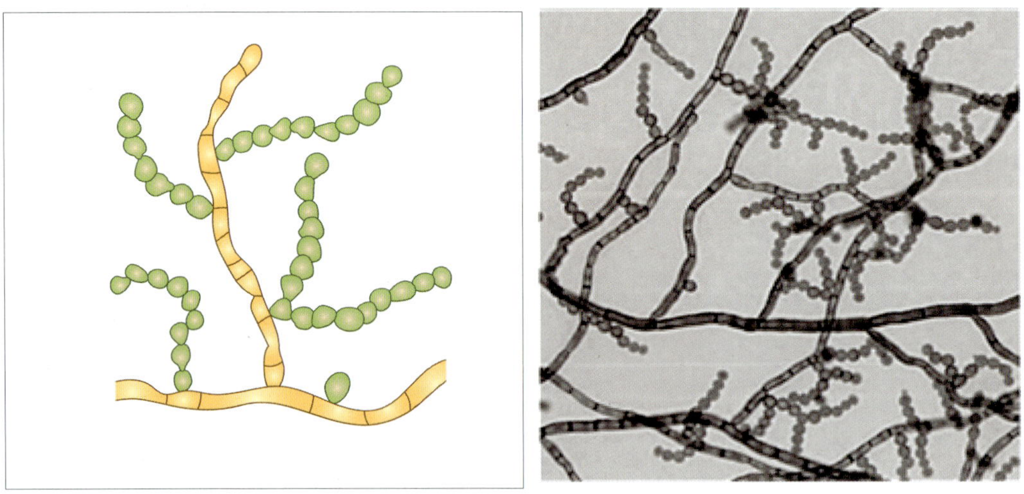

그림 2-29. ***Cladophialophora boppii*** **의 현미경적 형태**

4) *Phialophora verrucosa* (구명, *Taeniolella boppii*)

(1) 병원성

염색체모세포균증을 유발하며 *Fonsecaea pedrosoi*가 가장 흔한 병원체이고 *Phialophora verrucosa*는 세계적으로 두 번째로 흔한 병인체이다. 이는 갈색사상균증(phaeohyphomycosis)의 원인균이며 드물게는 진균종(mycetoma)의 원인균이기도 하다.

(2) 집락의 형태

표면은 진한 녹색을 띤 갈색에서 검정색을 띠고 촘촘하고 매트 같은 올리브색에서 회색의 균사체를 갖는다. 일부 균주는 포개져 세분화되어 있고 다른 것들은 평평하다. 집락은 배지안에 들어가 있다. 뒷면은 검정색이다(그림 2-34).

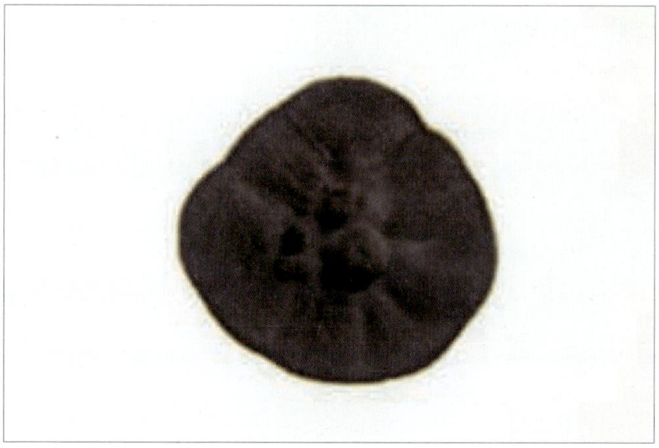

그림 2-34. ***Phialophora verrucosa*** **SDA배지에서 30°C, 12일 배양한 집락의 표면.**

(3) 현미경적 형태

균사는 갈색이고 가지가 갈라져 있으며 격벽을 이루고 있다. 소병자들은 나팔 모양의 컵 모양의 잔고리가 있는 꽃병 모양이다. 소병자들은 일반적으로 바닥에 뚜렷한 격막을 가지고 있다. 원형에서 타원형의 분생자(1~3 × 2~4 μm)가 소병자 꼭대기에 쌓여 꽃병처럼 보인다(그림 2–35, 36).

* *Phialophora* 유사한 다른 속들과의 구분을 위해 표 2-6를 참조

참고

염색체모세포균증이 있는 조직에서는 유기체가 어둡고 둥글게 나타난다.
세포는 직경 5~12 μm이고 수평 및 수직 격벽이 있다.

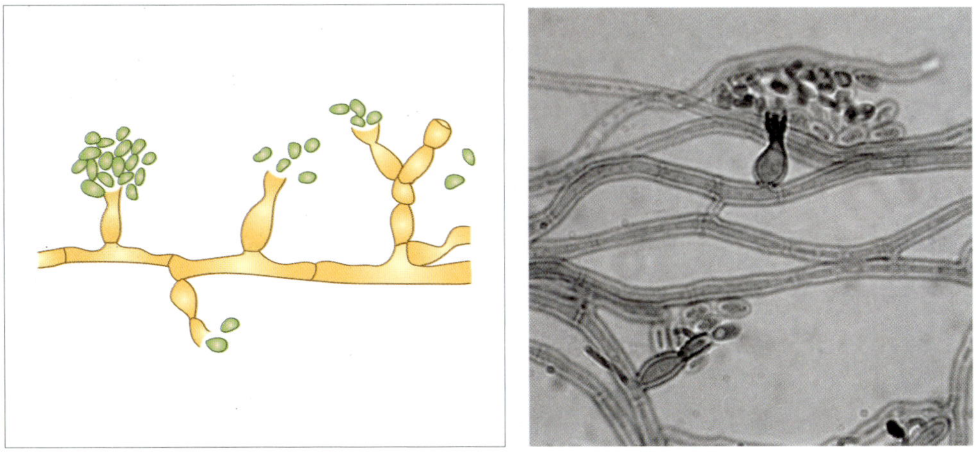

그림 2-31. ***Phialophora verrucosa***의 현미경적 형태.

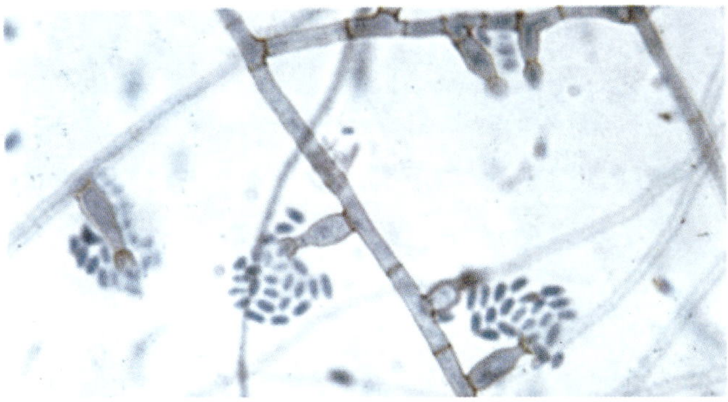

그림 2-32. ***Phialophora verrucosa*** 의 분생자 LPCB 염색

표 2-6. *Phialophora, Pleurostomophora, Phaeoacremonium, Acremonium, Phialemonium, and Lecythophora* 의 특성

Organism(진균)	Colony(집락)	Phialide(소병자)				Ilustration(그림)
		Basal septum(격벽)	Shape(모양)	Collarette(잔고리)	Conidia(분생자)	
Phialophora (p.211) ***Pleurostomophora (p.213)***	Dark greenish brown to black	Yes, usually	플라스크, 화병모양	뚜렷한 나팔모양 (Pleurostomophora repens는 제외)	타원형,구형;무리지어짐	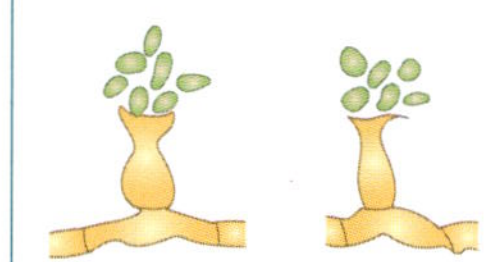
Phaeoacremonium (p.214)	Dark olive gray to brown	Yes, usually	원통형; 기저부분 거칠다; 끝으로 갈수록 가늘어짐	거의 눈에 띄지 않음; 튜브나 얇은 깔대기 모양	길쭉한 직사각형; 조금 구부러진형태; 무리지어짐	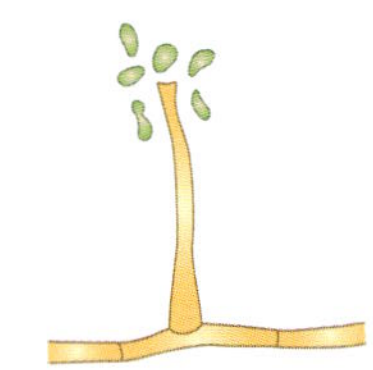
Acremonium (p.321)	White, gray, or rose; cottony	Yes, usually	직선, 원통형; 분지되지 않음, 가늘어짐	눈에 잘 안띄는 모양	길쭉한 직사각형; 무리지어짐	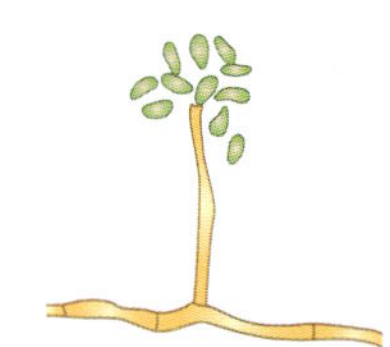
Phialemonium (p.215)	White, then yellow, gray, light brown, or greenish; may become dark	No, usually not	짧거나 못처럼 길거나 길거나 원통형	눈에 잘 안띄는 모양	눈물방울 모양이나 길쭉한 직사각형; 굽거나 직선; 무리지어짐	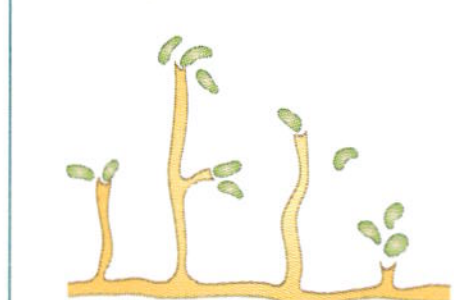
Lecythophora (p.324)	Pink or salmon; moist to slimy	No, usually not	짧은; 균사를 따라 형성된 화산모양	평행한 측면	타원형이나 길쭉한 직사각형; 곧거나 약간 굽은 형태; 무리 지어지지 않음	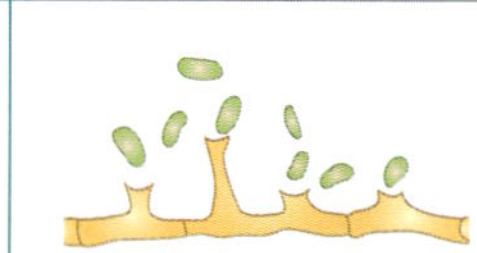

5) *Fonsecaea pedrosoi*

(1) 병원성

전 세계적으로 가장 흔한 염색체균증의 원인이다. 병변은 일반적으로 하지의 피하 조직에서 발생하지만 때로는 다른 노출 부위에도 발생하고 매우 드물지만 이 진균은 내부 감염을 일으키는 것으로 알려져 있다.

(2) 집락의 형태

표면은 짙은 녹색, 회색 또는 검정색이며 은빛의 벨벳 같은 균사체로 덮여 있다. 군집은 일반적으로 편평하며 중앙에 볼록한 원뿔 모양의 돌출부가 생긴다. 집락은 배지에 약간 묻혀 있게 된다. 뒷면은 검정색이다. 집락은 느리게 자라 14일만에 집락이 형성된다(그림 2-36, 37).

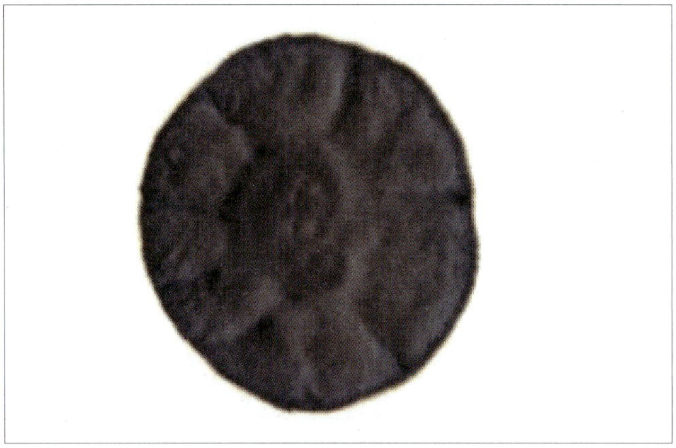

그림 2-36. ***Fonsecaea pedrosoi*** **SDA배지에서 30℃, 14일 배양한 집락의 표면.**

그림 2-37. ***Fonsecaea pedrosoi*** **SDA배지에서 30℃, 14일 배양한 집락의 후면.**

(3) 현미경적 형태

균사는 격벽이고 분지되어 있으며 갈색이다. 분생자는 어두우며 크기는 1.5~3.0 × 2.5~6.0 μm이다. 분생자 형성과정은 cornmeal agar나 potato dextrose agar에서는 증강된다. 네 가지 유형의 분생자 형성을 볼 수 있다(그림 2-38).

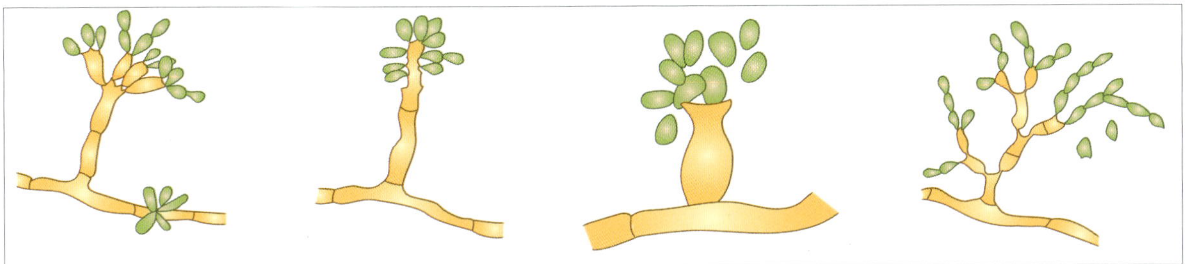

그림 2-38. 4가지 형태의 분생자 형성.

- ▶ *Fonsecaea* 유형: 분생자가지들은 격벽이 있고 직립하며 조밀하게 대칭형이다. 그만큼 분생자가지의 말단에는 일차 단세포 난형 분생자를 갖는 부풀어 오른 소치돌기가 발달한다. 1차 분생자의 톱니는 3차 분생자를 생성할 수 있는 2차 단세포 분생자를 지지하지만 긴 사슬은 형성되지 않는다. 길쭉한 분생자는 종종 분생자가지를 따라 생식 부위의 정점에서 형성되어 별표와 같은 모양을 나타낸다(그림 2-39).
- ▶ *Rhinocladiella* 유형: 분생자가지는 격벽이 있고 직립하며 대칭형이다. 부푼 소치돌기는 끝부분과 분생자가지의 측면을 따라 계란형 분생자를 가지고 있다. 일반적으로 일차 분생자만 발달한다. 이차 분생자는 드물다(그림 2-39).
- ▶ *Cladosporium* 유형: 분생자가지는 직립하고 크고 일차적인 분생자를 생성한다. 방패 모양의 분생자는 작고 어두운 함몰(부착된 흉터)이 있는 짧고 가지가 갈라진 타원형 분생자를 생성한다.
- ▶ *Phialophora* 유형: 소병자는 끝 부분에 컵 모양의 잔고리가 있는 꽃병 모양이다. 원형 내지 타원형의 분생자는 피알리드의 꼭대기에 축적된다. 이러한 유형의 분생자 형성은 종종 부족하거나 결핍되어 있다.

참고

조직에서 이 진균은 염색체모세포병증의 다른 병인체와 마찬가지로 크고(직경 5~12 μm) 수평 및 수직 격막이 있는 둥글고 갈색을 띠는 두꺼운 세포로 나타난다. 25, 30 또는 37°C에서 배양할 때 사상체이다. *Fonsecaea monophora*는 *F. pedrosoi*와 형태학적으로 유사하지만 약간 더 짧은 소치돌기와 약간 더 긴 분생자 사슬을 형성하고 감염원보다는 환경적 분리체로 더 흔하게 발생한다는 점에서 다르다. 종은 분자 방법으로 가장 잘 구별된다. *F. monophora* 는 염색체모세포균증의 간헐적 병인체입니다. 이는 뇌의 여러 감염의 원인으로 보고되었다.

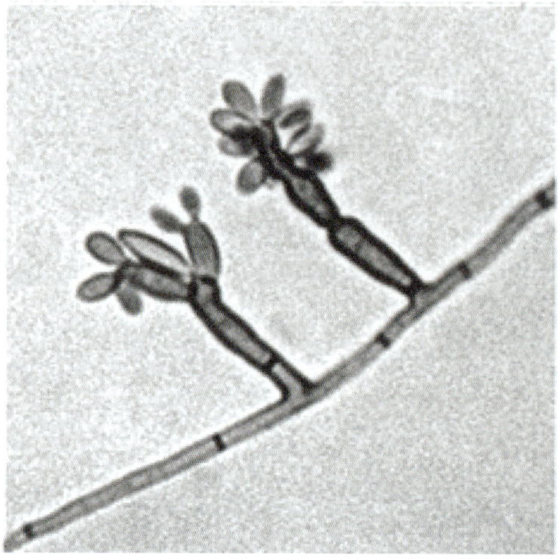

***Fonsecaea*- and *Rhinocladiella*–type conidiation.**

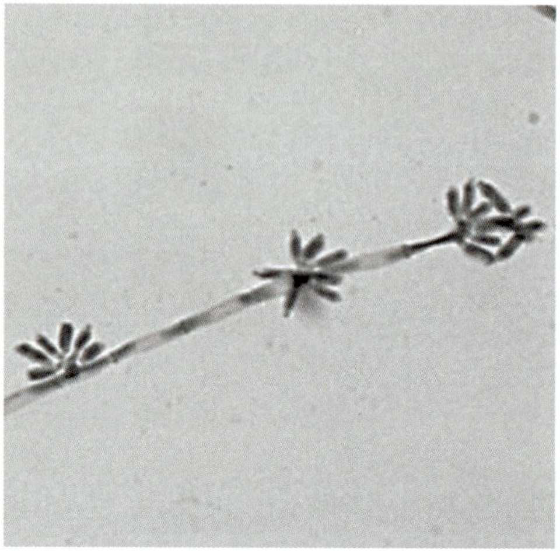

"Asterisks" of Fonsecaea–type conidiation.

그림 2-39. Fonsecaea 형태의 별표같은 분생자 모양과 Rhinocladiella 형태의 분생자 모양.

4. 진균종

진균종(mycetoma)은 임상적으로 피부와 피하조직을 침범하는 만성 국한성 육아종성감염으로 과립(granule)이나 입자라는 병원체의 덩어리가 들어있는 다발성 육아종과 농양을 형성하는 것인 특징이다. 진균종은 진균(eumycotic mycetoma)과 세균인 방선균에 의한 방선균종(actinomycotic mycetoma)에 의한 두 종류가 있다. 여기에서는 진균에 의한 진균종만 기술한다. 감염 부위는 피하 조직 및 피부이고 장기간 지속되는 감염은 근육, 근막 및 뼈와 관련될 수 있다. 감염은 다리나 발에 가장 일반적으로 발생하며 드물게 퍼진다.

감염은 발이나 손에서 가장 자주 발생하지만 신체의 노출된 모든 부위에서 발생할 수 있다. 피하조직 깊숙이 형성된 농양은 피부를 통해 배출되며 이때 과립이나 입자도 함께 나온다. 진균성 균종의 과립은 대부분의 병인 물질로 피부에 영향을 미치지 않으며 어두울 수도 있고 밝을 수도 있으며 다양한 형태의 진균 성분을 함유하고 있다. 이런 감염성 부위가 장기간에 걸쳐 광범위하게 진행되면 그 아래의 근육, 힘줄, 뼈를 침범하는 만성 피하 감염으로 부비동을 통해 과립성 고름을 생성하는 종창 같은 병변이 특징이다. 과립(흰색, 노란색, 갈색 또는 검은색)은 중격을 포함하며 다양한 모양의 다소 왜곡된 균사(직경 2~6 μm)를 포함하며 종종 수많은 후막포자 및 부풀은 세포를 동반한다. 곰팡이 형태는 과립 주변에서 가장 일반적으로 볼 수 있다(그림 2–40, 41).

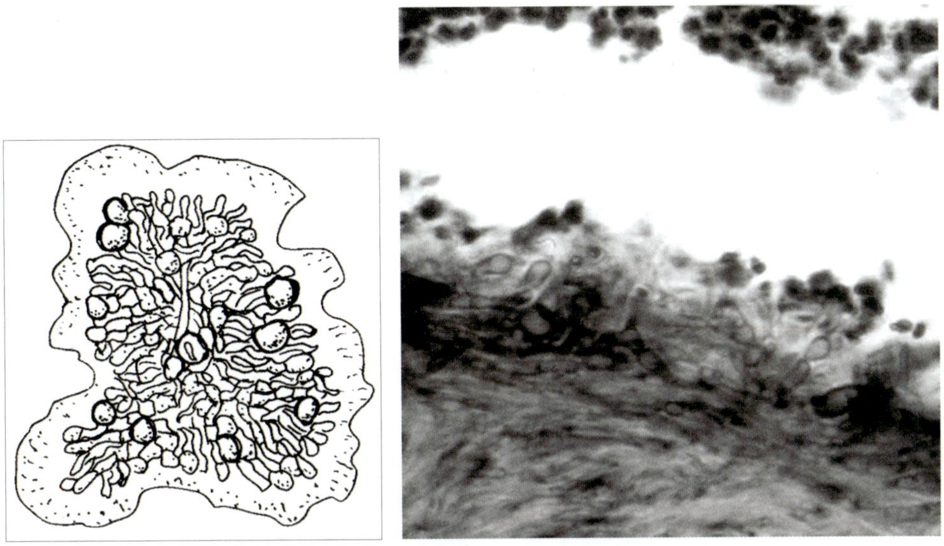

그림 2-40. 진균성 과립의 가장자리.

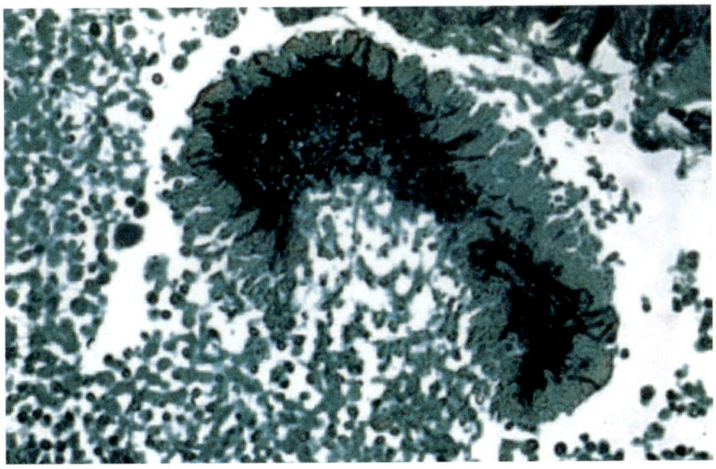

그림 2-41. 진균성 균종 과립. GMS.

진균종의 원인균은 방선균으로는 *Nocardia, Actinomadura, Streptomyces* 균종이 진균으로는 *Pseudallescheria, Scedosporium, Rhinocladiella, Madurella, Exophiala jeanselmei complex, Acremonium, Fusarium* 및 *Curvularia*가 있다.

Acremonium, Fusarium, Madurella 및 *Scedosporium*을 포함한 다양한 진균이 있다.

1) *Scedosporium* (구명, *Pseudallescheria*)

Scedosporium(스케도스포리움)은 이전에는 *Pseudallescheria* spp.의 무성생식세대나 유성생식세대로 간주되었다. 2013년에 변경된 곰팡이 명명법에 따라 각 곰팡이는 하나의 이름만 갖는다고 규정한 *Scedosporium*은 생명체의 전체 동형(유성 및 무성 생식세대)에 대해 선호되는 이름이다. *Scedosporium apiospermum*은 가장 흔한 종이며, cleistothecia(폐자기)는 일상적인 임상 배양에서는 거의 발생하지 않는다. 유성생식형인 *Pseudallescheria boydii*의 유성포자가 폐자기안에 들어있다. 이 복합체는 임상적으로 발견된 *Scedosporium*의 최소 4종(*S. apiospermum, S. boydii, S. aurantiacum* 및 *S. dehoogii*)으로 구성된다(표 2-7 참조).

표 2-7. *Scedosporium* spp. complex와 *Lomentospora prolificans*[a] 의 표현형적 특성

종별	분생포자형성 세포	집락후면 오렌지색[b]	황색 확산성 색소[b]	D-ribose 동화	Growth at 40℃	Growth at 45℃
Scedosporium boydii/ Pseudallescheria boydii[c]	원통형	0	V	+	+	0
Scedosporium apiospermum	원통형	0	V	0	+	0
Scedosporium aurantiacum	원통형 또는 약간 플라스크 모양	+	+	+	+	+
Scedosporium dehoogii	원통형 또는 약간 플라스크 모양	0	0	0	0	0
Lomentospora prolificans	플라스크 모양	0	0	0	+	V

[a] Source: Gilgado et al., 2008. Abbreviations: 1, positive; 0, negative; V, variable.
[b] On potato dextrose agar at 25℃.
[c] Sexual state (유성생식형).

(1) 병원성

Scedosporium spp.는 주로 토양, 오염되거나 고인 물에서 발견된다. 이 균은 일반적으로 갈색사상균증(phaeohyphomycosis)의 원인으로 간주되지만 균사는 유리질이다. 감염은 상지와 하지에서 가장 자주 발생하지만 신체의 노출된 모든 부위에서 발생할 수 있다. *Scedosporium* spp.는 북미에서 진균종의 가장 흔한 원인이다. 피하 조직, 근육, 힘줄, 뼈는 물론 폐, 부비동, 눈, 중추신경계 및 기타 신체 부위를 감염시킬 수 있다. *Scedosporium* spp.는 면역 능력이 있는 환자에게도 복잡하게 만드는 치명적인 폐 및 중추 신경계 감염의 가장 흔한 원인이다. 파종성 감염은 면역력이 저하된 환자에게서 가장 흔하게 나타난다. 면역 저하 환자의 침습성 스케도스포리움 폐질환은 임상적으로 침습성 폐 아스페르길루스증과 유사할 수 있다. 낭포성 섬유증 환자는 *Scedosporium* spp.에 의한 집락화 빈도가 높다. 또는 하기도의 진균덩어리 형태의 만성 감염이지만 국소 침습성 질환이나 파종으로 진행되는 경우는 거의 없다. 다양한 항진균제 중에서 *Scedosporium* complex

는 voriconazole에 대한 MIC가 가장 낮다. 그들은 amphotericin B에 대해 높은 MIC를 갖는 경향이 있다.

(2) 집락의 형태

중간정도의 빠른속도로 7일 이내에 성숙하게 자란다. 무성생식 상태는 **cycloheximide**를 함유한 배지에서 자라 나지만 유성생식기의 상태에서는 종종 억제된다.

표면에는 흰색의 솜털 같은 공기균사가 퍼지고 나중에 회색 또는 갈색으로 변한다. 뒷면은 처음에는 흰색이지만 시간이 지남에 따라 일반적으로 회색 또는 검정색이 된다(그림 2-42, 43).

Scedosporium aurantiacum 집락은 노란색-주황색 뒷면을 가지며 연한 노란색의 확산성 색소를 생성한다.

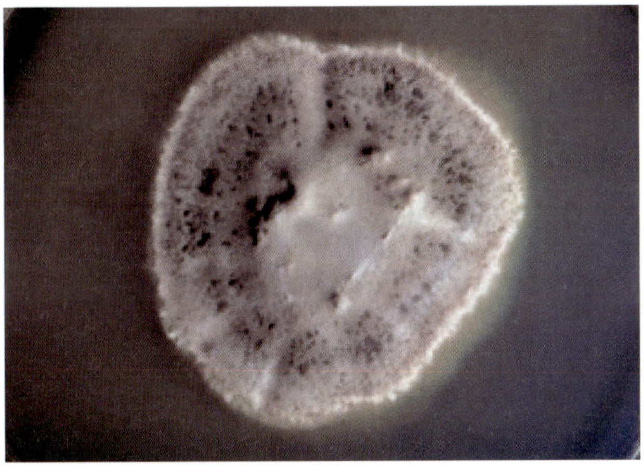

그림 2-42. ***Pseudallescheria boydii*** SDA, 30℃, 7일 배양한 집락의 앞면

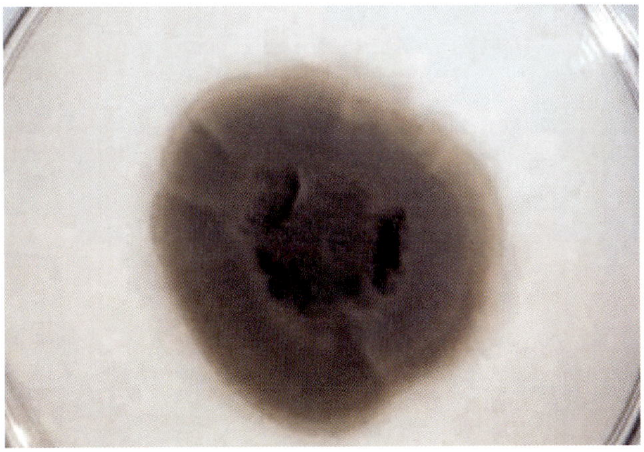

그림 2-43. ***Pseudallescheria boydii*** SDA, 30℃, 7일 배양한 집락의 뒷면

(3) 현미경적 형태

Scedosporium spp. 직경 2~4 μm의 격막 균사를 생성하며, 단순하거나 길거나 짧은 분생자가 지는 단독으로 또는 소그룹으로 분생자를 가지고 있다(*Blastomyces dermatitidis*의 곰팡이 단계와 유사하다). 분생자(4~7×5~12 μm)는 단세포이고 상당히 타원형이거나 곤봉형이며 끝이 끝 부분을 향하고 밑부분이 잘린 것처럼 보인다.

그것이 성장하면 어두워진다. 유성생식 상태에서는 커다란 갈색의 폐자기(직경 50~200 μm)가 형성되고, 파열되면 타원형의 자낭포자를 방출한다. 유성생식 상태는 때때로 cornmeal agar나 potato dextrose agar에서 배양하여 유도될 수 있으며, 폐자기는 집락의 중앙에 형성된다. 그라피움(graphium) 유형의 무성생식상태는 가끔 나타난다. 이는 단순하고 긴 어두운 분생자병이 함께 결합되어 분생자병다발을 형성하는 격벽이 있는 균사가 특징이다. 각 분생자병다발의 꼭대기에는 타원형의 무색 단세포 분생자(2~3 × 5~7 μm)가 모여 있으며, 일부는 좁고 잘린 기부를 나타낸다. 섬세하고 가근 같은 구조가 분생자병다발(synnema) 기저부에 나타난다(그림 2-44).

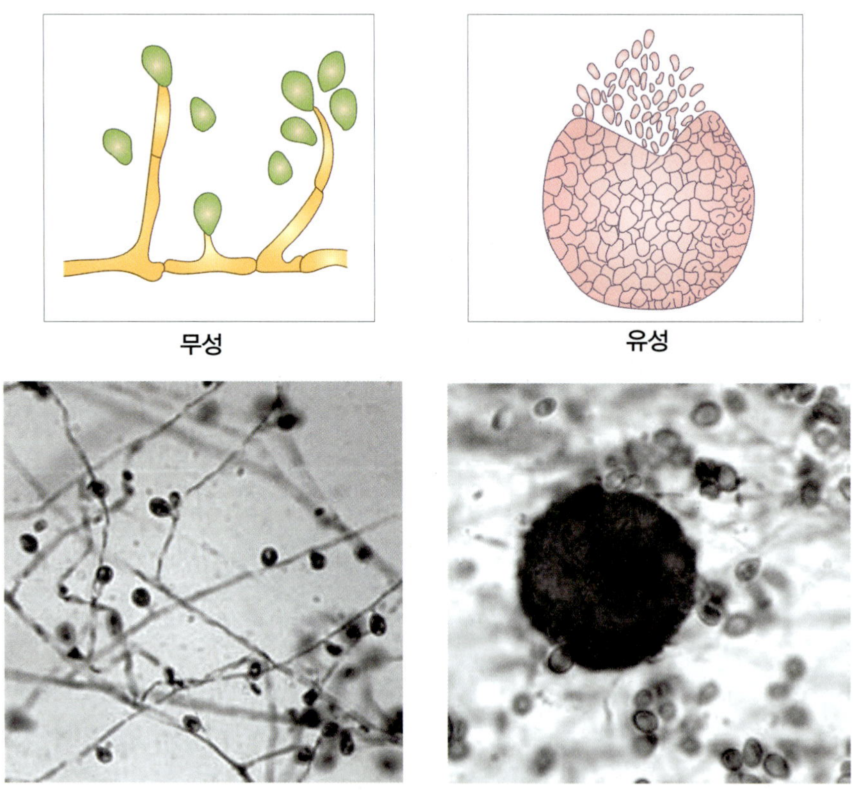

그림 2-44. ***Scedosporium* 유성과 무성생식단계의 분생자의 형태.**

2) *Madurella mycetomatis*

(1) 병원성

만성적으로 쇠약해지는 기형과 일반적으로 하지의 골관절 파괴를 초래할 수 있는 흑색 곡립성 진균증을 유발한다. 남미, 인도, 동아프리카에서 가장 흔하다.

(2) 집락의 형태

성장속도는 보통 10일 안에 자란다. 37℃에서 가장 잘 자라고 25~30℃에서는 훨씬 느리게 자란다.

집락의 형태는 매우 다양하고 매끄러울 수도 있고 접혀 있을 수도 있고 광택이 나거나 가루 같을 수도 있으며 색상은 흰색에서 황갈색까지 다양하다. 한천에는 일반적으로 갈색의 확산성 색소가 있다. 뒷면은 짙은 갈색이다.

(3) 현미경적 형태

Sabouraud dextrose agar에서는 수많은 후막포자(chlamydoconidia)와 유사한 확대된 세포가 있는 격막 균사(직경 1~6 μm)만 형성한다. Cornmeal agar에서 일부 균주는 끝 부분에 원형 또는 타원형 분생자를 갖는 약병을 생성한다(그림 2-45). 오래된 배양에서는 변형된 균사(균핵)의 크고 검은 덩어리를 형성할 수 있다.

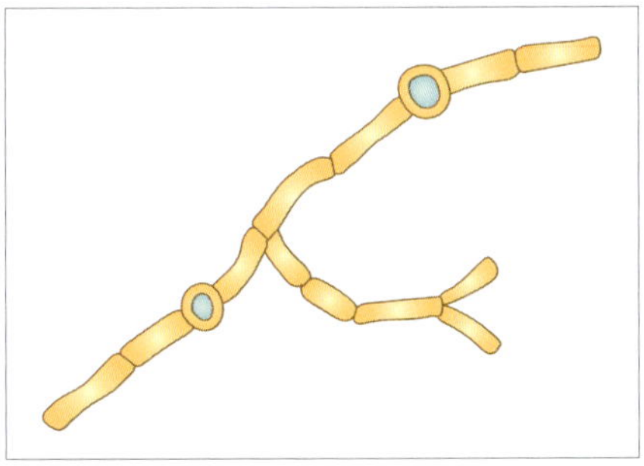
Sabouraud dextrose agar에서 균사형성

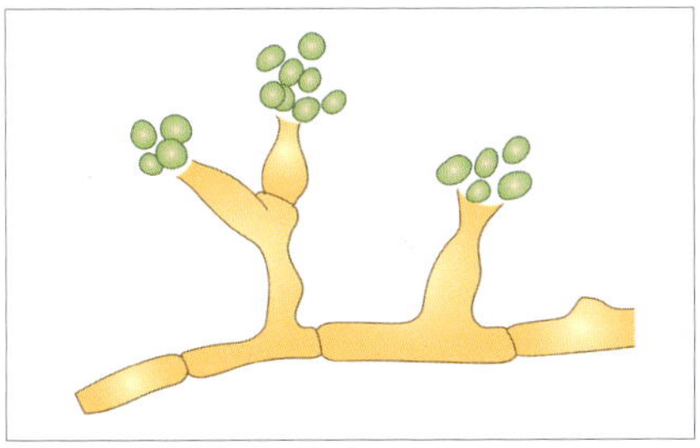
Cornmeal agar에서 균사형성

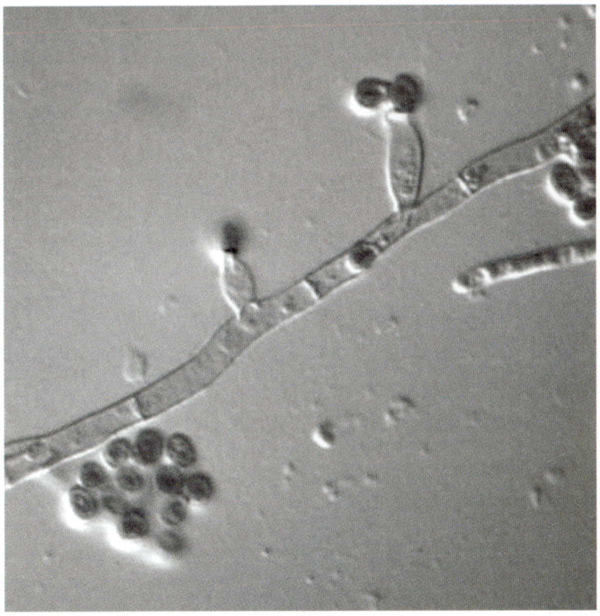
Cornmeal agar에서 균사형성(현미경관찰)

그림 2-45. SDA와 Cornmeal agar에서 균사형성.

*M. mycetomatis*는 유당을 동화하는 데 있어서 Madurella grisea와 생화학적으로 다르지만 자당은 그렇지 않다.

3) *Madurella grisea*

(1) 병원성

흑립 균종을 유발하며 주로 인도, 아프리카, 중남미에서 발생하며 때때로 미국에서도 발생한다.

(2) 집락의 형태

성장 속도는 약간 느리고 12일만에 자란다. 25~30℃에서 가장 잘 자라며 37℃에서는 전혀 자라지 않는다.

집락 형태는 표면은 중앙이 다소 접혀 있고 주변으로 방사형 홈이 있다. 매우 짧고, 황갈색 또는 회색의 공중균사가 어두운 회색 또는 올리브 갈색의 균사체 매트를 덮고 있다. 뒷면은 어둡고 확산성 색소를 형성할 수 있지만 *Madurella mycetomatis* 만큼 흔하지는 않는다.

(3) 현미경적 형태

균사는 격벽형이고 대부분 폭(3~5 μm)이며 가지가 있고 어둡다. 균사는 때때로 둥근 세포 사슬로 구성된 것처럼 보이며 이는 싹이 트는 과정을 암시한다. 더 얇은(직경 1~3 μm) 원통형의 분지형 균사도 존재한다. 분생자는 일반적으로 형성되지 않는다. 일부 균주는 분포자기(pycnidia)를 생성할 수 있으며 후막포자는 때때로 생성한다(그림 2-46).

*M. grisea*는 자당을 동화하는 데 있어서 *M. mycetomatis*와 생화학적으로 다르지만 유당은 그렇지 않다.

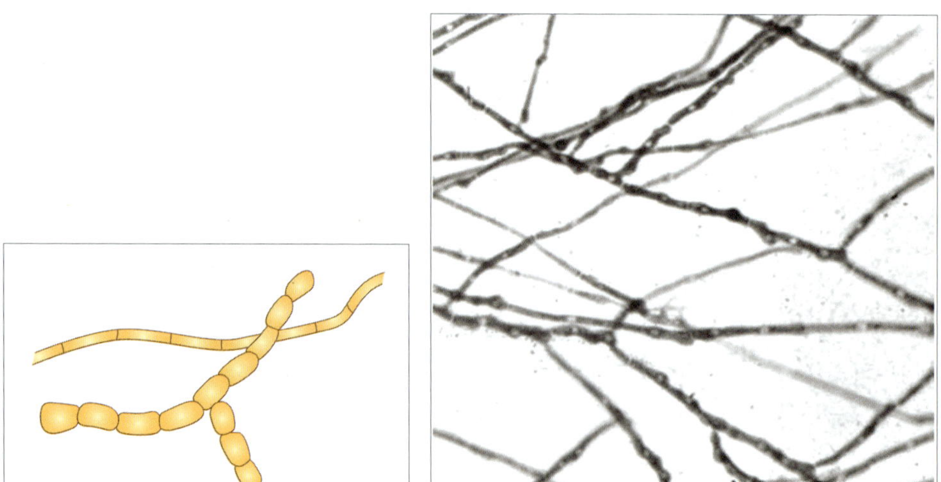

그림 2-46. ***M. grisea*의 균사의 형성.**

4) *Acremonium*

(1) 병원성

Acremonium spp. 백색 곡물 균종과 손톱과 각막의 국소 감염의 원인균으로 가장 일반적으로 알려져 있다. 면역억제 환자에서 파종성 감염이 보고되었다.

(2) 집락의 형태

성장 속도는 적당히 빠르며 5~7일 안에 자란다.

집락 형태는 처음에는 조밀하고 털이 없다. 나중에는 펠트처럼 느껴지거나, 가루 같거나, 솜처럼 느껴진다. 색상은 흰색, 노란색, 밝은 회색 또는 옅은 장미색일 수 있다. 집락은 퍼지지 않는다. 뒷면은 무색, 담황색 또는 분홍빛을 띤다(그림 2-47).

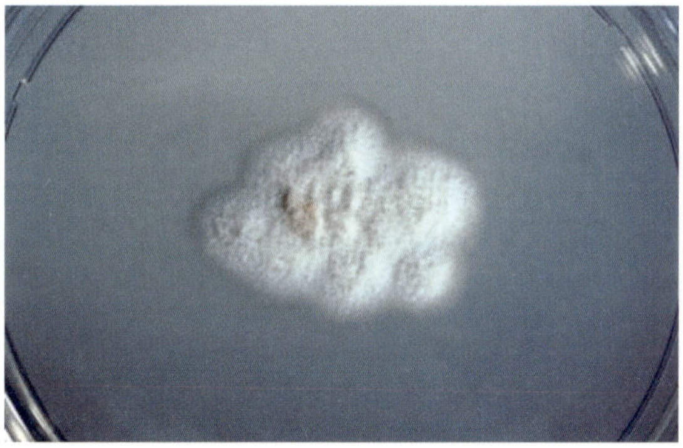

Acremonium **sp. SDA, 30°C, 5일. 집락의 전면.**

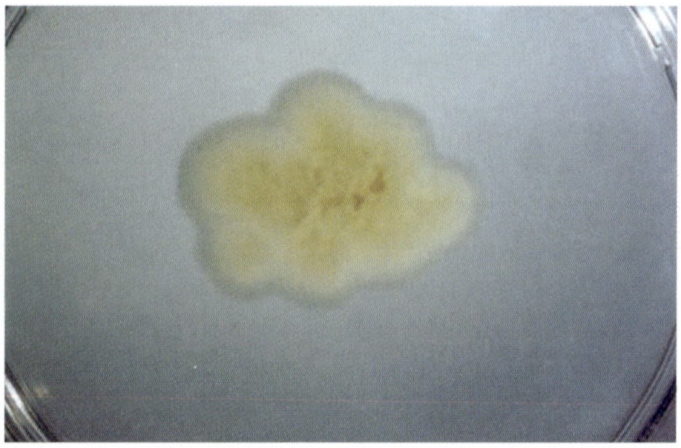

Acremonium **sp. SDA, 30°C, 5일. 집락의 후면.**

그림 2-47. ***Acremonium*** **sp. SDA, 30°C, 5일. 집락의 전면과 후면.**

(3) 현미경적 형태

매우 섬세하고 균사는 격막이 있다. 소병자는 직립하고 가지가 없으며 가늘어지며 눈에 띄는 잔고리가 없으며 가늘고 좁은 균사에서 직접 형성된다. 대부분(모두는 아니지만)은 기부에 균사와 구분되는 격막을 가지고 있다. 분생자는 직사각형(2~3×4~8 μm)이고 일반적으로 1세포이지만 때때로 2세포로 되어 있다. 분생자는 소병자 끝에서 쉽게 분열되는 무리를 형성한다(그림 2-48).

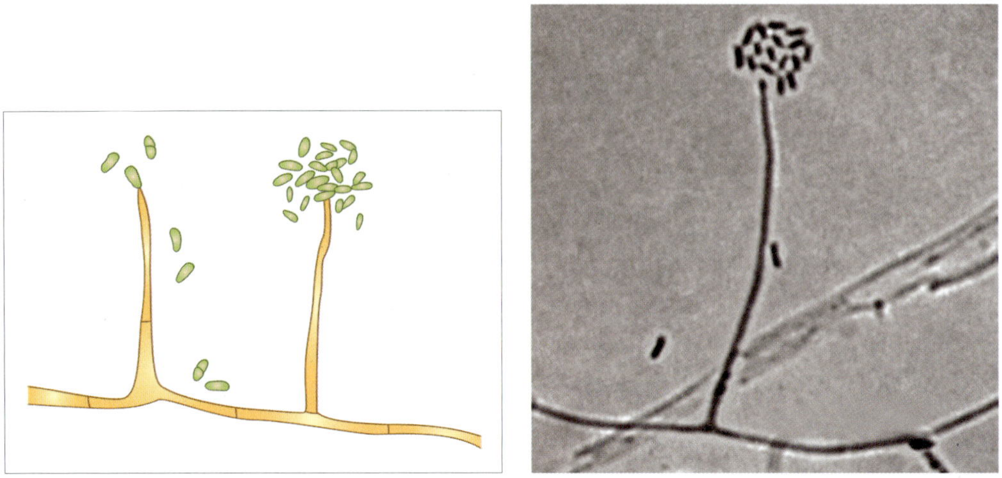

그림 2-48. ***Acremonium* sp. 균사의 형성.**

5) 피하접합균증

엔토모프토라진균증(*entomophthoromycosis*)으로 불리며, 두가지 접합균인 *Basidiobolus raranum*과 *Conidiobolus coronatus*가 피하조직의 만성 경결성 종창을 초래하는 국소성 피하진균증이다.

두가지 진균은 모두 열대지방의 식물 부스러기에 서식하는 것으로 외상 등을 통해 체내로 이식되는 것으로 알려져 있다.

6) 피하갈색진균증

갈색사상진균증(*phaeohyphomycosis*)은 다양한 흑색진균에 의해 발생하는 진균성 질환군으로 원인진균은 색소진균증과 거의 동일하나, 조직 내에서 경화세포를 형성하지 않고 단순히 불규칙한 균사로만 존재한다. 병원체는 식물을 위시한 자연계에 널리 분포하는 다양한 부패균으로 표재성, 피하성, 심부침습형 또는 확산형 질환을 유발한다.

피하 진균증 핵심정리

- 스포로트리쿰증은 ***Sporothrix schenckii*** 단일 균종에 의해 발생되면 **두형태 진균**으로 SDA배지에서 주름지고 가죽같은 크림색의 집락형성하며 후기 배양에서는 흑색으로 변함.

- ***Sporothrix schenckii***는 **사상형(25℃)**에서는 **꽃모양(장미꽃 또는 국화꽃 등)** 배열, **효모형(37℃)**에서는 **"cigar-body"**을 형성함.

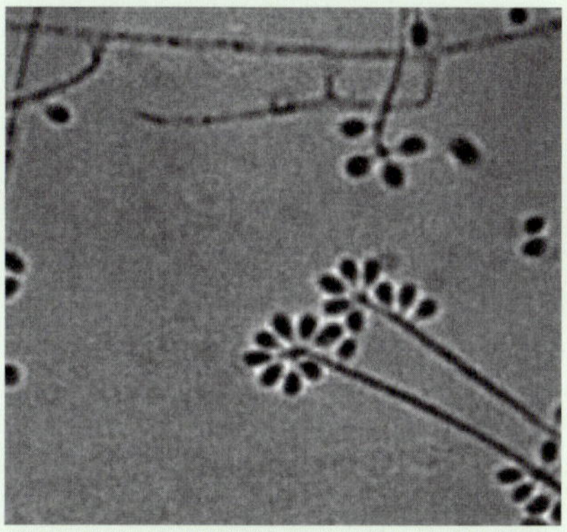

25℃ on sobourand dextrose agar

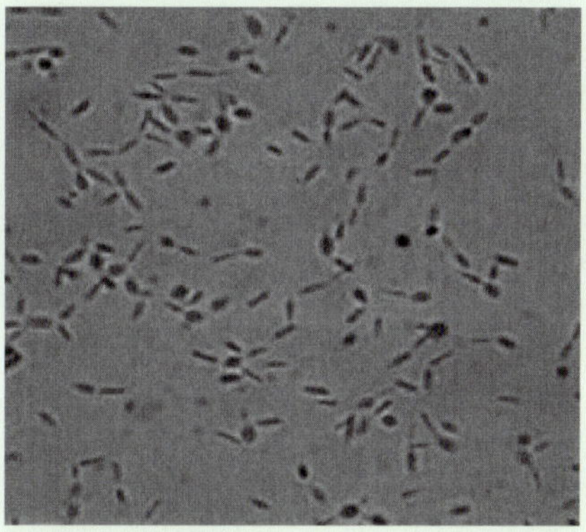

37℃ on BHI agar

- ***Sporothrix schenckii***는 장미가시, 건초, 그루터기 같은 오염물질에 찔려서 감염(정원사의 병)

- **색소모세포진균증*(chromoblastomycosis)***은 ***Fonsecae* 속**, ***Cladophialophora*** (Cladosporium)**속**, ***Exophiala* 속**, ***Phialophora* 속**이 주로 일으킴.

IV 전신성 진균증

학습목표

1) 전신성 진균증의 원인균을 3가지 이상 열거한다. (B)
2) 다음 진균의 현미경적 소견을 설명한다. (A)
   (1) *Blastomyces dermatitidis*
   (2) *Coccidioides immitis*
   (3) *Histoplasma capsulatum*
   (4) *Paracoccidiodes brasilliensis*

1. 개요

두형태 진균에 의한 전신성 진균증은 자연환경이나 25~30℃에서 배양하면 균사형 진균(실모양 곰팡이, 사상균) 형태를 보이고 인체 조직이나 37℃에서 배양하면 효모균 또는 동그란 형태를 보이는 진균을 말한다(표 2-8). 즉, 자연계에서 사상균의 형태로 존재하다가 포자가 인체에 들어오면 효모형으로 변환되어 증식되는 진균을 두형태 진균이라 한다.

이 진균들은 대부분 면역능이 약화된 사람에게 전신성진균증을 일으킨다. 경우에 따라서는 면역능이 정상인 사람에게도 감염을 일으킬 수는 있는데 매우 드물다.

두형태 진균의 예로는 *Blastomyces dermatitidis, Coccidioides immitis, Histoplasma capsulatum, Paracoccidiodes brasilliensis* 및 *Talaromyces marneffei* (이전 *Penicillium marneffei*) 등이 있다.

감염부위는 주로 호흡기를 통해 포자의 흡입으로 발생된다. 대부분 무증상이고 증상이 발생할 경우 폐에 감염된 증상부터 파종성 감염까지 다양한 임상증상이 나타난다. 전신성 진균증은 특정 지역에 국한되어 나타나며 풍토성 병원균이라고 할 수 있다(표 2-9). 국내 감염발생 보고는 거의 없으나 토양에 두형태 진균이 서식하는 지역을 찾은 여행자가 감염되는 경우가 있다.

표 2-8. 두형태 진균의 특성

: 25~30°C에서 배양하면 필라멘트상: 35~37°C에서 배양하면 효모상

균명	Sporothrix schenckii	Histoplasma capsulatum	Blastomyces dermatitidis	Paracoccidioides brasilliensis	Talaromyces(pnicillium) marneffei
25°C, Sabouraud dextrose agar의 사상균 상					
육안관찰	주름지고, 가죽 같으며, 오래되면 약간 짧은 공중 균사체가 흰색, 그 다음에는 황갈색 또는 검은색	느슨하고 솜털 같은 흰색 또는 갈색	매끄럽고, 가시가 있고, 솜털 같은 흰색 그 다음 갈색	쌓이는 짧은 균사체 흰색, 그 다음 갈색	플랫하고 벨벳 같은 느낌 황갈색, 그 다음에는 적황색, 청록색; 빨간색, 확산 색소
현미경관찰	미세하고 분지된 격벽 균사; "플로레트" 분생자 형태 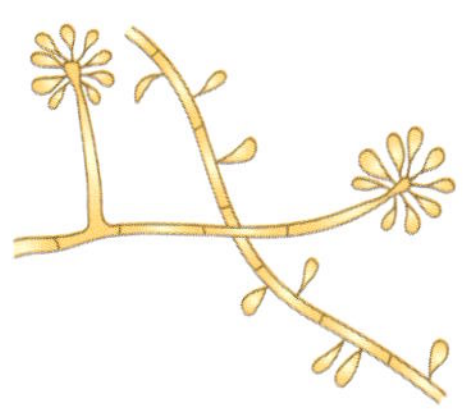	분지된 격벽 균사; 소분생자; 3~4주 안에 울퉁불퉁한 대분생자 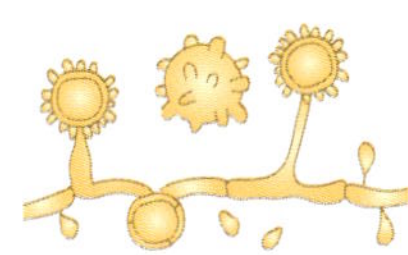	분지된 격벽 균사; 하나의 작은 분생자 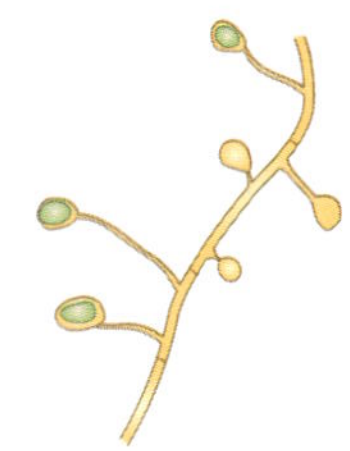	격벽 균사, 클라미도코니디아, 소수의 소분생자 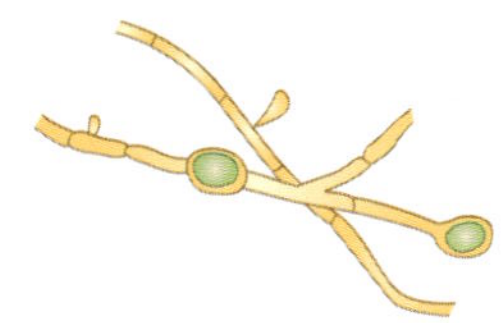	격벽 균사, 기저경자, 소병자, 분생자 사슬 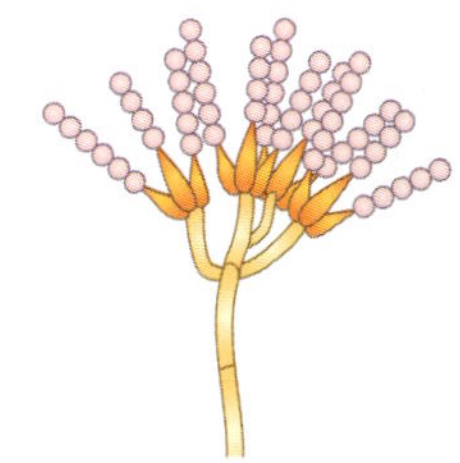
37°C, Brain Heart Infusion agar의 효모 상					
육안관찰	모두 크림색 또는 황갈색				
현미경관찰	원형, 타원형 또는 시가 모양 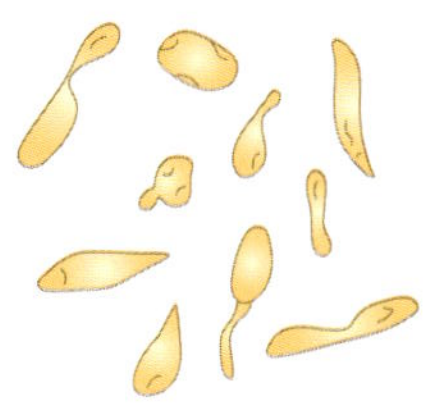	작은 출아세포 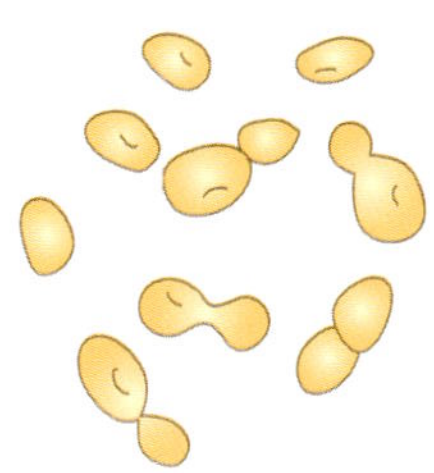	넓은 기저부에 출아되는 크고 이중 윤곽의 세포 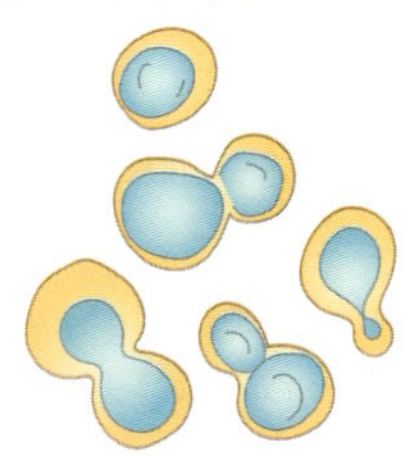	크고 여러 개의 출아 세포; "배의 바퀴" 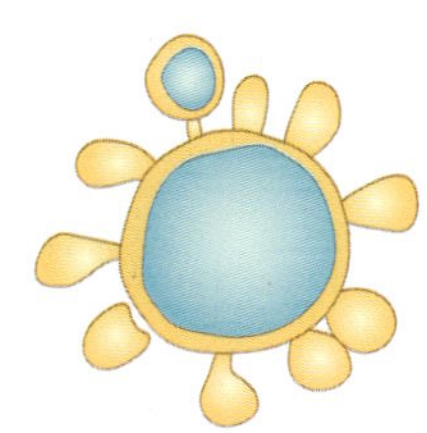	중앙 격막이 있는 타원형 세포; 출아가 되지 않는다. 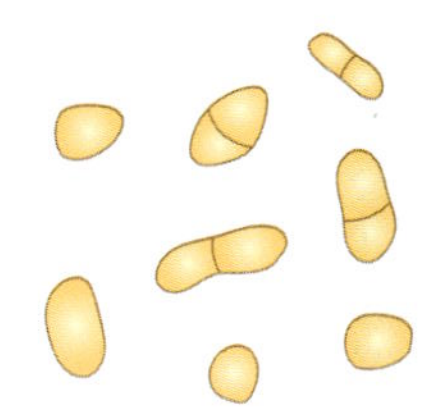

표 2-9. 두형태 진균에 의한 전신성진균증

질환(원인균)	배양		지리적 분포	조직 내 형태
	25~30℃	37℃		
분아균증 (*Blastomyces dermatitidis*)	균사형	효모	오하이오와 미시시피 강 계곡 아프리카	크고, 넓은 밑면의 분아
콕시디오이데스 진균증 (*Coccidioides immitis*)	균사형	효모	남서부 미국, 멕시코 중남아메리카	구상체
히스토플라스마증 (*Histoplasma capusulatum var, capusulatum*)	균사형	효모	오하이오와 미시시피 강 계곡	세포내 효모균
(*Histoplasmacapusulatum var. duboisii*)	균사형	효모	아프리카	세포내 효모균
파라콕시디오이데스 진균증 (*Paracoccidioides brasiliensis*)	균사형	효모	중남아메리카	다극성 분아 효모균
가성상피종 증식 (*Talaromyces marneffei*)	균사형	효모	남동 아시아	소시지 같은 효모근
에머고마이코세스 진균증 (*Emergomyces pasteurianus, Es. africanus*)	균사형	효모	유럽, 인도, 중국, 남아프리카	

2. 분아균증(Blastomyces)

1) 개요

분아균증은 *Blastomyces dermatitidis* 와 *B. gilchristii* 에 의한 전신성진균증이다.

감염 부위는 주로 폐, 피부, 뼈 등 여러 전신 부위이며 조직 반응은 Blastomyces는 화농성 및 또는 육아종성 반응을 유발한다(그림 2-49). 어린 병변에서는 호중구가 우세하다(호산구도 존재할 수 있음). 오래된 병변에서는 화농성 반응이 감소하고 중앙 농양 및 케이스 형성을 포함할 수 있는 육아종이 우세하다. 오래 지속되는 감염은 일반적으로 섬유화와 때때로 공동현상(cavitation)을 나타낸다. 피부에서는 과형성이 발생한다.

진균의 형태는 효모형 세포(직경 3~30 μm; 가장 일반적으로 8~15 μm; 효모 세포가 40 μm만큼 큰 경우가 여러 번 보고됨)는 둥글거나 타원형이며, 일반적으로 "이중 윤곽"이라고 한다. 두꺼운 벽은 H&E와 PAS에서 보이며 mucicarmine 염색에서는 가끔 옅은 색을 띄지만 GMS 염색에서는 항상 눈에 띄는 것은 아니다. 고정 및 가공 중에 세포질 내용물의 수축과 단단한 세포벽의 수축은 곰팡이 세포에 명확한 공간 또는 "**후광**"을 만든다. 각 효모 세포는 매우 넓은 기저부(평균 4~5 μm)에서 부모 세포에 독특하게 부착된 하나의 출아만 생성한다. 출아는 특징적으로 분리되기 전에 부모 세포와 같은 크기로 자란다(그림 2–50, 51). 생체 내 발아는 상대적으로 드물 수 있다.

Coccidioides의 작은 구형은 Blastomyces의 효모 세포로 쉽게 오인될 수 있다. 특히, 두 개의 구형이 서로 맞닿아 있고 광범위한 발아의 인상을 주는 경우, 두 균은 모두 두껍고 굴절하기 쉬운 벽을 가지고 있지만, 면밀히 보면 내생포자를 가진 전형적인 단일 구형을 알 수가 있다.

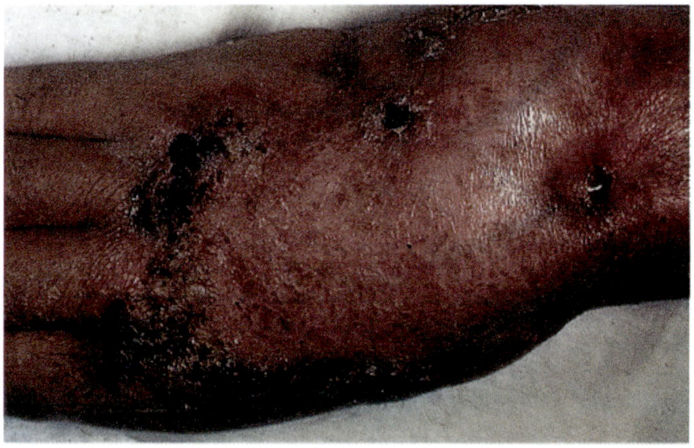

그림 2-49. 손과 손목에 분아균증(Blastomyces)

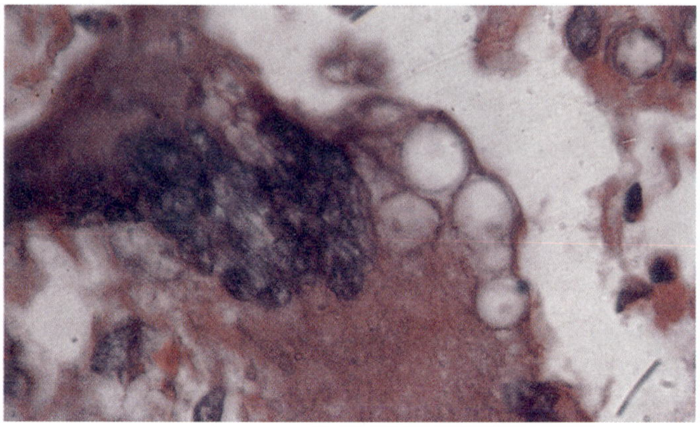

그림 2-50. Blastomyces 조직에서 분화된 효모세포(×1200), H&E

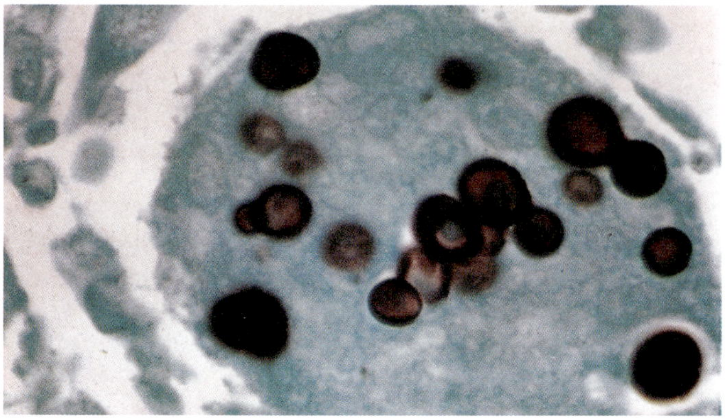

그림 2-51. Blastomyces 조직에서 분화된 효모세포(×1200), GMS

2) *Blastomyces dermatitidis*

(1) 병원성

*B. dermatitidis*는 일과성 폐 감염에서부터 폐, 뼈, 피부의 화농성 및 육아종성 병변을 특징으로 하는 만성 감염에 이르기까지 다양하지만 잠재적으로 신체의 모든 부위에 나타날 수 있는 분아균증을 유발한다. 가장 일반적으로 폐에서 시작하여 피부와 뼈로 퍼진다. 주로 미국 중부 대서양, 남동부, 북중부 지역과 캐나다 중남부 지역에서 발생한다.

(2) 집락의 형태

성장률은 느리고 균사체 형태는 14일 이내에 성숙된다. 일부 변종은 더 느리다. 분아균증이 의심되는 경우 배양을 8주 동안 유지해야 하며 균체는 표본에서 잘 생존하지 못하므로 즉시 배양해야 한다.

집락 형태는 열적으로 이형이다. 25~30℃에서는 처음에는 효모와 비슷하다가 나중에는 가시가 생기고 마지막에는 매우 솜털 같은 느낌이 나며 나이가 들면서 황갈색 또는 갈색으로 변하는 흰색 공기 균사체가 있다. 뒷면은 황갈색이다(그림 2-52).

35~37℃에서는 크림색에서 황갈색을 띠고, 쌓이거나 주름이 생기고, 외관이 밀랍처럼 보인다(그림 2-53). Brain Heart Infusion 또는 기타 농축 한천에서 가장 잘 자란다. 효모 단계는 cycloheximide에 의해 억제된다.

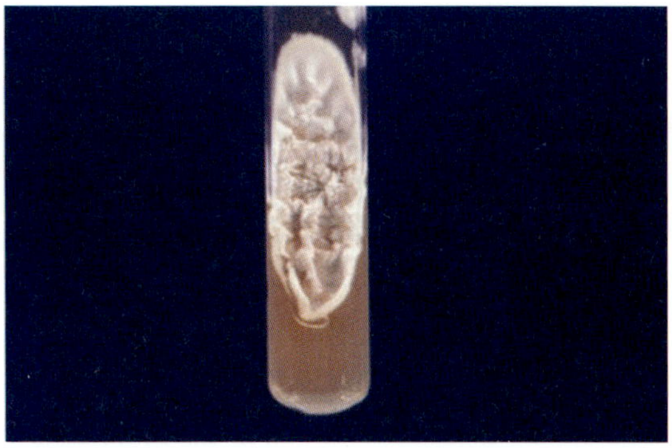

그림 2-52 . ***Blastomyces dermatitidis*** **의 사면.** SDA, 30℃, 18일.

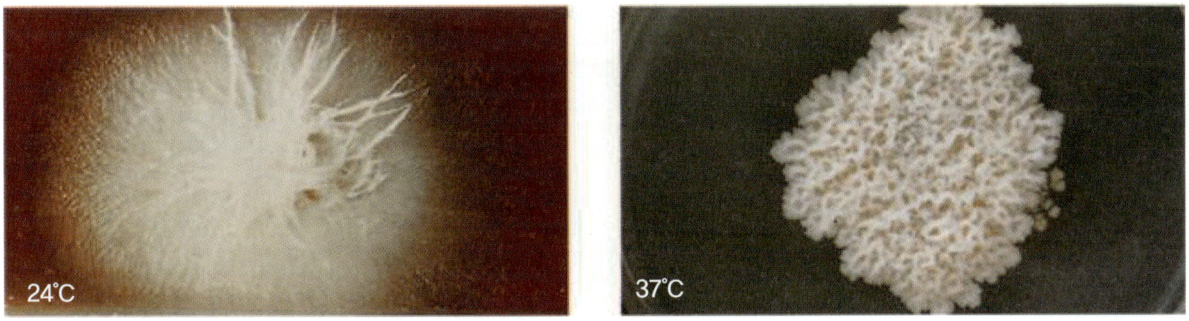

그림 2-53. ***Blastomyces dermatitidis*** 의 24°C와 37°C에서 자란 집락의 특성

(3) 현미경적 형태

Blastomyces로 의심되는 분리주에 대해 슬라이드 배양을 수행해서는 안된다. 잘 준비된 습식 표본에서 식별 특성을 관찰할 수 있다.

25~30°C에서는 짧거나 긴 분생자가지와 함께 있는 격벽 균사가 형성된다. 원형 또는 배 모양의 분생자(직경 2~10 μm)는 분생자가지의 꼭대기에서 발생한다(막대사탕 같은 모양을 나타냄). 또는 균사에 직접적으로 발생한다. *Scedosporium* spp.와 *Chrysosporium* spp. 유사할 수 있다. 오래된 배양체는 벽이 두꺼운 후막포자(직경 7~18 μm)를 가지고 있다.

BHI 또는 기타 영양강화 한천에서 37°C에서 효모와 같은 세포(보통 직경 8~15 μm)를 형성하고 넓은 바닥(폭 4~5 μm)에서 발아되며 벽이 두껍고 이중 윤곽으로 보인다(그림 2-54). 발아세포는 모세포와 같은 크기가 될 때까지 부착된 상태로 유지되는 경우가 많다.

*B. dermatitidis*의 식별은 시판되는 DNA 프로브를 사용하여 쉽게 확인할 수 있다. 균사체(곰팡이) 형태를 효모 단계로 전환하여 구별할 수도 있다.

*B. gilchristi*는 가장 흔한 원인으로 확인된 신비한 Blastomyces 종이다.

위스콘신 주 의뢰 센터의 어린이 분아균증. 분자 서열 분석 방법으로 확인된 이 종은 미국 중북부 지역과 캐나다 중남부 지역에서 발생하는 경향이 있다.

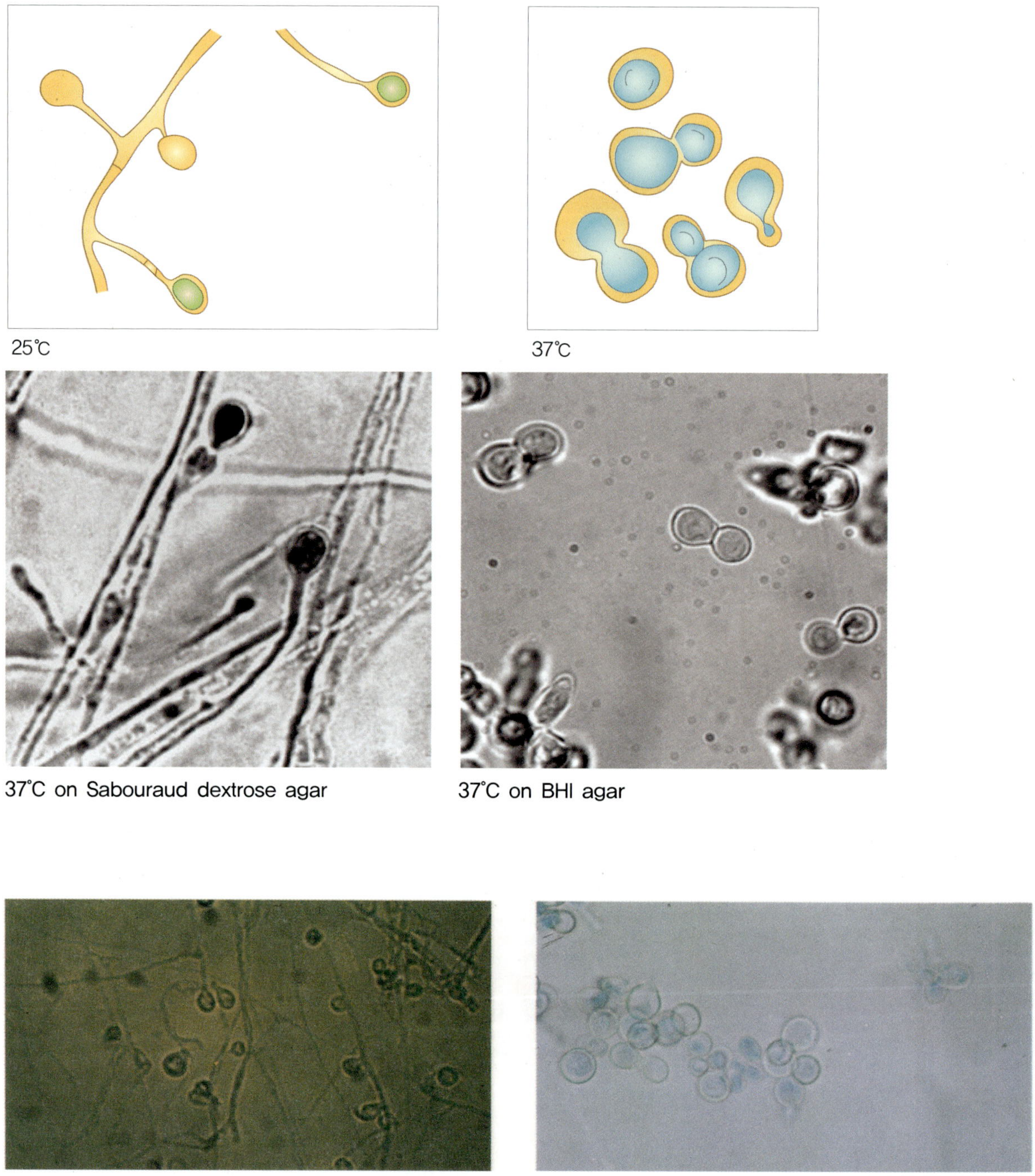

그림 2-54. ***B. dermatitidis*** 의 25°C와 37°C에서의 분생자의 형태 특징.

3) 콕시디오이데스 진균증(*Coccidioidomycosis*)

(1) 개요

콕시디오이데스 진균증은 *Coccidioides immitis* 및 *Coccidioides posadasii*에 의한 토착성 진균감염증으로 분절분생자(arthroconidia)의 흡입으로 감염된다.

*Coccidioides immitis*는 미국의 캘리포니아 지역에 국한되지만 *Coccidioides posadasii* 감염은 캘리포니아 이외의 지역에서 발생한다. 두 균종은 지리적 분포와 유전형을 제외하고는 다른점이 없다.

Coccidioides의 내생포자는 Histoplasma의 효모 세포와 거의 같은 크기이지만 내생포자는 더 둥글고 발아가 되지 않으며 일반적으로 구형이 동반된다.

병인은 *Coccidioides immitis* 및 *Coccidioides posadasii*에 의해 감염되며 감염 부위는 주로 폐, 피부, 뼈, 수막, 여러 전신 부위에 전파된다(그림 2-55).

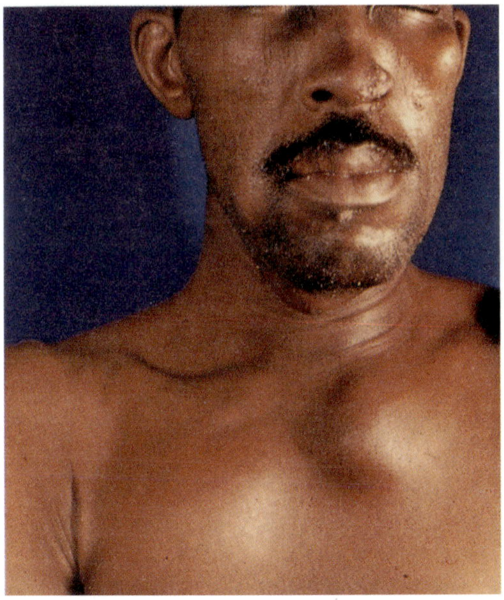

그림 2-55. ***Coccidioides immitis*에 의해 감염된 콕시디오데스 진균증환자.**

조직 반응은 구형이 존재하면 육아종 반응이 발생하고 방출된 내생포자에 대한 반응으로 주로 화농성 반응이 발생한다. 형태와 반응 모두 일반적으로 동시에 발생한다. Splendore-Hoeppli 물질은 때때로 작은 구와 내생포자의 집합체를 둘러싼다.

균체의 형태는 둥근 소구는 미성숙 시(비내포자 형성) 직경이 5 μm 정도로 작고 성숙 시 직경이 30~100 μm 이상으로 자랄 수 있다(내포자 형성). 미성숙 소구는 PAS 및 GMS로 잘 염색되지만 성숙한 소구는 성숙한 세포벽의 높은 인지질 함량(폭 1~2 μm)으로 인해 GMS 가변적이고 PAS 음성이다. 내생포자는 둥글고(직경 2~5 μm) 단핵이며 GMS 및 PAS 양성인 벽과 세포질 함유물을 가지고 있다. 소구체와 내생포자는 H&E로 염색되며 충분한 수로 쉽게 볼 수 있다. 단편화되거나 비어 있는 파열 소구가 일반적입니다. 공동 및 괴사성 병변에서 격막 균사, 원통 모양의 절지 분생자 및 드물게 작은 분생자 형태가 단독으로(일부 발아) 또는 사슬 형태로 관찰되었다.

내생포자만 보이는 경우 처음에는 효모와 혼동될 수 있으며, 그러나 내생포자는 분아가 되지 않는다. 두 개의 미성숙 소구가 서로 인접하면 Blastomyces dermatitidis의 넓은 발아 세포의 인상을 줄 수 있다.

이전에는 *Coccidioides immitis*로만 알려졌던 종은 *C. immitis*와 *C. posadasii*의 두 종으로 구성된 것으로 밝혀졌다. *C. immitis*는 주로 남부 캘리포니아의 San Joaquin Valley에 위치하고 있으며, 때때로 멕시코에서 발견되었다. *C. posadasii*는 더 널리 퍼져 있으며 아메리카 전역의 풍토병 지역에서 발견된다 (그러나 San Joaquin 지역에서는 거의 발견되지 않음). 이들의 유일한 표현형 차이점은 *C. immitis*가 높은 염분 농도에서 *C. posadasii*보다 더 빠르게 성장할 수 있다는 것이다. 그러나 성장률이 겹치면 이 특성을 진단할 수 없게 된다. 종 수준의 구별을 위해서는 보다 진보된 분자 방법이 필요하지만, 임상적 표현이나 치료에 대한 반응에는 차이가 없는 것으로 나타나기 때문에 일반적으로 필요하지는 않다.

4) *Coccidioides* spp.

(1) 병원성

급성이지만 양성이고 자가 제한되는 호흡기 질환 또는 피부, 뼈, 관절, 림프절, 부신 및 중추 신경계를 포함하는 만성, 악성, 때로는 치명적인 감염일 수 있는 전염성이 높은 과정인 콕시디오이데스진균증을 유발한다. 건조한 미국 남서부와 멕시코, 중앙아메리카, 남아메리카의 건조한 지역에서 나타나는 풍토병이다. 이 지역은 소노라 생활 구역으로 알려져 있으며, 가끔씩 비가 내리는 건조한 기후가 특징이다. 이러한 유형의 기후는 *Coccidioides* spp.의 수명주기를 허용한다. 토양의 균사 단계, 숙주에 의한 arthroconidia의 획득, 그리고 포유류 조직의 소구체로의 변형 사이에 완료된다.

(2) 집락의 형태

성장률은 보통이며 10일 이내에 성장한다. 성장은 3~5일 내에 이루어지지만, 분절분생자의 생산은 1~2주가 걸릴 수 있다. 집락 형태에는 큰 변화가 있을 수 있다. 25℃ 또는 37℃의 Sabouraud dextrose 한천에서 군집은 종종 처음에는 촉촉하고 회색빛을 띠며 막질이며 곧 흰색의 솜같은 기중 균사체로 발달하며 시간이 지나면서 회색 또는 황갈색에서 갈색으로 변한다. 분홍빛이 도는 노란색일 수도 있다. 뒷면은 흰색에서 회색, 때로는 노란색 또는 갈색이다(그림 2-56). 37~40℃에서 CO_2가 증가된 특수 Converse 배지에서 성장할 때만 시험관 내에서 소구체 또는 조직 단계가 형성된다. 이는 임상 실험실에서 일상적으로 수행되지 않는다.

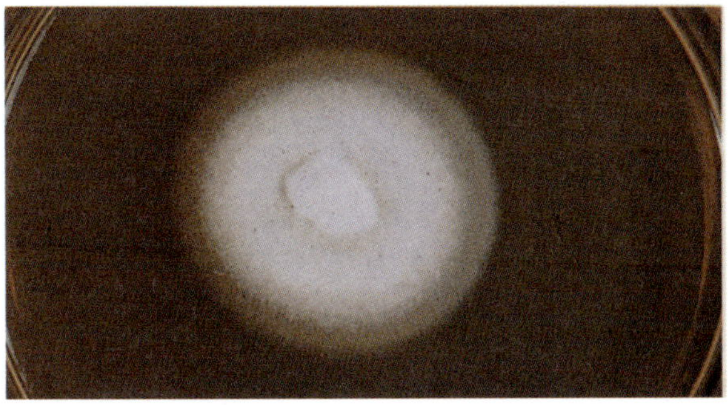

그림 2-56. ***Coccidioides immitis*** 의 집락.

(3) 현미경적 형태

배양은 거친 형태로 두꺼운 벽을 가진 원통 모양의 분절분생자(3~4 × 3~6 μm)를 생성하는 거칠고 격벽이 있는 분지형 균사를 나타내며 분리세포와 번갈아 나타난다. 라켓 모양 균사는 어린 균체에서 형성되며 분절분생자가 발생하기 전에 Coccidioides가 존재할 수 있다는 신호로 작용할 수 있다(그림 2–57, 58). 세심한 현미경 검사를 통해 *Geotrichum candidum*과의 혼동을 예방해야 한다. *Coccidioides*는 *Malbranchea*와 혼동될 가능성이 더 높다. *Malbranchea*도 균사를 따라 번갈아 형성되지만 더 좁고 섬세한 외관을 가지고 있다.

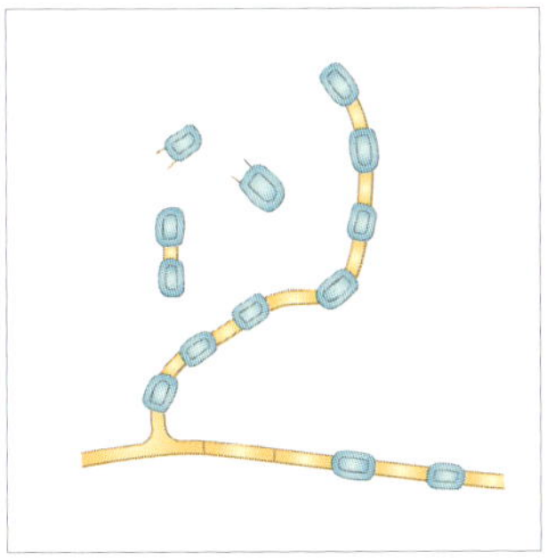

25°C 또는 37°C에서 배양시 포자형태

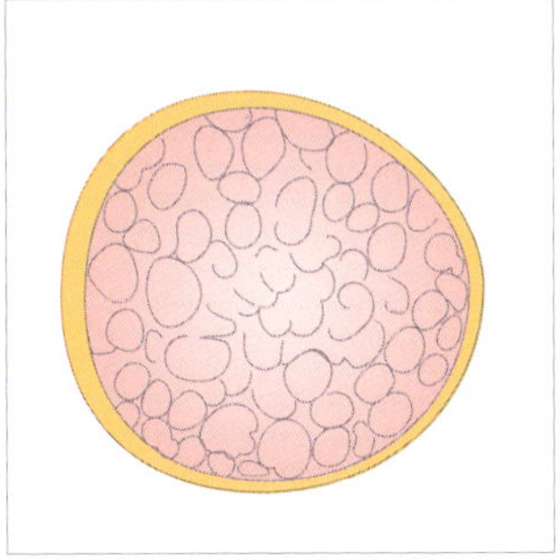

조직 내 소구체

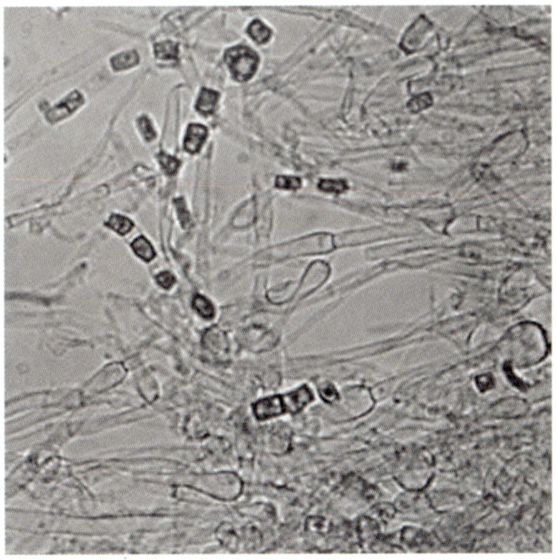

현미경 관찰

그림 2-57. ***Coccidioides immitis*** 의 25 또는 37°C에서 포자형태 및 조직 내에서의 소구체.

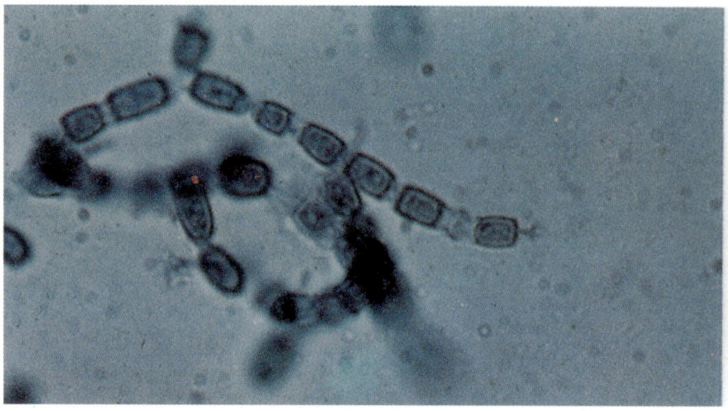

그림 2-58. ***Coccidioides immitis*** 의 arthroconidia. ×800

분절분생자가 갖는 특징적인 진균의 차별적 특성은(표 2-10)를 참조하기 바란다.

*Coccidioides*의 존재를 확인하고 매우 유사한 균체와 확실하게 구별하려면 다음 중 하나를 수행해야 한다.

테스트: (i) 특정 DNA 프로브(시중에서 구입 가능; 포름알데히드에 현탁하여 사멸된 분리물은 AccuProbe Hologic Inc., Marlborough, MA] 시스템에서 위음성 반응을 나타내는 반면, 열로 사멸된 분리물은 양성으로 유지된다는 점에 유의), ii) 외항원에 대한 면역확산 시험(몇몇 참고 실험실에서 수행될 수 있음), (iii) 37~40℃에서 증가된 CO_2의 특수 합성 Converse 배지에서 소구체 배양, 또는 (iv) 생체내 소구체 생산을 위한 동물 접종(거의 수행되지 않음).

조직이나 체액에서 콕시디오이데스는 내생포자(직경 2~5 μm)를 포함하는 직경 10~80 μm의 크고 둥글며 벽이 두꺼운 소구체로 존재한다. 미성숙 비내분포 세포는 *Blastomyces dermatitidis*의 비출생 형태와 유사할 수 있다. 25℃, 30℃, 37℃에서 배양하든 일반 배지에서 배양할 때 균체는 사상균이다(이러한 이유로 이 가이드에서는 열 이형 곰팡이와 함께 배치되지 않는다)

참고

분절분생자(arthroconidia)는 전염성이 높기 때문에 배양물을 매우 조심스럽게 다루어야 하며 페트리 접시가 아닌 튜브에서만 배양해야 한다. 관형 성장물은 취급하기 전에 멸균수에 담가야 한다. 생물학적 안전 캐비닛을 사용해야 한다. 슬라이드 배양을 하면 안되며 특징적인 분절분생자는 습윤표본으로 쉽게 볼 수 있다.

2012년에는 *Coccidioides* spp. 미국의 선별된 생물테러 목록에서 제거되었다.

표 2-10. 특징적인 분절분생자(arthroconidia)의 진균 감별특성[a]

Genus(속)	Dark pigment (짙은 색소)	Pseudohyphae (거짓균사,가성균사)	Conidiophores (분생자가지)	교차되는 arthroconidia[b]	원통모양 Arthroconidia	Blastoconidia (분아분생자)	현미경적 형태사진
Geotrichum (p. 166)	0	0	0	0	0	0	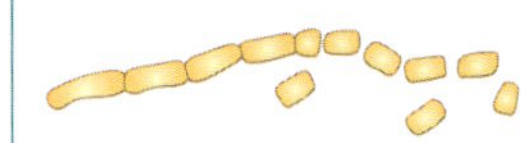
Trichosporon (p. 163)	0	+	0	0	0	+	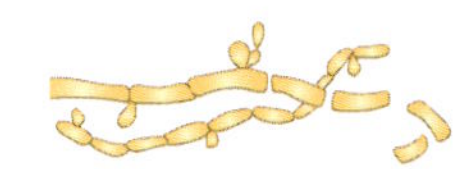
Arthrographis (p. 291)	0	0	+	0	0	+V	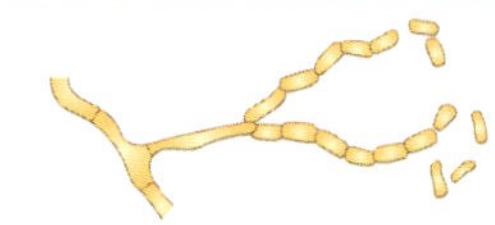
Hormographiella (p. 292)	0	0	+	0	0	0	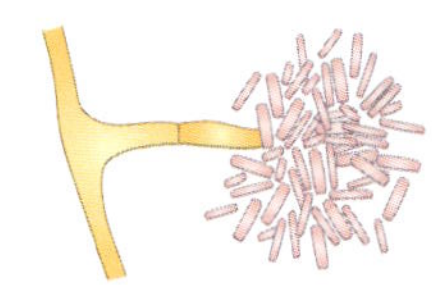
Geomyces (p. 290)	0	0	+	+	+	0	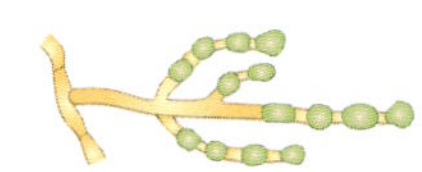
Coccidioides (p. 287)	0	0	0	+	+	0	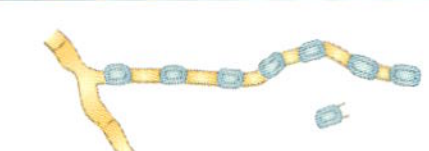
Malbranchea (p. 289)	0	0	0	+	0	0	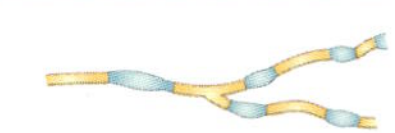
Neoscytalidium (p. 238)	+V	0	0	0	+V	0	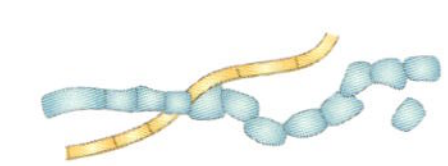

[a] Abbreviations: 1, positive; 0, negative; V, variable.
[b] Empty cells appear between the arthroconidia.

3. 히스토플라스마증(Histoplasmosis)

1) 개요

히스토플라스마증은 *Histoplasma capsulatum*에 의한 것이다.

감염 부위는 주로 폐, 혈액, 골수, 여러 전신 부위이다.

조직 반응으로 초기 반응은 조직구 반응이다. 급성 폐 감염에서는 효모 세포로 가득 찬 대식세포와 거대 세포가 폐포 공간을 채운다. 상피양 및 거대 세포 육아종과 함께 실질 괴사가 발생하고, 종종 최종적으로 공동현상(cavitation)이 발생한다(그림 2-59). 치유는 일반적으로 석회화되는 섬유화성 결절이 되는 육아종으로 대표된다. *Candida glabrata*는 크기와 모양이 *H. capsulatum*과 유사하지만 칸디다가 거의 항상 화농성 조직 반응을 일으킨다는 점에서 감염은 조직학적으로 다르다. 작은 효모이기도 한 *Sporothrix schenckii*는 일반적으로 혼합된 화농성 및 육아종성 반응을 생성한다는 점에서 다르다.

균체의 형태는 작은 효모 세포(길이 2~4 μm)이며 일반적으로 작은 끝의 좁은 기부에 발아하는 난형이다. 효모는 단핵구 또는 대식세포 내에서 번식하며 방출되면 종종 무리를 지어 남는다. Giemsa 또는 Wright로 염색된 제제에서 옅은 파란색 고리(곰팡이 세포벽)가 벽에서 수축하는 어두운 파란색 세포질을 둘러싸며 종종 캡슐의 잘못된 인상을 준다. 염색질은 짙은 보라색으로 염색되고 세포 내에서 초승달 모양의 덩어리로 나타난다. 후광(halo) 또는 슈도캡슐(pseudocapsule)도 H&E에서 나타나지만 진균는 GMS 또는 PAS에서 고르게 잘 염색된다.

다른 작은 효모 및 몇 가지 기생충과 히스토플라스마를 구별할 수 있다.

어렵지만 몇 가지 요소가 도움이 될 수 있다.

- *Talaromyces marneffei*의 효모 유사 세포는 발아되지 않는다. 그들은 눈에 띄는 가로 중격을 가지고 있으며 핵분열에 의해 번식한다.
- 칸디다 글라브라타(*Candida glabrata*)의 효모 세포는 크기가 더 다양하고 H&E로 더 잘 염색되며 슈도캡슐을 나타내지 않는다. 또한 *candida* spp. 육아종 반응이 아닌 화농성 조직 반응을 일으킨다.
- *Sporothrix schenckii*는 히스토플라스마증에서 보이는 순수한 육아종성 반응보다는 혼합된 화농성 및 육아종성 반응을 일으킨다. sporotrichosis(스포로트리크시스)에서 효모 세포는 종종 더 적고 히스토플라스마보다 더 길고 다양한 모양을 가질 수 있다.
- 크립토코쿠스 효모 세포는 벽이 어둡고(Fontana-Masson 염색으로 강조됨) 더 둥글며 다양한 크기로 일관되게 나타난다. 그들의 캡슐 물질은 mucicarmine으로 얼룩진다.
- Coccidioides의 내생포자는 Histoplasma의 효모 세포와 거의 같은 크기이지만 내생포자는 더 둥글고 발아되지 않으며 일반적으로 구가 동반된다.

- 일부 원생동물은 히스토플라스마를 모방할 수 있지만 완전히 H&E로 염색되고 위피막을 형성하지 않으며 특수 조직학적 진균 염색으로 확실하게 염색되지 않고 발아되지 않는다는 점에서 다르다. 또한, *Leishmania* sp.의 무편모형 및 트리파노소마 크루지(*Trypanosoma cruzi*)는 오일렌즈 검경 상태에서 H&E로 볼 수 있는 핵주위 막대 모양의 키네토플라스트(kinetoplasts)를 가지고 있다.

Histoplasma capsulatum var. *duboisii*는 직경이 8~15 μm이다. *Histoplasma capsulatum* var. *duboisii*는 *H. capsulatum* var. *capsulatum*보다 훨씬 크지만, *capsulatum*은 배양에서 자랄 때 작고 var와 동일하다. var. *duboisii*는 중부 및 서부 아프리카의 풍토병으로 나이지리아에서 가장 흔하게 보고된다.

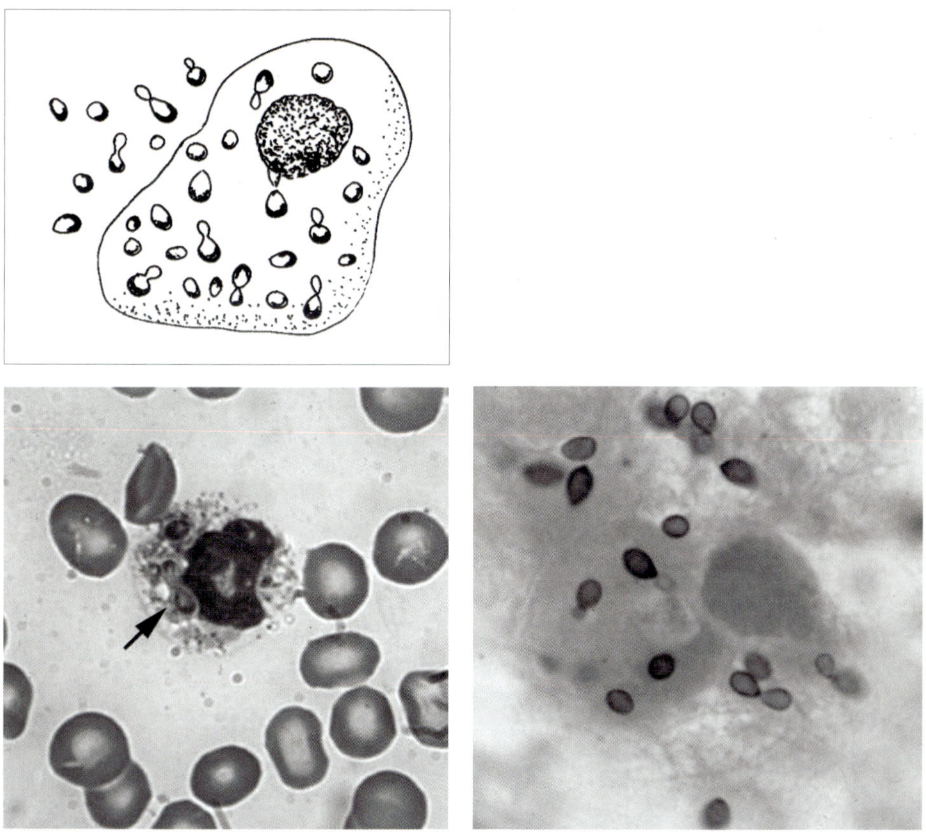

골수: 세포 내　　　　폐: 세포외

그림 2-59. ***Histoplasma capsulatum*** 의 조직 내 · 외 형태.

1) *Histoplasma capsulatum*

(1) 병원성

히스토플라스마증은 면역 능력이 있는 환자에서 무증상 또는 경미한 증상의 감염으로 가장 흔히 발생한다. 감염은 몇 년 후에 재활성화되거나 급성 양성 폐질환과 같은 일차 감염으로 발전할 수도 있고, 만성적이거나 진행성이며 치명적일 수도 있다(그림 2-60). 이는 국소적으로 발생하거나 생명을 위협하는 파종성 감염(주로 세망내피계)을 유발할 수 있으며 신체의 다양한 조직 및 기관과 관련될 수 있으며, 특히 세포 면역 장애(예 이식 또는 HIV/AIDS로 인해 발생)가 있는 면역 저하 환자의 경우 더욱 그렇습니다)를 유발한다(그림 2-61). 이 진균은 새와 박쥐 배설물에서 가장 흔히 발견되며, 오하이오 강과 미시시피 강 계곡은 물론 온대와 열대의 세계 다른 지역에도 풍토병이 있다. 히스토플라스마증의 집단은 박쥐 거주 동굴을 탐험하는 동굴탐험가에서 고전적으로 보고되었다. 인간에게 질병을 일으키는 *H. capsulatum*에는 두 가지 변종이 있다: *H. capsulatum* var. *capsulatum* 및 *H. capsulatum* var. *duboisii*, *duboisii* 품종은 열대 중앙아프리카에만 서식한다. 이는 감염된 조직에서 벽이 두껍고 더 큰 효모 세포(직경 8~15 μm)를 생성한다는 점에서 다양한 capsulatum과 다르다. 배양에서는 두 종은 비슷하다.

정제된 *H. capsulatum* var. *capsulatum* 탄수화물 항원으로 폐 및 파종성 히스토플라스마증 진단을 위해 소변에서 확인할 수 있다.

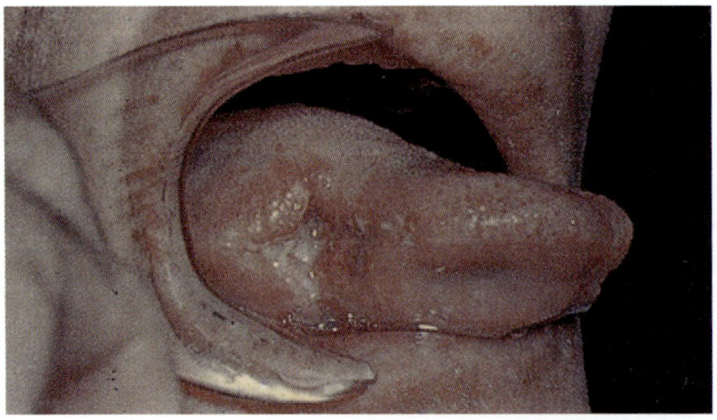

그림 2-60. ***Histoplasma capsulatum*의 혀감염**

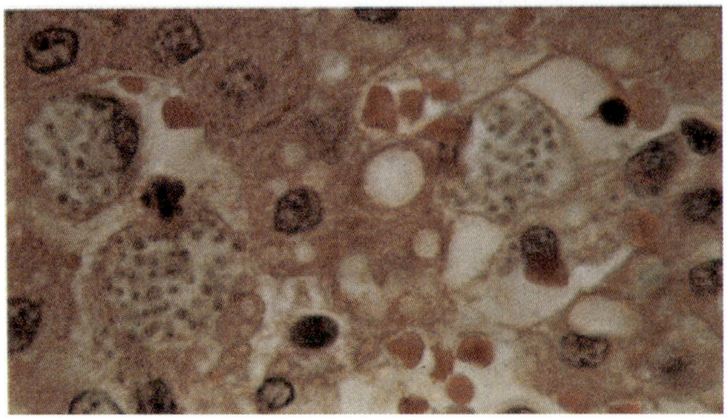

그림 2-61. ***Histoplasma capsulatum*의 간조직 단핵구, H&E 염색**

(2) 집락의 형태

성장률은 느리며 균사체 형태는 일반적으로 15~20일 이내에 성숙되지만 최대 8주까지 걸릴 수도 있다. 균체는 임상 표본에서 잘 생존하지 못하고 히스토플라스마증이 의심되는 경우 검체를 즉시 처리해야 한다.

군집 형태는 열적으로 이형이다. 25~30℃에서 균체는 흰색에서 갈색 또는 분홍빛을 띠며 가늘고 촘촘한 목화같은 질감을 갖는다. 뒷면은 흰색, 때로는 노란색 또는 주황색 황갈색이다. 증균한천은 초기 분리를 위해 권장되지만 곰팡이 단계의 특징적인 형태는 대부분의 일반 배지에서 볼 수 있다(그림 2-62, 63, 64).

BHI (Brain Heart Infusion) 또는 기타 농축 한천에서 환자의 검체를 37℃에서 직접 배양할 때 집락은 촉촉하고 흰색이며 효모와 같다. 효모 단계는 cycloheximide에 의해 억제된다.

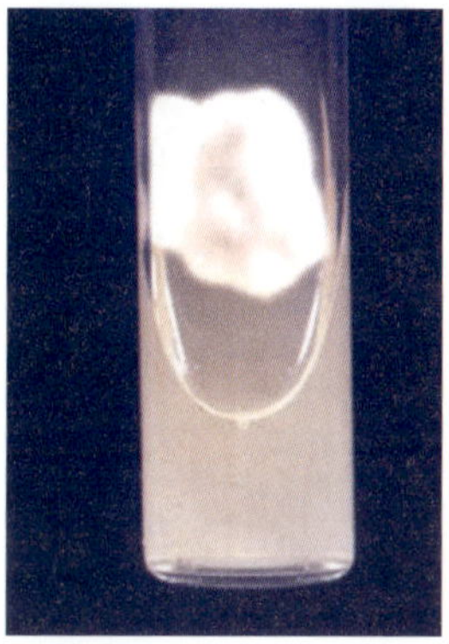

그림 2-62. *Histoplasma capsulatum* 사면. SDA, 30℃, 18일.

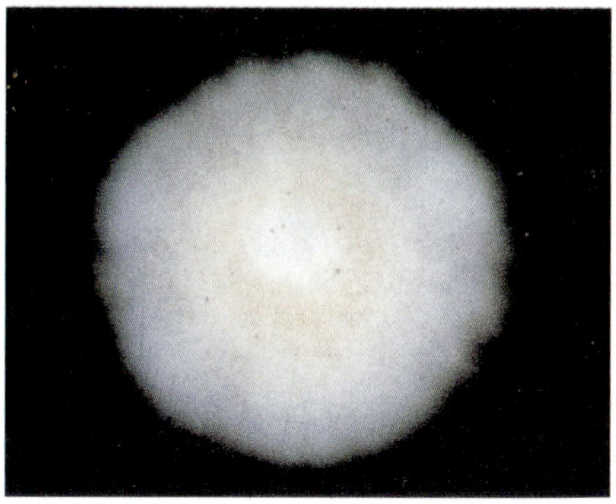

그림 2-63. 24℃에서 배양된 *Histoplasma capsulatum*

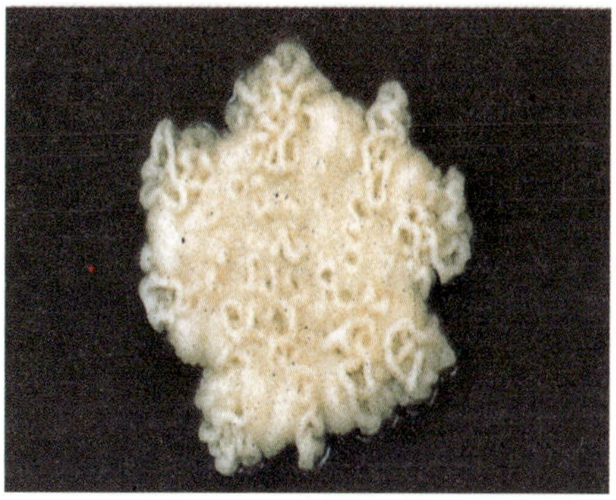

그림 2-64. 37℃에서 배양된 *Histoplasma capsulatum*

(3) 현미경 형태

히스토플라스마로 의심되는 분리주에 대해 슬라이드 배양을 수행해서는 안 된다. 잘 준비된 습식 마운트에서 감별 특성을 관찰할 수 있다. 초기 배양체의 25~30°C에서 격막 균사는 짧은 가지나 균사의 측면에 둥글거나 배 모양의 매끄러우거나 때로는 가시가 있는 소분생자(직경 2~5 μm)를 갖는 것으로 보인다. 이 초기 단계에서 *H. capsulatum*은 *Blastomyces dermatitidis*의 희귀한 작은 형태와 혼동될 수 있다. 몇 주 후에 크고 벽이 두꺼운 둥근 대분생자(직경 7~15 μm)가 형성된다. 그들은 결절이 있고, 혹이 있거나, 짧은 원통형 돌기가 있다. 때로는 매끄러울 수도 있다. 대분생자는 *Sepedonium* sp.의 것과 매우 유사하다. 그러나 *Sepedonium* sp.는 소분생자를 생성하지 않으며 37°C에서는 잘 자라지 않거나 전혀 자라지 않는다. 37°C에서는 작고 원형 또는 타원형의 발아 세포(2~3 × 3~5 μm)와 가끔 불완전 균사가 형성된다. 곰팡이에서 효모 단계로의 전환은 종종 37°C에서 여러 세대를 거쳐야 한다(그림 2-65). *H. capsulatum*의 감별은 시판되는 DNA 프로브를 사용하여 쉽게 확인할 수 있다. 균사체 형태를 효모 상으로 전환하는 것은 과거에 형태학적 감별을 위해 필요했지만 시험관 내에서는 적당한 시간 내에 거의 불가능하다.

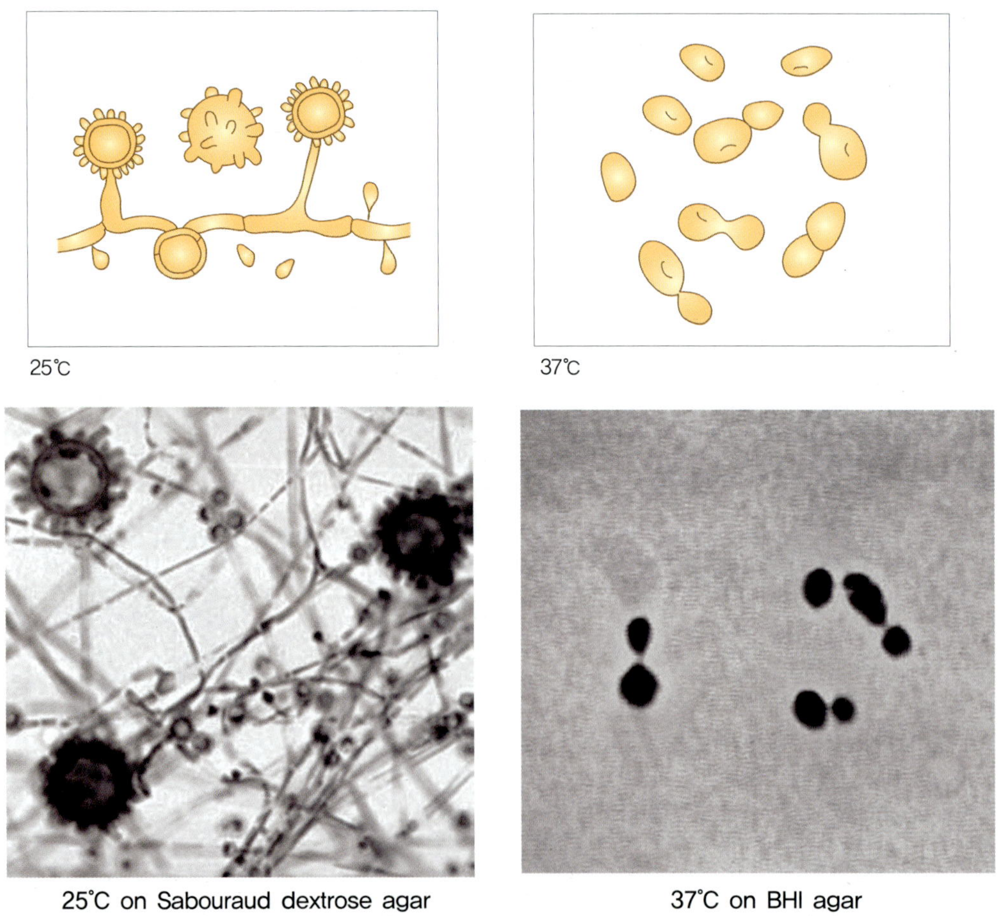

그림 2-65. ***Histoplasma capsulatum*** 의 25°C와 37°C에서의 분생자 형태.

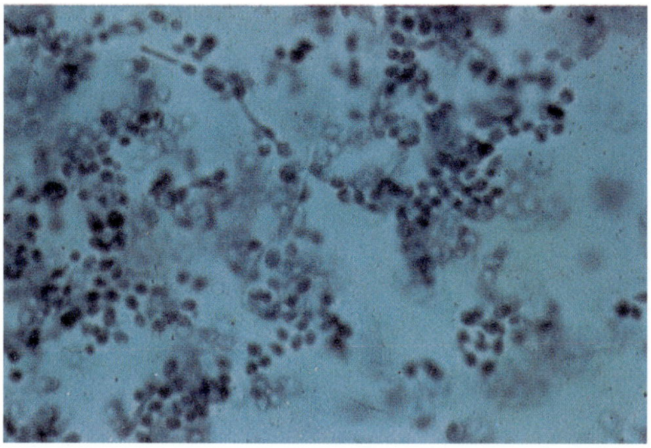

그림 2-66. ***Histoplasma capsulatum*****,** 37°C. **효모** ×1200

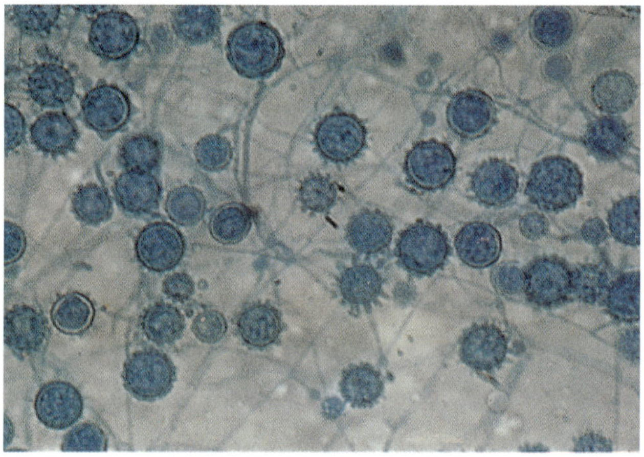

그림 2-67. ***Histoplasma capsulatum*** **소분생자와 대분생자** 24°C. ×400

4. 파라콕시디오이데스진균증(Paracoccidioidomycosis)

1) 개요

원인균은 *Paracoccidioides brasiliensis* 이며, 감염 부위는 폐, 피부, 점막, 여러 전신 부위이다(그림 2-68).

조직 반응은 혼합된 화농성 및 육아종성 염증 반응은 폐 감염에서 *P. brasiliensis*에 의해 유발된다. 호중구 농양은 조직의 한 영역에서 우세한 반면 다른 영역은 주로 육아종을 포함한다. 빠르게 진행하는 병변에서는 괴사가 자주 관찰된다. 오래 지속되는 질병에서는 섬유화가 일반적이며 때때로 석회화가 발생할 수 있다. 점막 피부 감염에서 궤양 및 가성상피종 과증식(pseudoepithelio-matous hyperplasia, PEH)가 보일 수 있다.

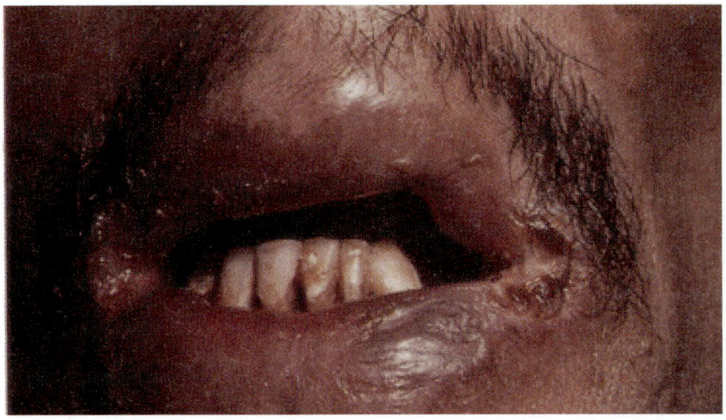

그림 2-68. ***Paracoccidioidomycosis*** **– 입 감염**

균체의 형태는 효모와 유사한 세포이며 둥글거나 타원형이며 상당히 커질 수 있다(직경 3~30 μm 이상). 눈에 띄는 특징은 좁은 연결에 의해 모세포에 부착된 여러 개의 발아세포가 존재한다는 것이다. 발아세포는 작고 거의 같은 크기이거나 상당히 크며 크기와 모양이 다를 수 있다. 작은 발아세포으로 둘러싸인 큰 부모 세포는 고전적인 배의 타륜 모양을 만든다. 더 적지만 더 큰 발아세포를 가진 모세포가 일반적이며 단일 발아세포도 볼 수 있다(그림 2-69).

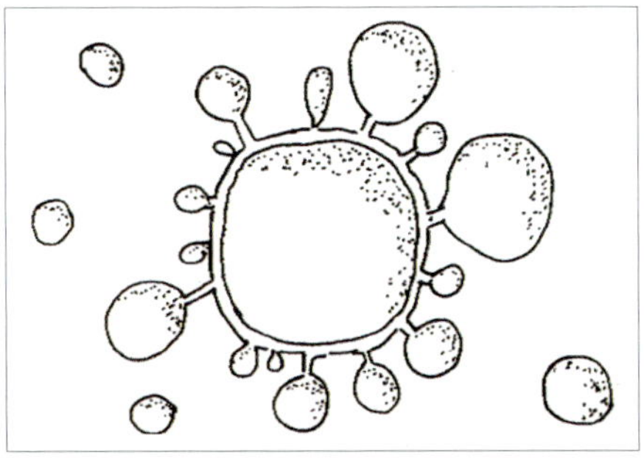

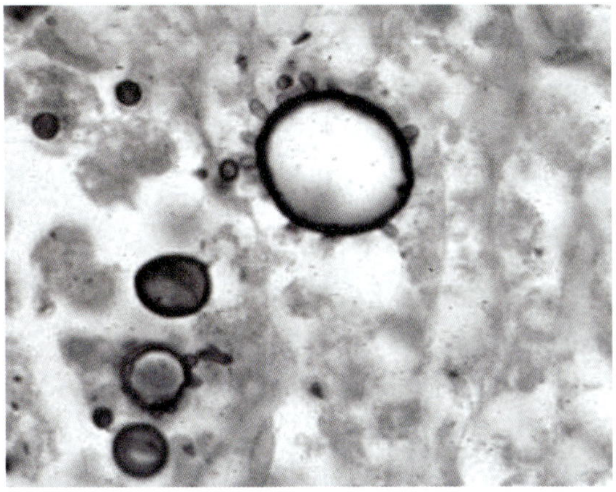

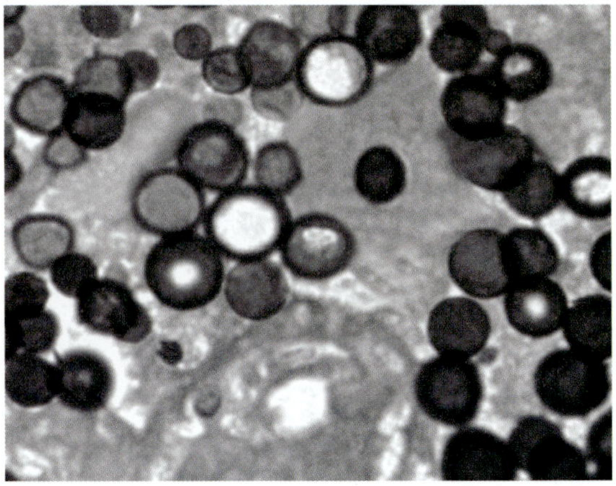

그림 2-69. ***Paracoccidioides brasiliensis*****의 발아세포와 모세포의 형태**

2) *Paracoccidioides brasiliensis*

(1) 병원성

특징적으로 폐에서 시작하여 코, 입, 때때로 위장관의 점막으로 퍼지는 만성 육아종성 질환인 파라콕시디오이데스 진균증(남미 분아균증)을 유발한다. 피부, 림프절, 기타 내부 장기로의 전파가 일반적이다. 멕시코에서 아르헨티나까지의 지역에서 풍토병이지만 남미, 특히 브라질 북부, 콜롬비아, 베네수엘라에서 가장 널리 퍼져 있다. 이는 여성의 이형 변형을 방지하는 에스트로겐의 역할로 인해 주로 남성에게 질병을 유발한다.

(2) 집락의 형태

성장 속도는 매우 느리며 균사체 형태는 21일 이내에 성숙한다.

진균 형태는 열적으로 이형이다. 25~30°C에서 균체는 흰색이고, 무더기 모양이며, 촘촘하고, 일반적으로 접혀 있으며, 거의 털이 없거나 짧은 흰색 기중 균사체가 존재하며, 성숙하면서 종종 갈색으로 변한다. 뒷면은 연하거나 갈색을 띤다.

BHI (Brain Heart Infusion) 또는 기타 농축 한천에서 37°C에서 집락은 쌓이고, 크림색에서 황갈색으로, 촉촉하고 부드러워지며 왁스 같고 효모처럼 된다.

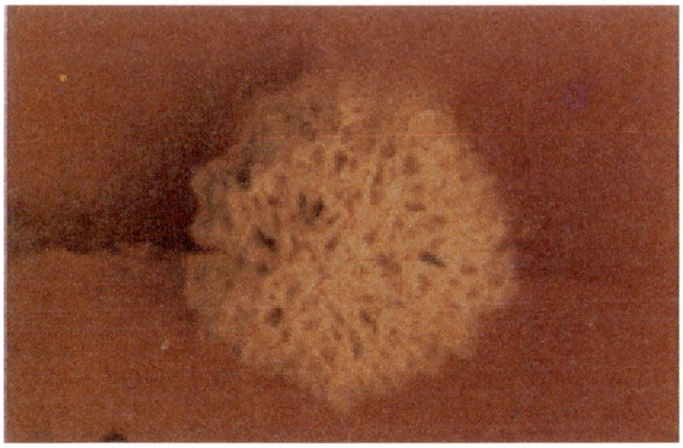

그림 2-70. *Paracoccidioides brasiliensis* 집락의 특성(37°C).

(3) 현미경 형태

파라콕시디오이데스로 의심되는 분리주에 대해 슬라이드 배양을 수행해서는 안된다. 가장 유용한 감별 특성은 37°C의 습윤한 효모 형태에서 관찰할 수 있다.

25~30°C에서는 일반적으로 일부 중간 및 말단 후막포자를 포함하는 격막, 분지형 균사만 형성한다. 때때로 소수의 소분생자가 균사를 따라 관찰된다.

BHI 또는 기타 농축 한천에서 35~37°C에서는 단일 및 다중 발아(직경 2~10 μm)가 있는 특징적인 크고 둥글며 상당히 두꺼운 벽의 세포(직경 5~50 μm)가 보인다. 발아는 좁은 연결로 모세포에 부착되어 있으며 세포를 거의 완전히 둘러싸서 특징적인 배의 바퀴 모양을 나타낸다(그림 2-71). 단일 세포가 발생하는 경우 부착 부위가 좁아 *Blastomyces dermatitidis*와의 혼동을 방지해야 한다.

곰팡이 형태를 효모상으로 전환하는 것은 감별을 위해 필수적이다.

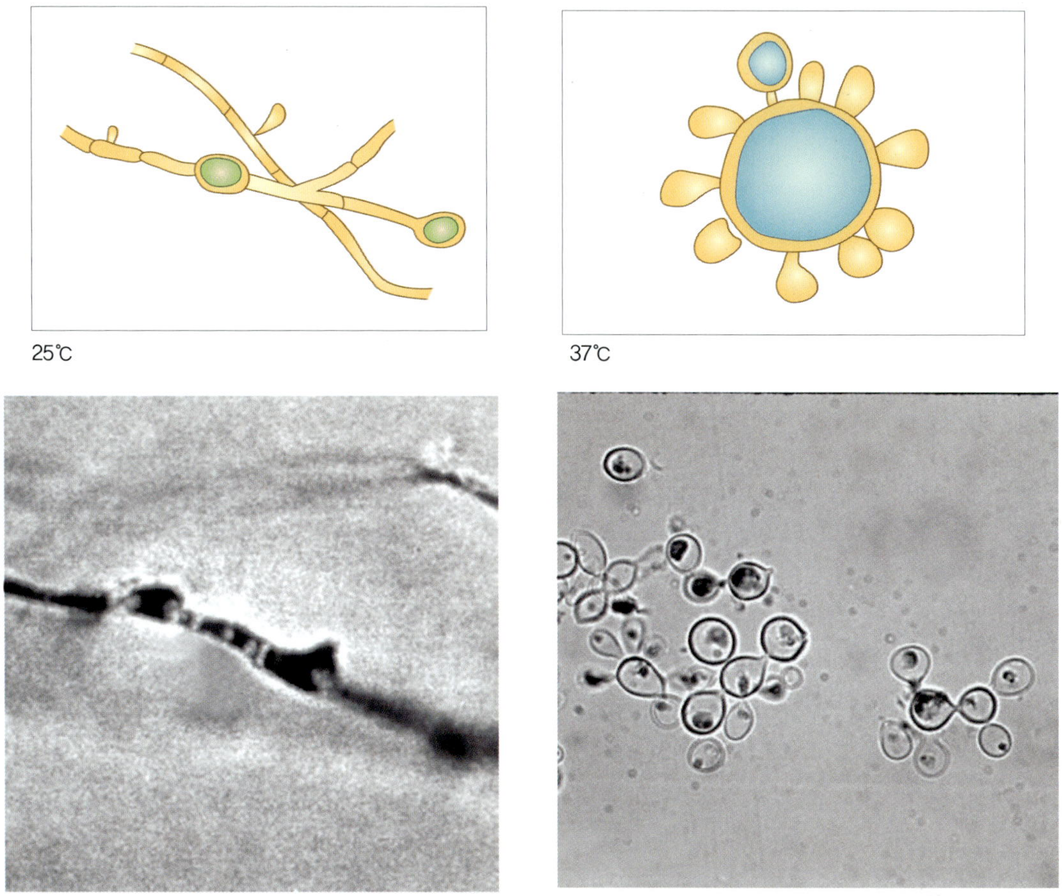

25°C on potato dextrose agar. 37°C on BHI agar.

그림 2-71. ***Paracoccidioides brasiliensis*** **의 25°C와 37°C에서 형태**

5. 탈라로진균증(Talaromycosis)

1) 개요

병인체는 *Talaromyces marneffei*(구명, Penicillium marneffei)이며 감염 부위는 혈액, 골수, 피부, 폐, 간, 림프절, 여러 전신 부위이다.

조직 반응은 초기 병변에서는 조직구가 우세하고 병변이 진행됨에 따라 호중구의 침윤 및 농양

형성과 함께 중심 괴사가 발생한다. 육아종은 폐에서 천천히 진행되어 섬유증과 공동현상(cavitation)을 유발할 수 있다. 일반적으로 히스토플라스마증과 달리 석회화는 발생하지 않는다. 중증 면역 저하 환자의 경우 염증 반응이 미미하거나 없을 수 있다.

균체의 형태는 타원형의 효모 같은 세포는 길이가 2.5~5 μm이고 조직의 조직구(또는 혈액이나 골수의 단핵구) 내에서 증식한다. 발아는 발생하지 않는다. 눈에 띄는 중앙 격막이 형성되고, 재생산은 핵분열에 의해 이루어진다(분절분생자과 유사). 조직구 외부의 효모 세포는 길이가 최대 8 μm에 달하고 여러 개의 격벽을 가질 수 있으며 때로는 구부러져 있다(그림 2-72). 균체는 GMS 또는 PAS로 잘 염색된다. H&E로 염색하면 캡슐이 있다는 잘못된 인상을 주기 때문에 *Histoplasma capsulatum* var.를 매우 유사할 수 있다. *H. capsulatum*는 특히 세포 내에서 발생한다. 그러나 *Histoplasma*의 효모 세포는 출아에 의해 재생산된다.

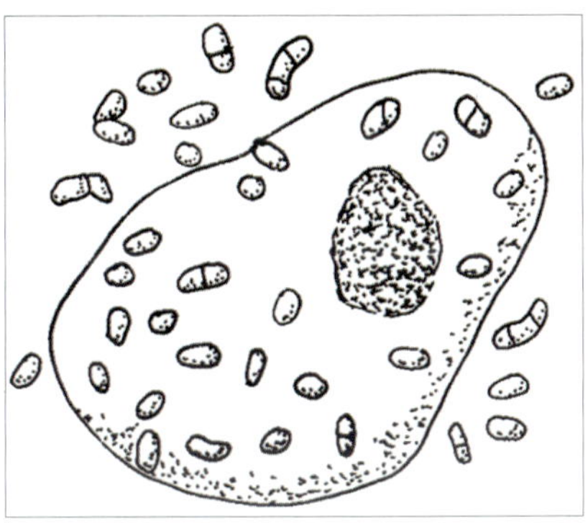

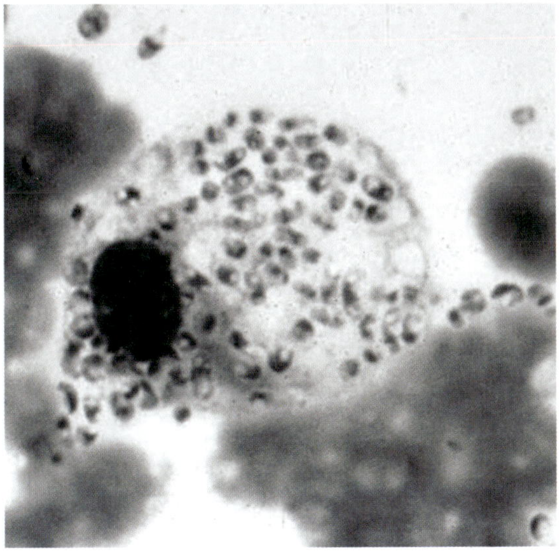

골수: 세포내

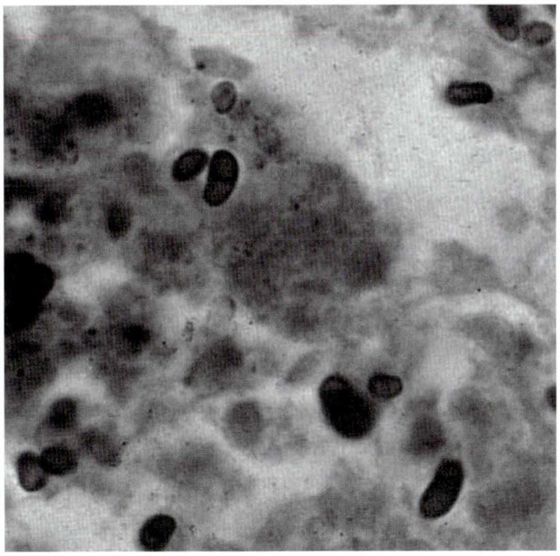

골수: 세포외

그림 2-72. ***Talaromyces marneffei*** **의 형태학적 특징.**

2) *Talaromyces marneffei*

(1) 병원성

주로 면역 저하 환자(HIV/AIDS, 림프종 또는 자가면역 질환 환자)에서 국소적이거나 파종될 수 있는 심부 감염을 유발하며 때로는 동남아시아 지역에 거주하거나 여행한 적이 있으면서 겉보기에 면역 능력이 있는 개인에게 발생한다. *T. marneffei*는 풍토병이다. 이 진균은 혈액, 골수, 피부, 폐, 점막, 림프절, 소변, 대변, 뇌척수액 및 다양한 내부 장기에서 분리된다.

성장속도는 빠르고 25~30℃에서 3일 이내에 성숙된다. 효모와 유사한 형태는 35~37℃에서 더 천천히 발달한다. Sabouraud dextrose agar (SDA)는 25~37℃에서 증식이 가능하고 열적 이형성을 보여준다. 사이클로헥시미드(Cyclohexamide)는 성장을 억제한다.

(2) 집락의 형태

집락의 형태는 열적으로 이형이다. SDA의 25~30℃에서 군집은 편평하고 가루 모양에서 벨벳 같은 느낌이 나며 황갈색을 띠다가 나중에 노란색 또는 흰색 가장자리가 있는 적황색으로 변한다. 중앙은 종종 청회색 녹색이다. 진한 붉은색 수용성 색소는 3~7일 후에 배지로 확산된다. 이것은 PDA에서 가장 잘 보인다. 일부 페니실리움 종은 빨간색 색소를 생성할 수도 있지만 35~37℃에서는 효모와 같은 형태로 전환되지 않는다. 뒷면은 갈색을 띤 빨간색이다(그림 2-73, 74, 75).

SDA, 억제성 곰팡이 한천, BHI (Brain Heart Infusion) 또는 기타 농축 한천의 35~37℃에서 집락은 부드럽고 흰색에서 황갈색이며 건조하고 효모와 같다. 곰팡이에서 효모 같은 형태로 전환하는 데 최대 14일이 걸릴 수 있다. 진탕기에서 BHI 액체배지를 배양하여 4일 만에 가장 빠르게 완료된다. 차선책은 5% 양 혈액 한천에 사용하는 것이다.

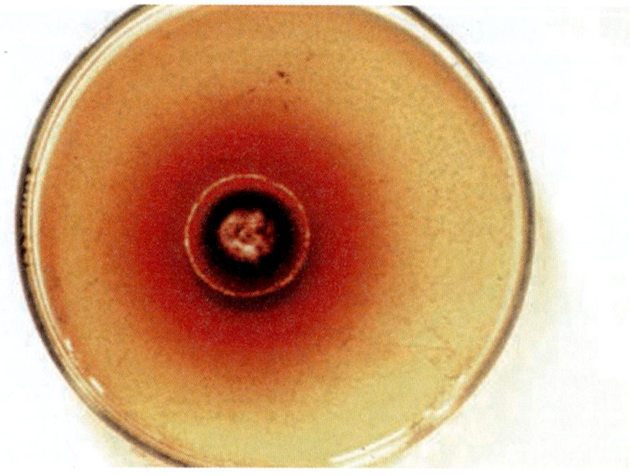

그림 2-73. 탈라로미세스 마네페이(*Talaromyces marneffei*). SDA, 30°C, 4일. 집락의 표면(배지전면). 1차 분리물의 강한 적색 확산 색소.

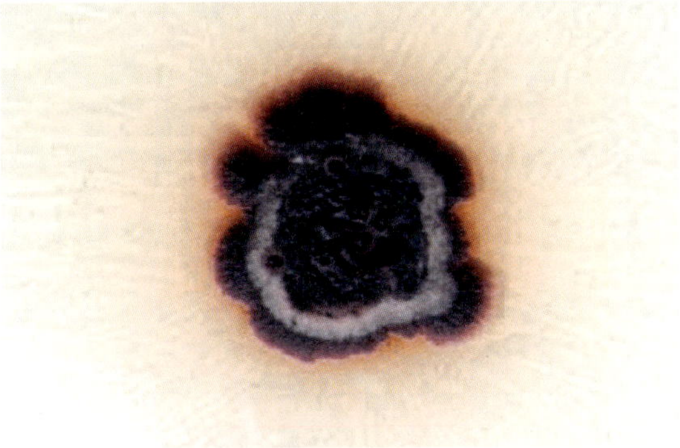

그림 2-74. **탈라로미세스 마네페이(*Talaromyces marneffei*).** PDA, 30°C, 3일. 집락의 표면(배지전면). 스톡 배양의 옅은 빨간색 확산 색소.

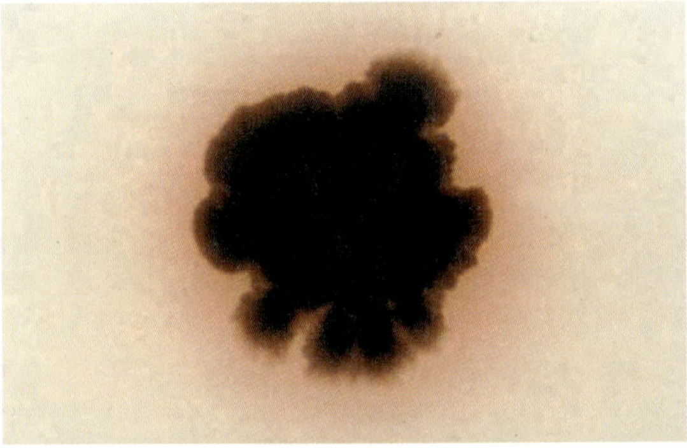

그림 2-75. **탈라로미세스 마네페이(*Talaromyces marneffei*).** PDA, 30°C, 3일. 집락의 반대(배지후면). 스톡 배양의 옅은 빨간색 확산 색소.

(3) 현미경적 형태

미세한 형태에서 *T. marneffei* 와 *Penicillium* 속의 구별은 중요하다. 슬라이드 배양은 *T. marneffei* 로 의심되는 분리주에 대해 수행해서는 안된다. 감별 특성은 잘 준비된 30℃의 곰팡이와 37℃의 효모 형태의 습윤 표본에서 관찰할 수 있다.

25~30℃에서 *Penicillium* 속의 전형적인 구조가 발달한다. 즉, 4~5개의 말단 기저가 있는 부드러운 분생자가지가 발달하며, 각 기저에는 4~6개의 소병자가 있다. 분생자는 매끄러우거나 약간 거칠고 둥글거나 타원형(2~3×2.5~4 μm)이며 사슬을 형성한다. 짧고 좁은 연장선이 분생자를 연결한다.

T. marneffei 와 *Penicillium* 속의 종들을 더욱 구별하는 점은 분생자가 35~37℃에서 배양될 때 균사 요소를 형성하여 결국 격벽에서 단편화되어 단세포의 원형 내지 타원형 분절분생자(직경 3~5 μm)을 생성한다는 점이다. 이것은 일반적으로 효모 유사 세포라고 불리는 형태이다. 발아는 생성되지 않는다. *T. marneffei*의 arthroconidial yeastlike cells (분절분생자 효모 유사 세포)는 분열을 통해 계속해서 번식하며, 그렇게 함으로써 8~9 μm까지 늘어날 수 있다.

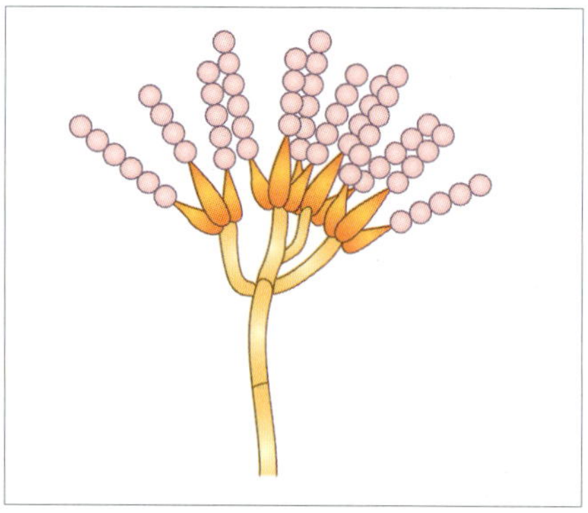

25˚C.

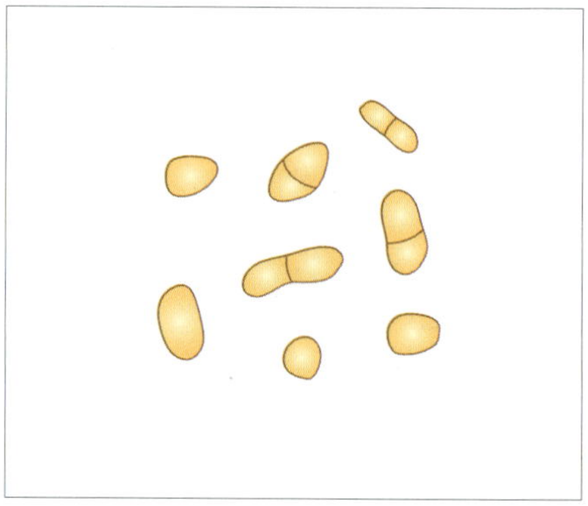

37˚C.

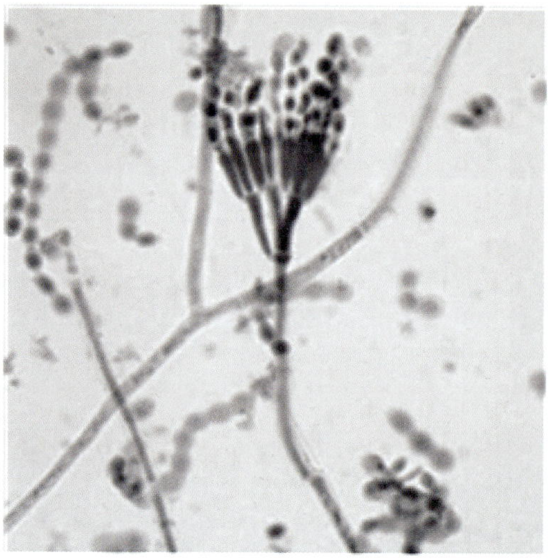

25˚C on SDA.

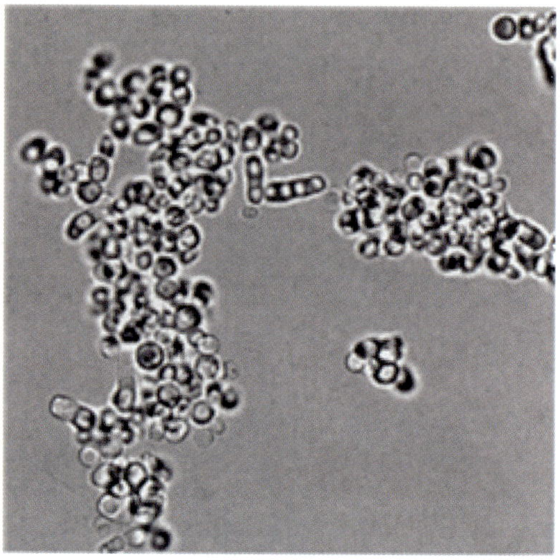

37˚C in BHI broth.

그림 2-76. ***T. marneffei*** 의 25˚C와 37˚C에서 형태.

전신성 진균증 핵심정리

- **두형태 진균**은 ***Blastomyces dermatitidis, Coccidioides immitis, Histoplasma capsulatum, Paracoccidi-odes brasilliensis*** 등이 있으며, **25℃에서는 균사형 진균**(실모양 곰팡이, 사상균) 형태를 보이고, 인체 조직이나 37℃에서 **배양하면 효모균** 또는 동그란 형태를 보이는 진균을 말한다.
- ***Blastomyces dermatitidis*** 는 북미 오하이오강 남부, 미시시피강의 동부지역의 풍토병으로 만성 호흡기 감염, 육아종성 병소가 특징이며, **폐, 피부, 뼈에 호발하며 장에 침범**하는 경우는 드물다.
- ***Blastomyces dermatitidis*** LPCB 염색에서 사상형은 원형의 분생자는 포자낭병의 끝에 한 개씩 생김(알사탕 모양), 효모형은 한 개의 분아 딸세포가 두꺼운 막으로 모세포에 붙어있음.

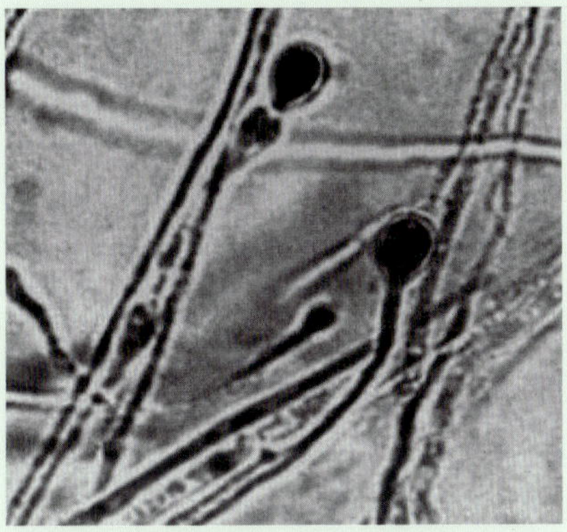
25℃ on Sobourand dextrose agar

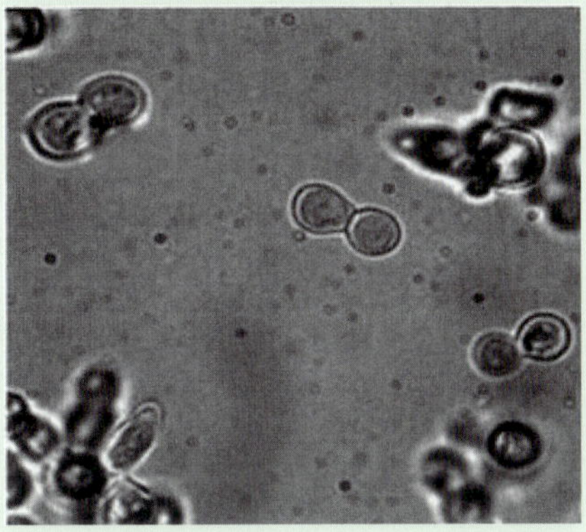
37℃ on BHI agar

- ***Paracoccidiodes brasilliensis*** 37℃ 효모형에서 배의 키를 조정하는 손잡이(**타륜, ship's wheel**) 모양

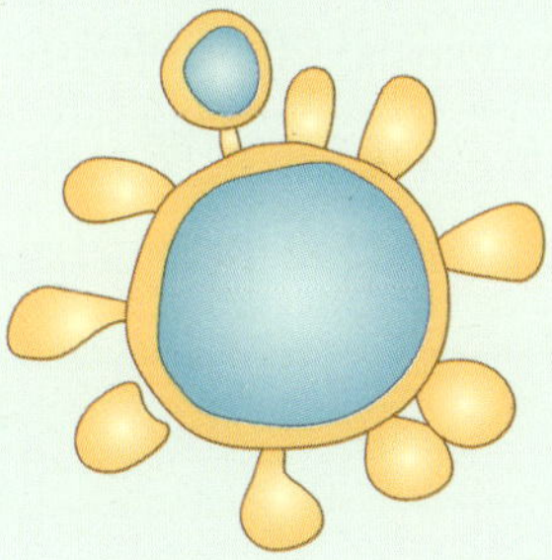

- ***Histoplasma capsulatum***은 사상형(25℃)에서는 원형 또는 서양배 모양의 돌기의 대분생자가 관찰되고 닭, 비둘기, 박쥐 및 새의 배설물에서 증식함.
- ***Coccidioides immitis***은 사상형(25℃)에서는 술통 모양 분절분생자가 나타나고, 37℃ 효모형에서는 통상 전환이 안됨.

V 기회감염 진균증

학습목표

1) 기회감염을 일으키는 진균 3가지 이상 열거한다. (A)
2) 진균의 집락특성과 현미경적 소견을 설명한다. (A)

(1) *Lichtheimia* (A)	(2) *Mucor* (A)
(3) *Rhizopus* (A)	(4) *Aspergillus* (A)
(5) *Penicillium* (A)	(6) *Fusarium* (A)
(7) *Alternaria* (A)	(8) *Aureobasidium* (B)
(9) *Cladosporium* (B)	(10) *Curvularia* (B)
(11) *Epicoccum* (B)	(12) *Nigrospora* (B)
(13) *Pneumocystis jirovecii* (B)	

1) 개요

최근 20년 동안 기회감염진균의 빈도는 급격히 증가하였다. 기회감염진균증은 골수이식, 고형 장기이식, 대수술 또는 면역억제요법을 받은 환자, 암, 후천면역결핍증, 고령 및 미숙아 등 면역 약화나 발병소인이 있는 환자에서 독력이 비교적 약한 진균에 의해 발생하는 국소 또는 전신 감염을 말한다.

기회감염진균증은 발병률과 치사율이 높기 때문에 신속한 진단과 치료가 중요하다. 기회감염 진균증은 원인진균에 따라 분류하며, 주요 감염증으로는 아스페르길루스증(*Aspergillosis*)을 포함한 초자양사상균증(hyalohyphomycosis), 갈색사상균증(phaeohyphomycosis) 및 털곰팡이증(mucormycosis) 등이 있다. 한때 원생동물로 분류되었던 *Pneumocystis jirovecii* (구명, *Pneumocystis carinii*)와 미크로스포리디아(Microsporidia)도 후천면역결핍증 환자가 증가함에 따라 기회감염진균증의 주요 원인균이 되고 있다(표 2-11).

표 2-11. 기회감염진균증과 주요 원인균

Microsporidia	Mucormycetes	Other Hyaline Molds	Dematiaceous Molds
Aspergillus spp.	*Rhizopus* spp.	*Fusarium* spp.	*Alternaria* spp.
A. fumigatus	*Mucor* spp.	*Sarocladium* spp.	*Bipolaris* spp.
A. flavus	*Rhizomucor* spp.	*Paecilomyces* spp.	*Cladophialophora* spp.
A. niger	*Lichtheimia corymbifera*	*Purpureocillium lilacinum*	*Curvularia* spp.
A. versicolor	*Cunninghamella* spp.	*Trichoderma* spp.	*Exophiala* spp.
A. terreus		*Scopulariopsis* spp.	*Exserohilum* spp.
			Lomentospora prolificans
			Scedosporium spp.
			Wangiella spp.
			Pneumocystis jirovecii

List not all-inclusive.

1. 털곰팡이증(Mucormycosis)

무격벽균사(aseptate hyphae)를 가지고 있는 접합균류(Mucormycetes)에 의한 감염을 말한다. 임상적으로 감염을 유발하는 균으로는 *Rhizopus*, *Lichtheimia* (이전의 *Absidia*) 및 *Mucor* 등이 있다. 털곰팡이증은 발생 빈도는 낮으나, 감염이 급성으로 진행되어 사망률은 70~100%이다.

1) *Lichtheimia*

(1) 병원성

털곰팡이증의 드문 병인체이다. *Lichtheimia corymbifera*는 특히 화상, 외상, 수술 등의 상처 감염과 관련이 있다. 자연 중 어디에나 존재하므로 배양 중 오염균으로 나타나기도 한다.

(2) 집락의 형태

회색의 거친 솜털 모양이 배지 표면을 덮는다. 뒷면은 흰색이다. 배양 속도는 빠르게 나타나 4일 안에 성장한다. 최대 성장 온도는 45~50°C이며, cycloheximide에 의해 성장이 억제된다.

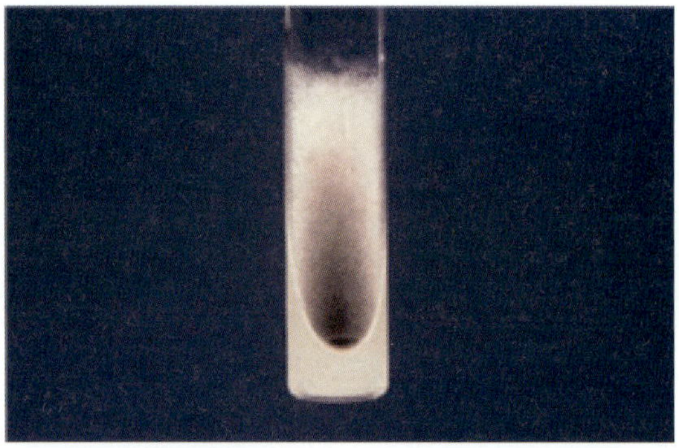

그림 2-77. ***Lichtheimia*의 SDA에서 30℃, 4일 배양. 솜털 모양**

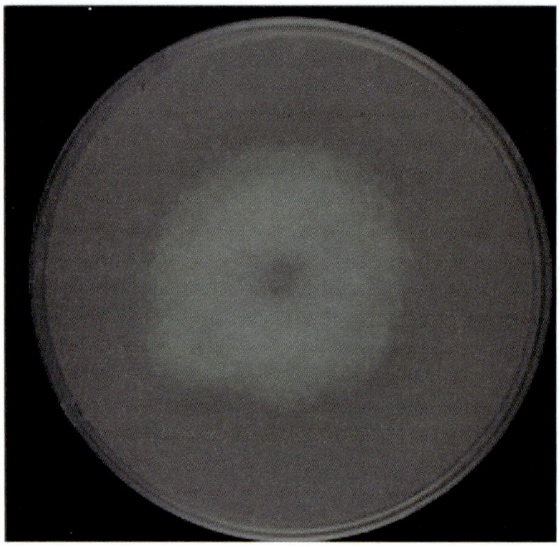

그림 2-78. ***Lichtheimia*, 솜털 모양**

(3) 현미경적 형태

균사는 넓고(직경 6~15 μm) 격벽이 없다. *Lichtheimia*는 *Rhizopus* spp.와 구조가 유사하지만, 포자낭가지가 가근 반대쪽이 아닌 가근과 가근 사이의 주균사 지점(종종 작은 군집으로)에서 발생한다는 점에서 차이가 있다. 또한, 포자낭가지(최대 길이 450 μm)는 가지를 치고 위쪽에서 넓어지며, 콜루멜라 바로 아래에 원뿔형 부속물(apophysis)을 형성한다. 콜루멜라는 일반적으로 반원형이며 상단에 작은 돔 모양의 돌출부가 있다. 포자낭은 비교적 작고(직경 20~90 μm) 둥글기보다는 약간 서양 배 모양이다. 포자낭포자는 원형에서 타원형(직경 3~5 μm)이다.

참고

가근은 종종 관찰하기 어렵다. 해부현미경을 사용하여 기울어진 한천 표면의 집락을 검사하면 가장 잘 관찰할 수 있다.

접합균류(Mucormycetes)에 속하는 유사한 진균은 표 2-12를 참조한다.

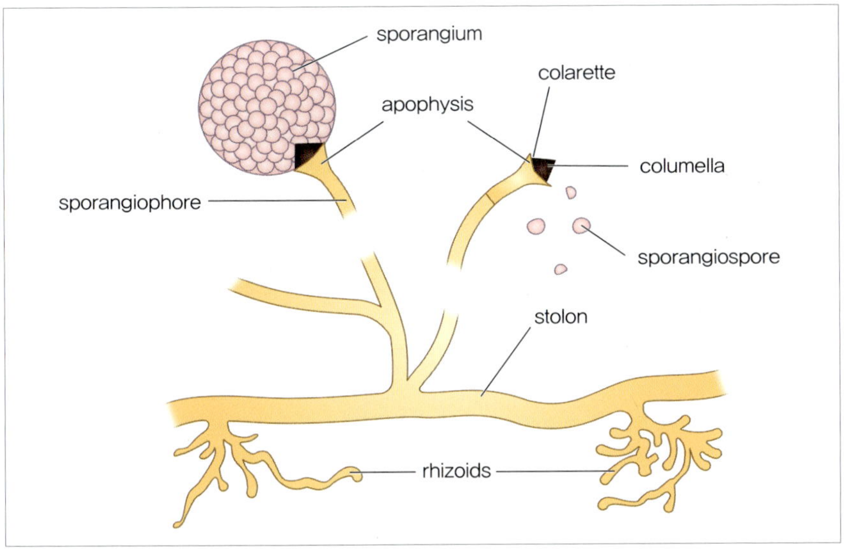

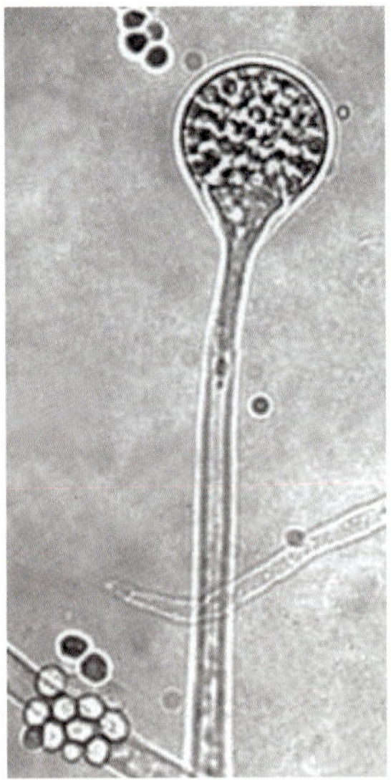

그림 4-79. ***Lichtheimia*의 현미경적 형태**

2) *Mucor*

(1) 병원성

때때로 털곰팡이증의 병인체가 된다.

(2) 집락의 형태

솜사탕 같은 털 모양이 배지 표면을 덮는다. 집락의 색상은 처음에는 흰색이고 그 다음에는 회색 또는 회갈색으로 변한다. 뒷면은 흰색이다. 배양 속도는 빠르게 나타나 4일 안에 성장한다. 일부 종은 37℃에서 잘 자라지 않고, cycloheximide에 의해 성장이 억제된다.

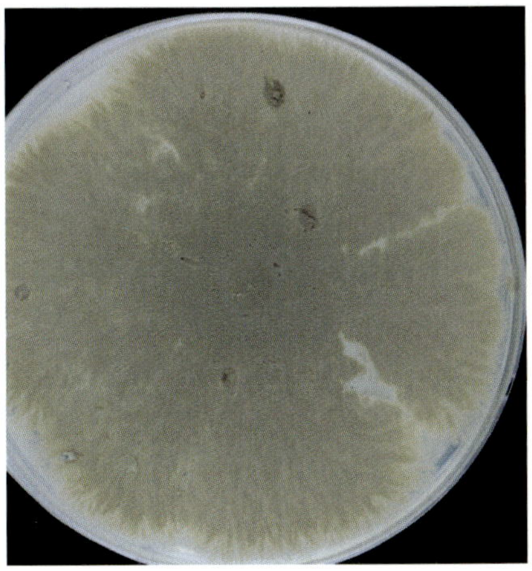

그림 4-80. ***Mucor*, 솜털 모양**

(3) 현미경적 형태

균사는 넓고(6~15 μm) 격벽이 없다. 포자낭가지는 길고 종종 분지하며 끝에는 둥근 포자로 가득 찬 포자낭(직경 50~100 μm)이 있다. 가근을 형성하지 않으며, 일부 종에서는 후막포자가 형성될 수 있다. 접합균류(*Mucormycetes*)에 속하는 유사한 진균은 표 2-12를 참조한다.

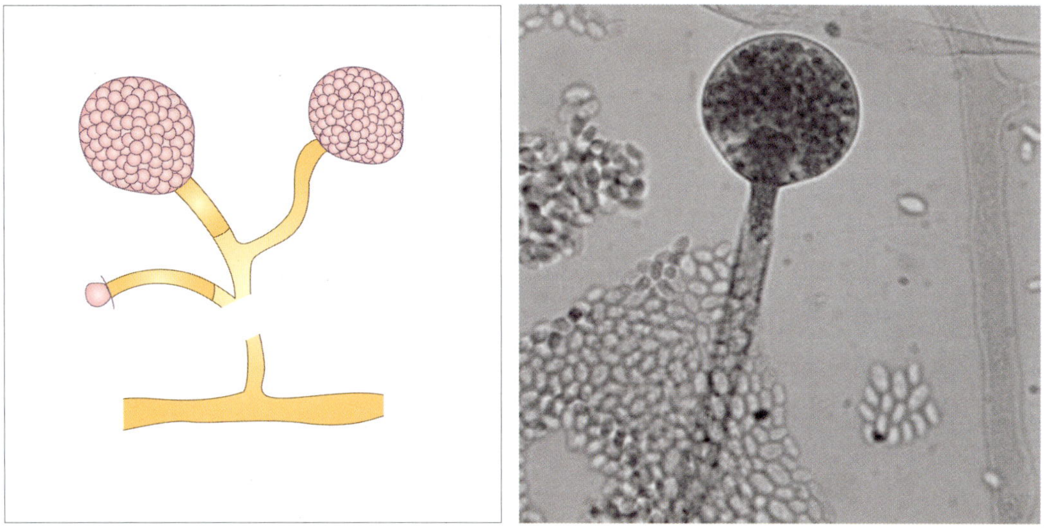

그림 4-81. ***Mucor*의 현미경적 형태**

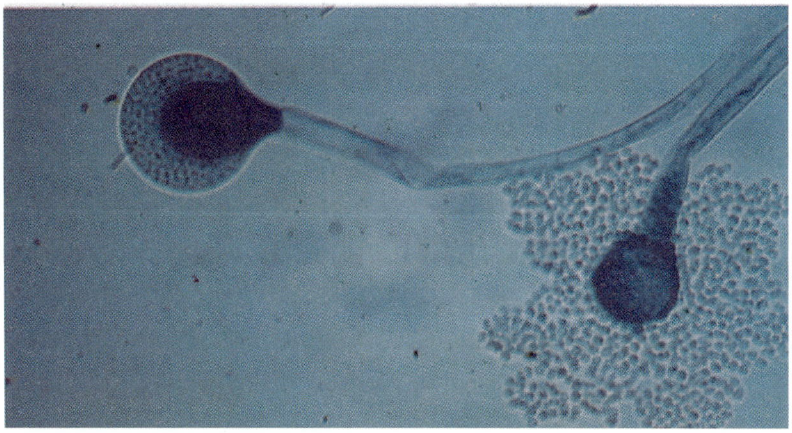

그림 4-82. ***Mucor*의 현미경적 형태**

3) *Rhizopus*

(1) 병원성

털곰팡이증의 가장 흔한 병인체로 발견된다.

(2) 집락의 형태

솜사탕처럼 보이며, 배지 표면을 촘촘하게 덮는다. 집락의 색상은 처음에는 흰색이고 그 다음에는 회색 또는 황갈색이다. 뒷면은 흰색에서 옅은 회색 또는 갈색으로 보인다. 배양 속도는 빠르게 나타나 4일 안에 성장한다. 37℃에서 잘 자라고, cycloheximide에 의해 성장이 억제된다.

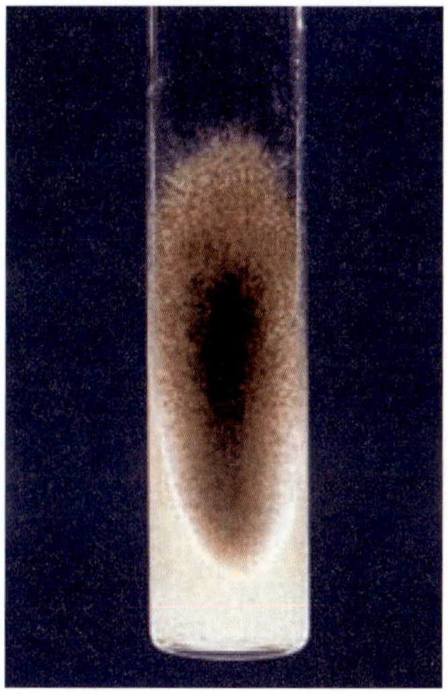

그림 4-83. ***Rhizopus*의 SDA에서 30℃, 4일 배양.** 많은 접합균류에서 보이는 솜사탕 형태

(3) 현미경적 형태

넓은 균사(직경 6~15 μm)에는 격막이 없거나 매우 적다. 주균사(stolons)와 포자낭가지가 만나는 지점에서 뿌리 모양의 균사(가근)가 생성된다. 포자낭가지는 길게 자라며(최대 3 mm), 끝에는 어두운 원형의 포자낭(직경 40~275 μm)이 있고, 그 안에는 많은 타원형의 무색 또는 갈색 포자낭포자(직경 4~9 μm)가 있다. *Rhizopus*는 가근을 가지고, 분지되지 않은 포자낭가지의 존재로 *Mucor* spp.와 구별된다. 또한, 가근의 위치와 포자낭의 크기와 모양을 통해 *Lichtheimia* (*Absidia*) spp.와 구별된다.

속과 종의 식별은 표 2-12, 2-13를 참고한다.

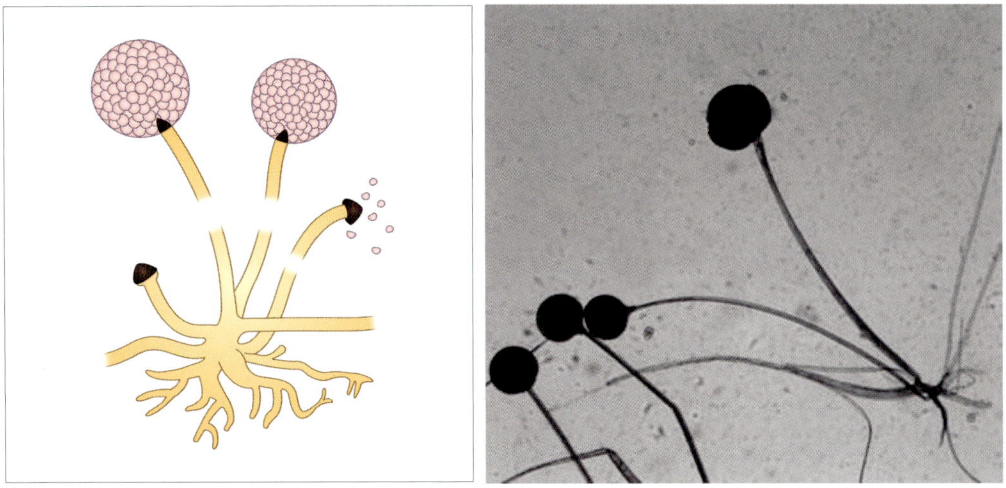

그림 4-84. ***Rhizopus***의 현미경적 형태

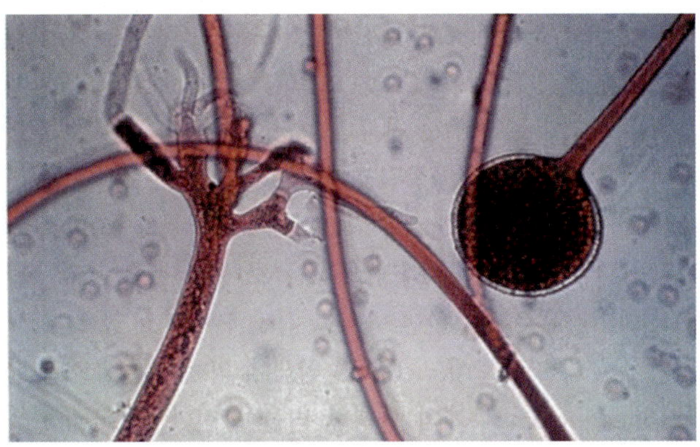

그림 4-85. ***Rhizopus*** spp.의 sporangium과 rhizoid

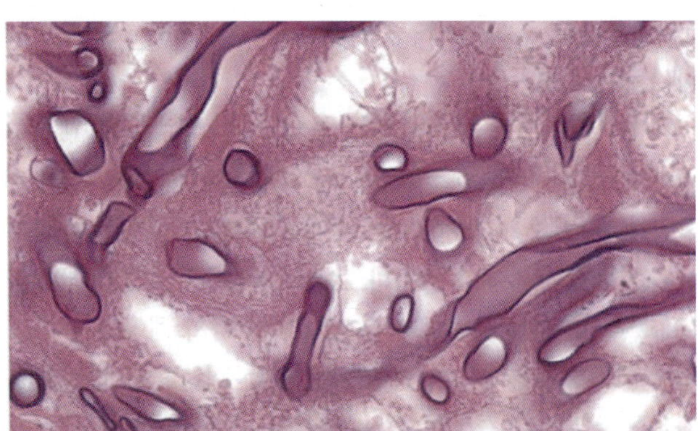

그림 4-86. **조직 내 *Rhizopus*** spp. 넓은 리본 모양의 격벽이 없는 균사가 관찰된다.(H&E, ×1,000)

표 2–12. 접합균류(Mucormycetes)에 속하는 유사 균주의 감별 특징[a]

균종	가근(Rhizoids)	포자낭가지(Sporangiophores)	부속물	콜루멜라	포자낭	최적 생장 온도 (°C)
Rhizopus	존재	단일 또는 다발; 보통 분지하지 않음; 대부분 갈색	눈에 띄지 않음	거의 둥글거나 약간 길쭉함	둥근 모양, 50-275 mm	~40-50; 종에 따라 다름
Rhizomucor	드물고 보통 짧음	분지함, 짙은 갈색	없음(또는 매우 작음)	거의 둥근 모양	둥근 모양, 40-100 mm	~38-58; 종에 따라 다름
Mucor	없음	분지 또는 분지하지 않음; 대부분 투명	없음	다양한 모양	둥근 모양, 50-100 mm	≤37
Lichtheimia (*Absidia*)	존재하지만 뚜렷하지 않음	미세하게 분지함; 거의 투명; 2–5개 그룹으로 형성	뚜렷하고 원뿔 모양	반원형; 맨 위에 돌출부가 있을 수 있음	서양배 모양, 20-90 mm	~45-50
Apophysomyces	존재	일반적으로 단일하고 분지하지 않음; 회갈색	뚜렷하고 종 모양	반원형; 길쭉할 수 있음	서양배 모양, 20-60 mm	≥42

[a] Adapted from Scholer et al., 1983, with additions and updates.

표 2–13. 임상에서 흔히 접하는 *Rhizopus* spp.의 감별 특징[a]

균종	병원성	최대 생장 온도 (°C)	가근길이 (mm)	포자낭가지 길이(mm)	포자낭 지름 (mm)	콜루멜라	포자낭포자
R. arrhizus(털곰팡이증의 가장 흔한 원인균)	+	40~46	150~300	500~2,000	50~250	거의 둥근 모양	다양한 크기; 평균 길이 6~8 mm; 줄무늬; 레몬 모양으로 길쭉함
R. microsporus var. *rhizopodiformisb* (털곰팡이증의 두 번째로 흔한 원인균)	+	50~52	100~120	200~500	40~120	약간 길쭉함: 뚜렷한 부속물	크기가 같음; 평균 길이 4-6 mm; 매끄럽거나 약간 줄무늬; 거의 둥글거나 약간 길쭉함
R. stolonifer	0	30~32	300~350	1,500~4,000	150~350	거의 둥근 모양	크기가 다양함; 평균 길이 9-11 mm; 매우 줄무늬가 있음; 길쭉하거나 다면체

[a] Abbreviations: +, 양성; 0, 음성

[b] *R. microsporus*의 다른 변종은 50°C에서 자라지 않음.

2. 아스페르길루스증(Aspersillosis)

아스페르길루스증은 아스페르길루스 진균에 의해 발생하며, 진균중독증(mycotoxicosis), 알레르기, 2차성 집락형성(secondary colonization), 침습성 전신성 감염 등 다양한 형태로 나타난다. 주요 원인균은 *A. fumigatus, A. flavus, A. niger* 및 *A. terreus* 등 약 19종이다. 특히 면역력이 저하된 환자에게 기회감염을 일으키며, 급성 진균성 폐렴, 부비동염, 뇌, 간, 뼈 등 다양한 부위의 감염을 유발할 수 있다. 만성 폐 아스페르길루스증은 면역력이 덜 저하된 환자에서도 발생하며, 낭포성 섬유증 환자에서는 알레르기성 기관지 폐 아스페르길루스증을 일으킨다. 아스페르길루스 각막염은 진균성 각막 감염의 주요 원인이며, *A. flavus*는 발암물질이자 간독성 물질인 아플라톡신을 생성한다.

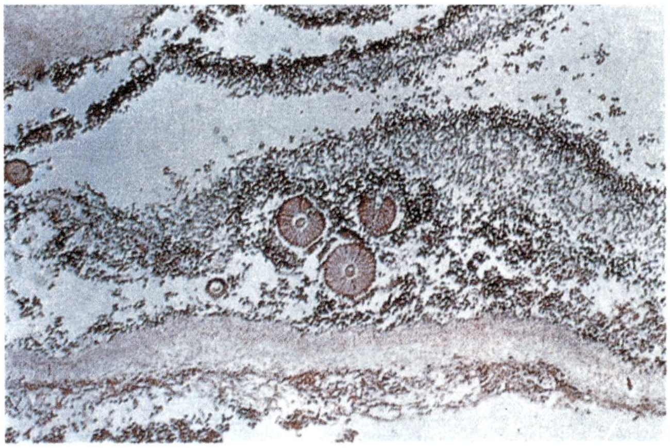

그림 2-87. 외이도 진균증(otomycosis), ***A. niger***

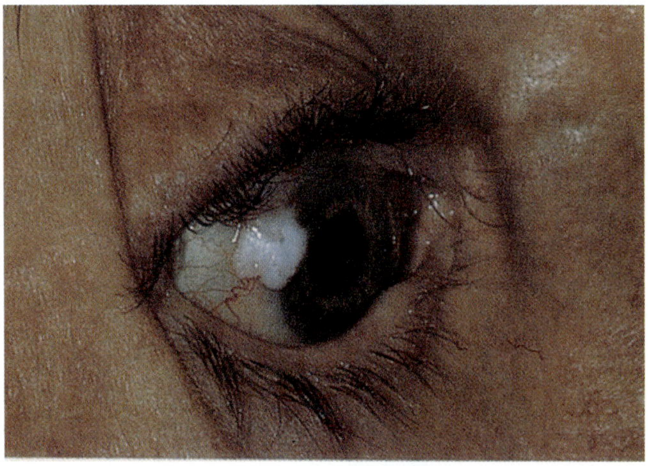

그림 2-88. 아스페르길루스 각막염, ***A. fumigatus***

1) *Aspergillus*

*Aspergillus*는 일반적으로 빠르게 성장한다. 균사는 격벽(직경 2.5~8.0 μm)을 가진다. 분생자가지(conidiophore)는 끝부분이 부풀어 올라 소포(vesicle)를 형성한다. 소포는 플라스크 모양의 소병자(phialides)로 완전히 또는 부분적으로 덮여 있으며, 소병자는 소포에서 직접 발생하거나(단층형) 기저경자(metula)라고 하는 세포에 의해 지지될 수 있다(복층형). 소병자는 대부분 둥근 분생자(직경 2~8 μm) 사슬을 생성한다.

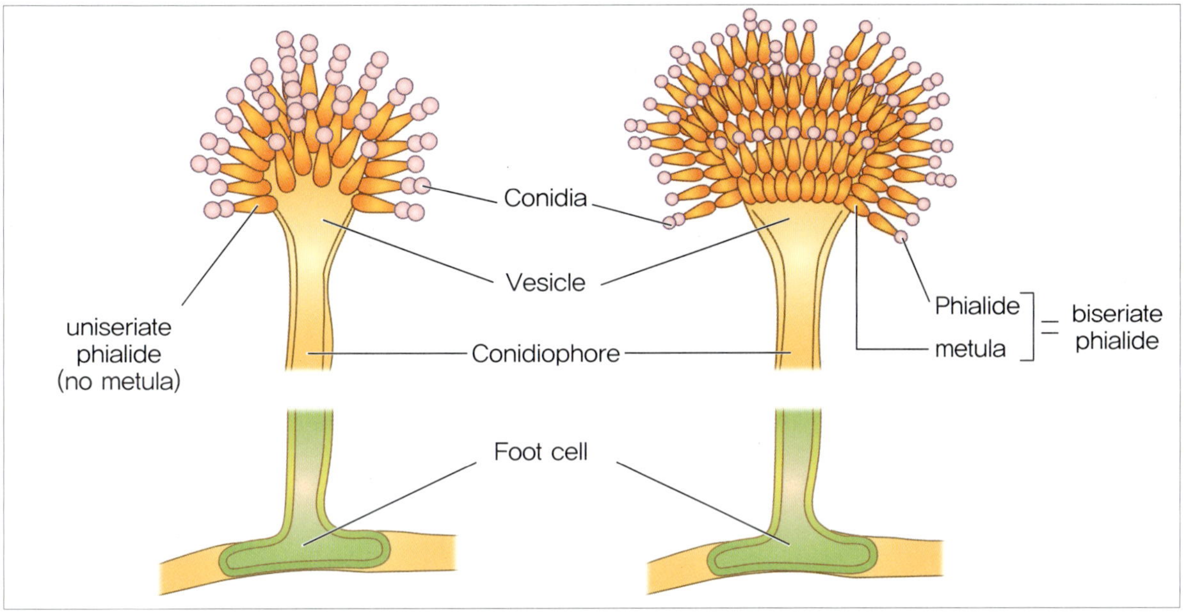

그림 2-89. ***Aspergillus* 형태**

(1) *Aspergillus fumigatus*

① 병원성

침습성 폐 아스페르길루스증, 파종성 아스페르길루스증, 알레르기성 기관지폐 아스페르길루스증, 진균성 부비동염 및 진균성 각막염을 유발하는 가장 흔한 *Aspergillus* 종이다.

② 집락의 형태

배지 표면은 벨벳 또는 가루처럼 보인다. 집락의 색상은 다양한 녹색 색조를 띠고 좁은 흰색 테두리를 가진다. 시간이 지나면 어두운 회색으로 보이며, 뒷면은 흰색에서 황갈색을 띤다. 배양 속도는 빠르게 나타나 3일 안에 성장한다. 45°C에서도 배양이 가능한 것은 다른 *Aspergillus* 종과 차이점이다.

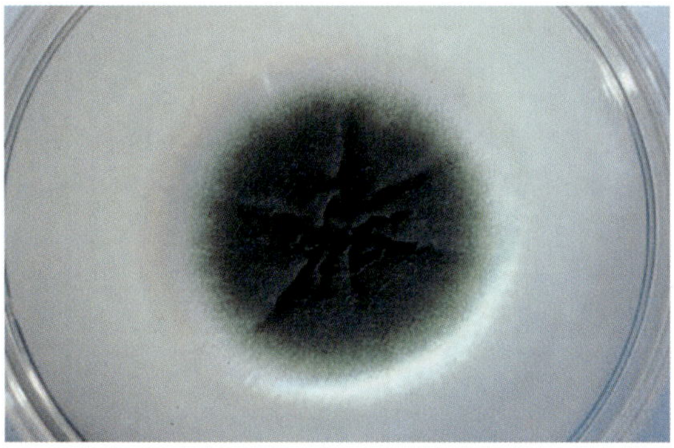

그림 2-90. ***Aspergillus fumigatus*.** SDA, 30°C, 4일. 배지 앞면.

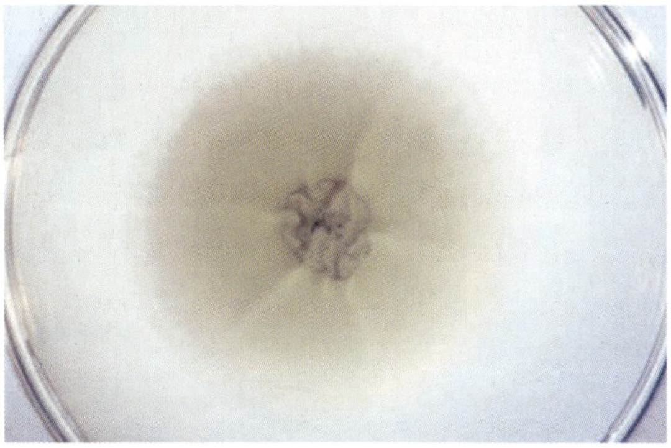

그림 2-91. ***Aspergillus fumigatus*.** SDA, 30°C, 4일. 배지 뒷면.

③ 현미경적 형태

균사는 격벽을 가지며, 분생자가지는 매끄럽고 비교적 짧으며(보통 길이 300 μm) 직경이 5~10 μm이다. 소병자는 단층으로 밀집되어 있으며, 소포의 상부 2/3 지점에서만 형성되고 분생자가지의 축에 평행하게 배열된다(원주형 배열). 분생자는 둥글고, 매끄럽거나 약간 거칠며, 직경은 2~3.5 μm이다.

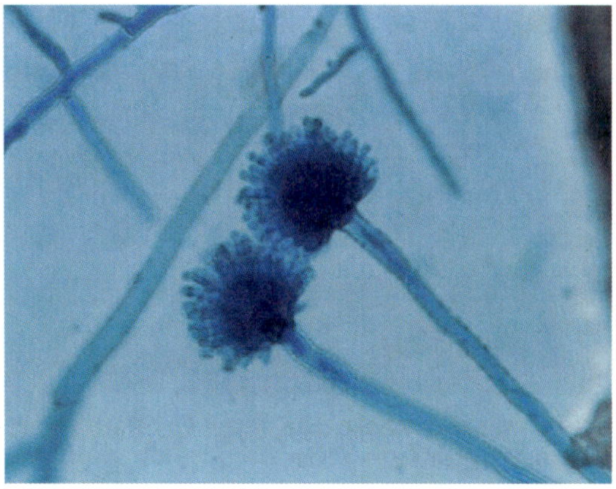

그림 2-92. ***Aspergillus fumigatus*의 *LPCB* 염색 소견**

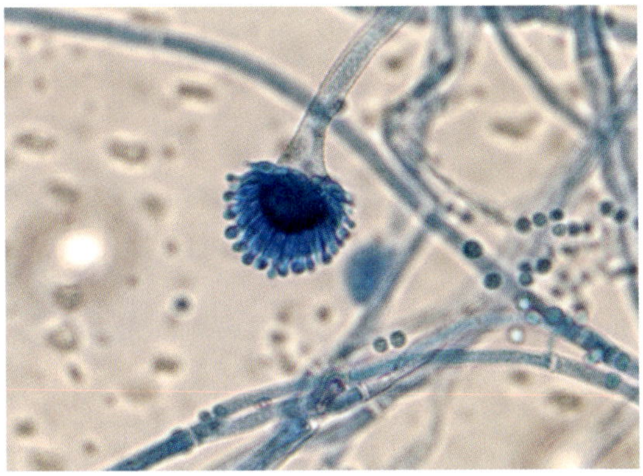

그림 2-93. ***Aspergillus fumigatus*의 LPCB 염색 소견**

Aspergillus 종의 특성은 표 2-14를 참고한다.

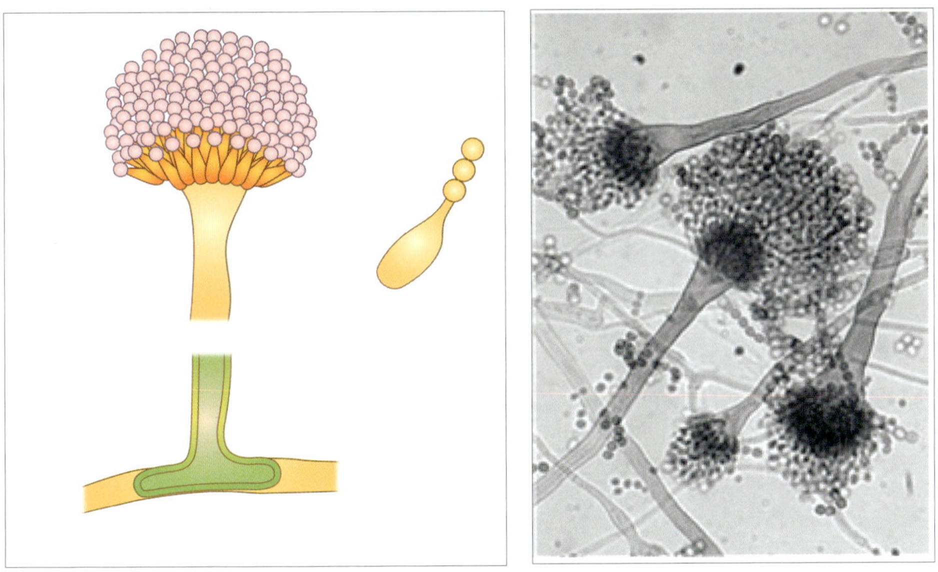

그림 2-94. ***Aspergillus fumigatus*의 현미경적 형태**

(2) *Aspergillus niger*

① 병원성

자연계에 널리 분포한다. 외이에서 가장 흔하게 분리되어 외이도 진균증(otomycosis)을 유발하며, 폐에서 아스페르길로마(진균구, fungus balls)의 빈번한 원인균이다. 때때로 급성 및 만성 침습성 폐 질환 및 파종성 질환을 일으키기도 한다.

② **집락의 형태**

표면은 검은색이며 흰색 테두리를 가진다. 균사체는 길고 흰색에서 크림색을 띠는 직립 균사로 구성되어 있으며, 끝부분에 검은색 분생포자 무리가 있다. 뒷면은 흰색에서 크림색을 띤다. 배양 속도는 빠르게 나타나 3일 안에 성장한다.

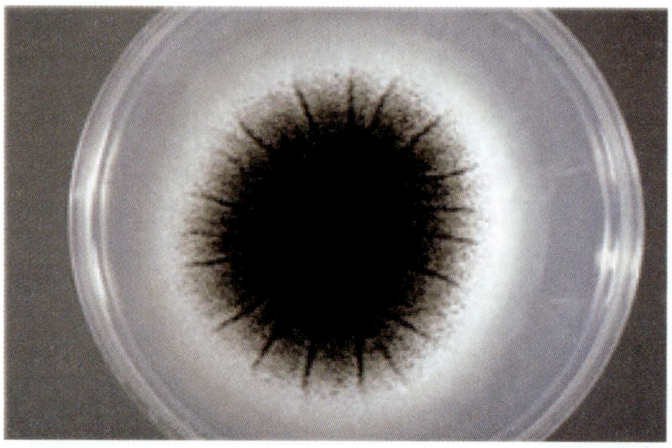

그림 2-95. ***Aspergillus niger.*** SDA, 30℃, 4일; **배지 앞면.**

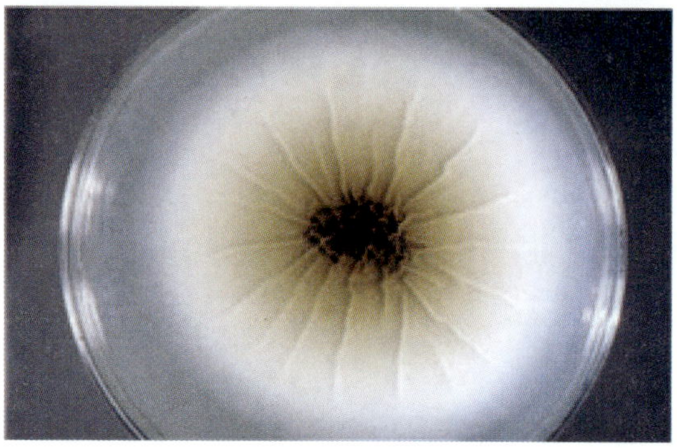

그림 2-96. ***Aspergillus niger.*** SDA, 30℃, 4일. **배지 뒷면.**

③ **현미경적 형태**

균사는 격벽을 가지며, 분생자가지는 길고(400~3,000×12~17 μm) 매끄럽다. 윗부분은 갈색을 띨 수 있다. 소포의 직경은 30~75 μm이다. 소병자는 소포 전체를 둘러싸고 방사형으로 퍼져 있으며, 복층형으로 기저경자는 소병자 길이의 두 배이다. 분생자는 직경 3.5~4.5 μm이며, 거칠고 어두운 색이다.

임상 실험실에서 가장 흔하게 접하는 종의 구별은 표 2-14를 참고한다.

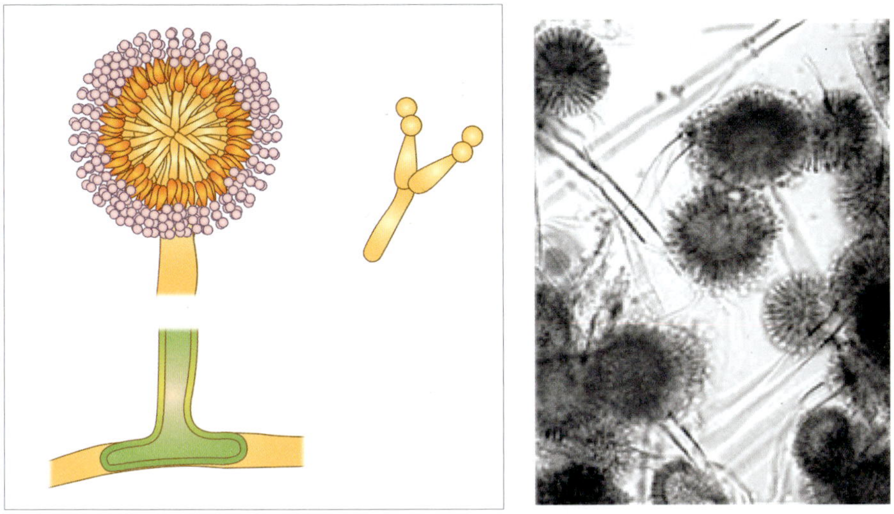

그림 2-97. ***Aspergillus niger***의 현미경적 형태

표 2-14. 가장 흔한 *Aspergillus* 종의 감별 특징 (계속)

종	병원성	육안적 형태b	분생자 가지의 현미경적 형태	소병자의 현미경적 형태	현미경적 형태 그림
A. fumigatus	침습성 파종성 아스페르길루스증의 가장 흔한 원인; 부비동염의 빈번한 원인	벨벳 또는 가루 모양; 처음에는 흰색, 이후 짙은 녹색에서 회색으로 변함. 뒷면은 흰색에서 황갈색	짧음 (〈 300 mm) 매끄러움	단층; 보통 소포 상부 2/3에만 존재, 분생자 가지 축에 평행	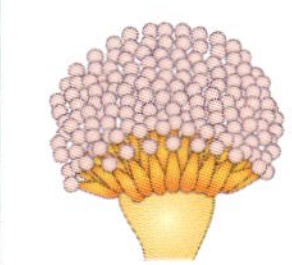
A. niger	귀 감염에서 가장 흔함; 아스페르길로마에서 빈번함; 드물게 파종성	깊은 솜털 모양; 처음에는 흰색에서 노란색, 이후 검은색으로 변함. 뒷면은 흰색에서 노란색	길다 (400~3,000 μm) 매끄러움	복층; 전체 소포를 덮음; "방사형" 머리 형성	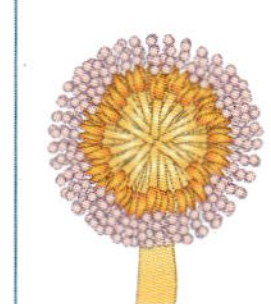
A. flavus	폐, 전신, 부비강, 귀 및 기타 감염에 관련됨; 아플라톡신 생성	벨벳 모양; 노란색에서 녹색 또는 갈색. 뒷면은 황금색에서 적갈색	중간 (400~800 μm) 거칠고, 움푹 들어가거나 가시 모양	단층 및 복층; 전체 소포를 덮음; 모든 방향으로 뻗어 있음	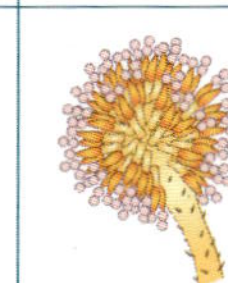
A. versicolor	폐 또는 기타 감염에 간헐적으로 관련됨	벨벳 모양; 처음에는 흰색, 이후 노란색, 주황색, 황갈색, 녹색 또는 때때로 분홍빛을 띰. 뒷면은 흰색; 노란색, 주황색 또는 빨간색일 수 있음	중간 (200~500 μm) 매끄러움	복층; 느슨하게 방사형; 소포의 대부분을 덮음 (H⊠lle cells 존재 가능)	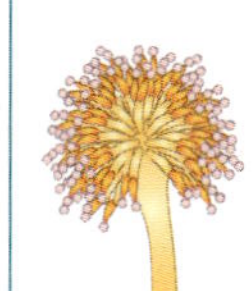
A. calidoustus	다양한 신체 부위에서 감염을 일으키는 원인	벨벳 모양; 갈색 또는 올리브 회색. 뒷면은 황갈색	짧음 (130~300 μm) 매끄러움; 시간이 지나고 갈색	복층; 소포의 상반부에서 3/4까지 느슨하게 덮음 (불규칙하고 길쭉한 H⊠lle cells 형성 가능)	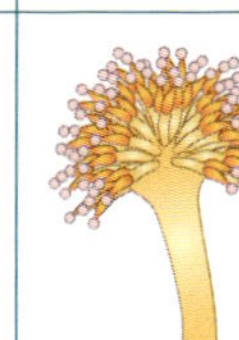

표 2-14. 가장 흔한 *Aspergillus* 종의 감별 특징

종	병원성	육안적 형태b	분생자 가지의 현미경적 형태	소병자의 현미경적 형태	현미경적 형태 그림
A. nidulans	다양한 부위에서 감염을 일으킬 수 있음; 만성 육아종 질환 환자에게서 발견됨	벨벳 모양; 보통 녹색, 닫힌 포자가 형성되는 부분은 담황색에서 노란색. 뒷면은 황갈색 또는 자줏빛을 띤 빨간색	짧음(〈 250 μm) 매끄러움; 갈색	복층; 짧고 원주형; 붉은 자낭포자와 폐자기(cleistothecia)가 보통 존재; Hülle cells 풍부	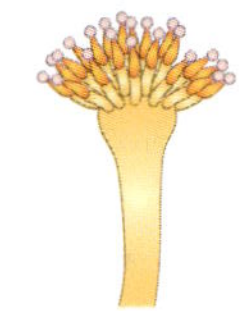
A. glaucus	드물게 손발톱, 귀 및 전신 질환에 관련됨	펠트 같은 질감; 노란색 영역이 있는 녹색. 뒷면은 노란색 (호삼투성, 20% 자당 배지에서 성장 촉진)	중간(300~700 μm) 매끄러움	단층; 방사형에서 매우 느슨한 원주형; 전체 소포를 덮음 (폐자기 일반적으로 존재)	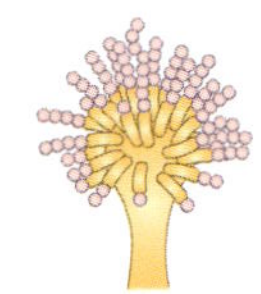
A. terreus	다양한 신체 부위 감염에 관련됨	보통 벨벳 모양; 계피 갈색. 뒷면은 노란색에서 갈색	짧음(〈 300 μm) 매끄러움	복층; 조밀한 원주형 (한천에 잠긴 균사체에서 생성된 둥근 투명 세포)	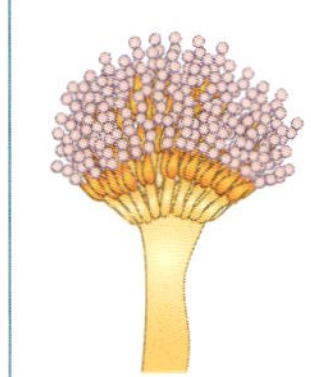
A. clavatus	알레르기성 아스페르길루스증의 원인; 드물게 다양한 신체 부위 감염에 관련됨	밀집됨; 녹색. 뒷면은 흰색 또는 황갈색	길다(5000~2,000 μm) 매끄러움	단층; 거대한 곤봉 모양 소포에 밀집 (~200×40 μm)	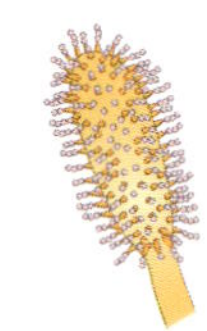

[a] *A. tanneri*는 표에 포함되지 않음.

[b] Classically studied on Czapek–Dox agar; 집락의 색상은 다양한 배지에 따라 다소 다를 수 있다.

[c] *A. fumigatus*는 45°C 이상에서 잘 자란다.

3. 초자양사상균증(Hyalohyphomycosis)

과거 감염을 일으키지 않았던 드문 진균들에 의한 감염이 계속 보고됨에 따라 이러한 감염증의 명칭이 필요하게 되었다. 따라서 격막이 있는 진균에 의한 진균증을 원인균의 세포벽 멜라닌 색소 유무에 따라 초자양사상균증 또는 갈색사상균증의 두 군으로 구분하여 지칭하고 있으나, 아직도 그 개념은 혼동되고 있다.

갈색사상균증(phaeohyphomycosis)은 조직 내 어두운 갈색이나 검은색의 색소성분이 나타나는 다양한 진균 감염군으로 정의되었고, 주로 빨리 자라는 갈색 또는 흑색진균(dematiaceous fungi)에 의한 감염을 지칭한다. 초자양사상균증(hyalohyphomycosis)은 갈색사상균증에 대조되는 말로 무색의 격막이 있는 초자양사상균(hyaline mold)에 의한 감염을 의미한다.

초자양사상균증(hyalohyphomycosis)의 원인균에는 *Aspergillus, Fusarium, Scedosporium, Scopulariopsis, Acremonium, Paecilomyces* 등이 있는데 일반적으로 아스페르길루스증은 따로 분리해서 기술한다. 이 균들의 포자는 혈액으로 퍼져 혈액배양에서 양성을 보이며, 다수의 피부 병터가 나타날 수 있다. 대부분의 전신 감염은 포자의 흡입이나 국소적 피부병터가 진행됨으로써 초래된다. 조직에서는 무색의 유격벽 균사로 보이며, 조직 소견은 원인균에 관계없이 매우 유사하여 반드시 진균의 배양 및 동정을 실시해야만 진단을 할 수 있고 적합한 항진균제 치료를 시행할 수 있다. 배양을 하면 균은 20~30℃의 진균 배지에서 3~5일 이내에 자란다. 대부분 집락이 다양한 색을 보이며, 뚜렷한 경계를 보인다. 현미경으로 관찰하면 균사는 격막을 가지고 있으며, 색소가 없어 유리질로 보이고, LPCB 염색에 의해 푸른색으로 잘 염색되며, 4~8 μm 두께의 평행한 벽을 보인다.

1) *Penicillium*

(1) 병원성

일반적으로 오염균으로 간주되지만, 다양한 질병에서 발견되고, 질병 유발과의 인과관계는 불확실하다. 다양한 *Penicillium* spp. 중 침습성 질환을 일으키는 것은 *P. chrysogenum*, *P. citrinum* 등 소수에 불과하다. 이들은 각막, 피부, 외이, 호흡기, 요로 감염 및 인공 판막 삽입 후 심내막염을 일으키는 것으로 알려져 있으며, 심각한 면역 저하 환자에서는 파종성 질환이 보고된 바 있다. 많은 균주가 독소를 생성한다. 병원성 *Penicillium* 종의 정확한 동정은 분자생물학적 방법을 통해 이루어지며, 임상 검체에서 *Penicillium*이 발견되더라도 질병을 일으키는 다른 균주를 찾는 실험을 계속 진행해야 한다.

(2) 집락의 형태

집락 표면은 처음에는 흰색이다가 가루처럼 변하며 흰색 테두리를 가진 청록색을 띤다. 일부는 색상과 질감이 다를 수 있다. 뒷면은 보통 흰색이지만 빨간색 또는 갈색일 수도 있다. 만약 붉은색 뒷면과 함께 배지에 확산되는 색소를 생성하는 경우, *Talaromyces marneffei*를 고려해야 하며, 특히 환자가 최근 동남아시아를 방문한 경우라면 이형성 검사를 시행해야 한다. 배양 속도는 빠른 편이며 4일 안에 성장한다. 일반적으로 37℃에서는 성장이 없거나 미약하다.

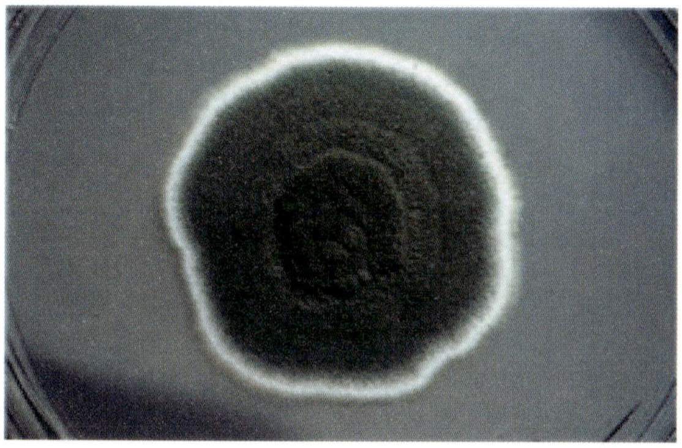

그림 2-98. ***Penicillium* sp.** SDA, 30℃, 4일.

(3) 현미경적 형태

균사는 격벽이 있으며(직경 1.5~5 μm), 분생자 가지는 기저경자(metulae)라고 하는 2차 가지를 가진다. 기저경자에는 플라스크 모양의 소병자가 나선 모양으로 배열되며, 매끄럽거나 거친 둥근 분생자(직경 2.5~5 μm)의 가지 없는 사슬을 만든다. 전체 구조는 특징적인 '붓' 모양을 형성한다.

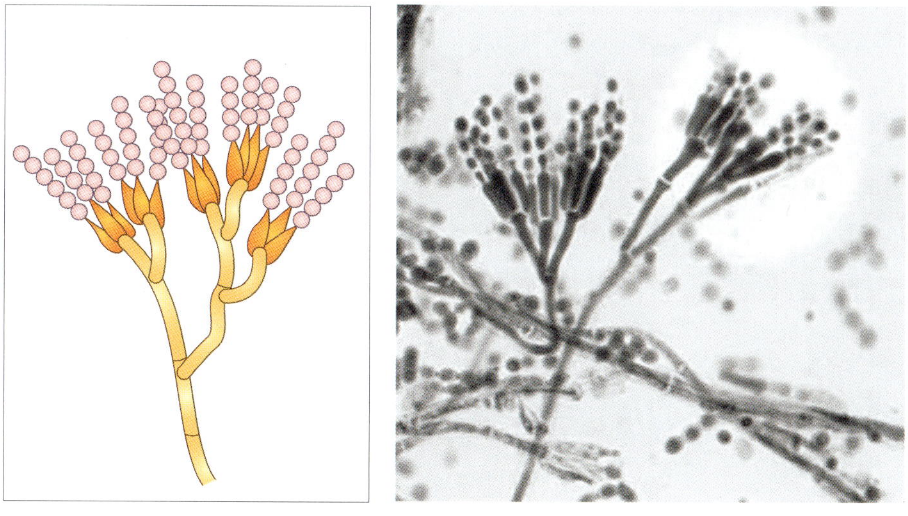

그림 2-99. ***Penicillium*의 현미경적 형태**

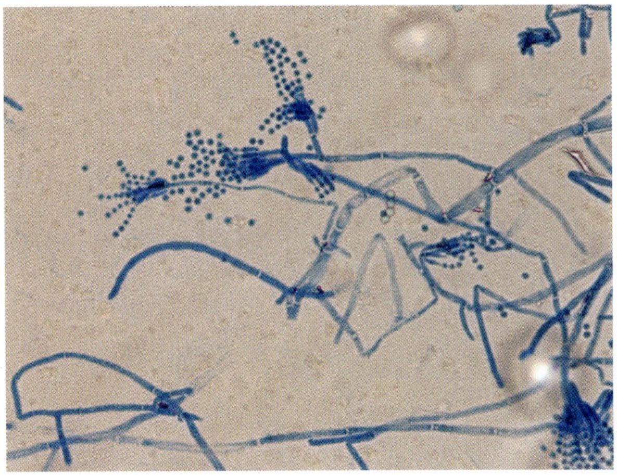

그림 2-100. ***Penicillium chrysogenum*** **LPCB 염색 소견**

2) *Fusarium*

(1) 병원성

*Fusarium*은 전 세계적으로 진균성 각막염의 흔한 원인균이다. 면역력이 정상인 환자에게도 균종, 부비동염, 패혈증성 관절염, 손발톱진균증을 유발하며, 특히 심각한 호중구 감소증 환자에게는 부비동폐 질환 및 파종성 감염을 일으키는 경우가 증가하고 있다. 이러한 경우, 특징적인 피부 병변이나 혈액 배양에서 균을 분리할 수 있다. 또한, 독소를 생성하는 *Fusarium*에 오염된 곡물로 만든 음식 섭취로 인해 푸모니신(fumonisins), 트리코테센(trichothecenes) 등 치명적인 독소증이 보고되었다. 균주마다 감수성 양상이 매우 다르며, amphotericin B와 triazoles계 항진균제에 대한 MIC가 높게 나타나는 경우도 있다. *Fusarium*은 식물 병원균이기도 하며, 외상을 통해 각막이나 피하 조직에 감염될 수 있다.

(2) 집락의 형태

배지 표면은 솜털 모양으로 보인다. 색상은 처음에는 흰색이고, 종종 빠르게 분홍색이나 보라색 중심부가 발달하고 주변부는 더 밝은색을 띤다. 일부 종은 흰색을 유지하거나 황갈색 또는 주황색으로 변하기도 한다. 뒷면은 일반적으로 밝은색이지만 짙은 색을 띨 수도 있다. 배양 속도는 빠르게 나타나 4일 안에 성장한다.

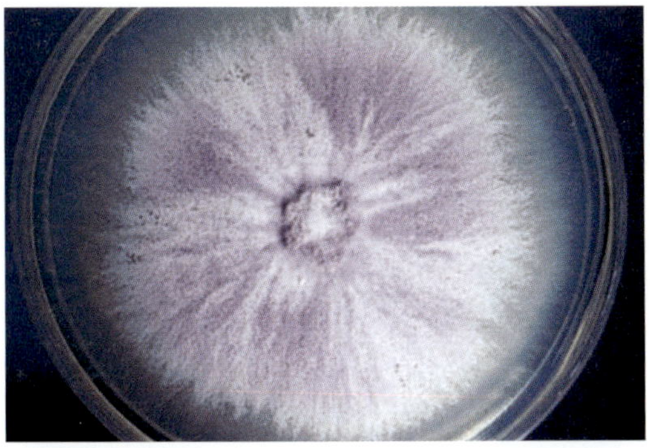

그림 2-101. ***Fusarium* sp.** SDA, 30°C, 4일.

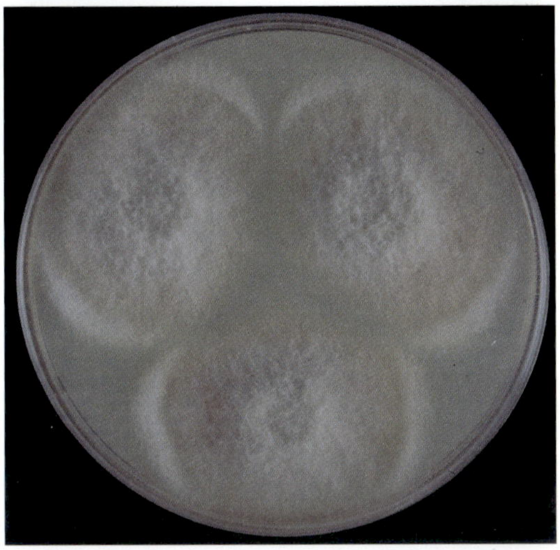

그림 2-102. ***Fusarium*** sp. 배지 앞면

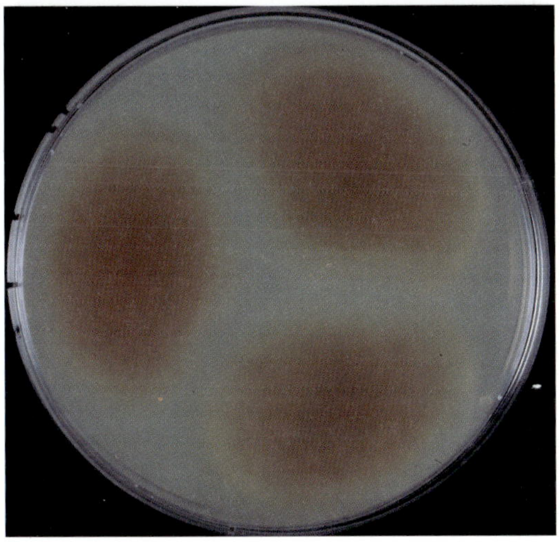

그림 2-103. ***Fusarium*** sp. 배지 뒷면

(3) 현미경적 형태

균사는 격벽을 가진다. 분생포자 형성에는 두 가지 유형이 있다.

① 크고(2~6 × 14~80 μm), 낫 모양 또는 카누 모양의 대형 분생포자(3~5개의 격벽을 가짐)를 생성하는 소병자

② 작은(2~4 × 4~8 μm) 타원형의 단세포 또는 2개의 세포로 구성된 분생포자를 단독 또는 무리지어 생성하는 분생자 가지가 있다.

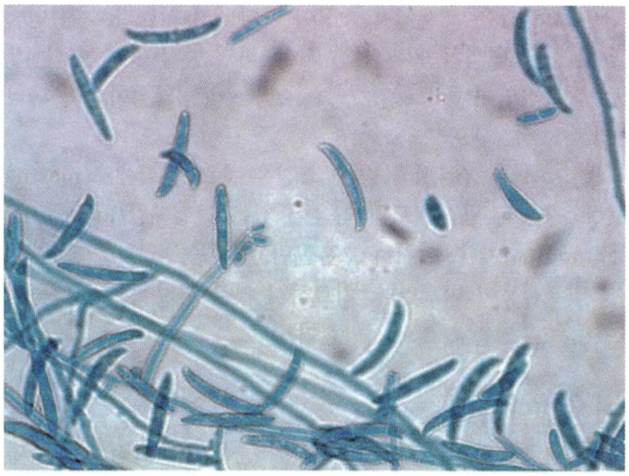

그림 2-104. ***Fusarium*의 lactophenol cotton blue 염색소견**(×400). 카누 모양의 대분생자가 보인다.

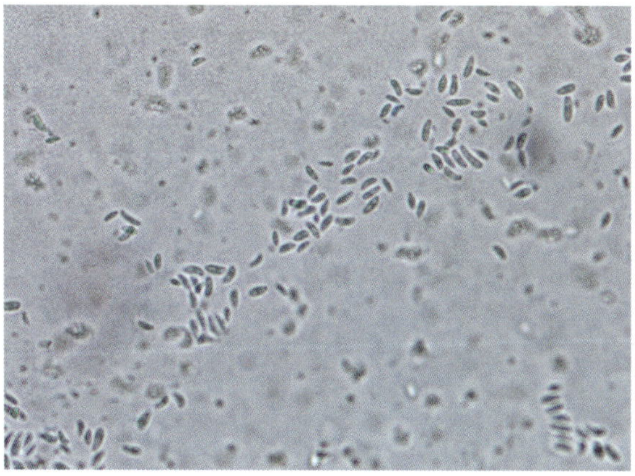

그림 2-105. ***Fusarium*의 현미경 소견**

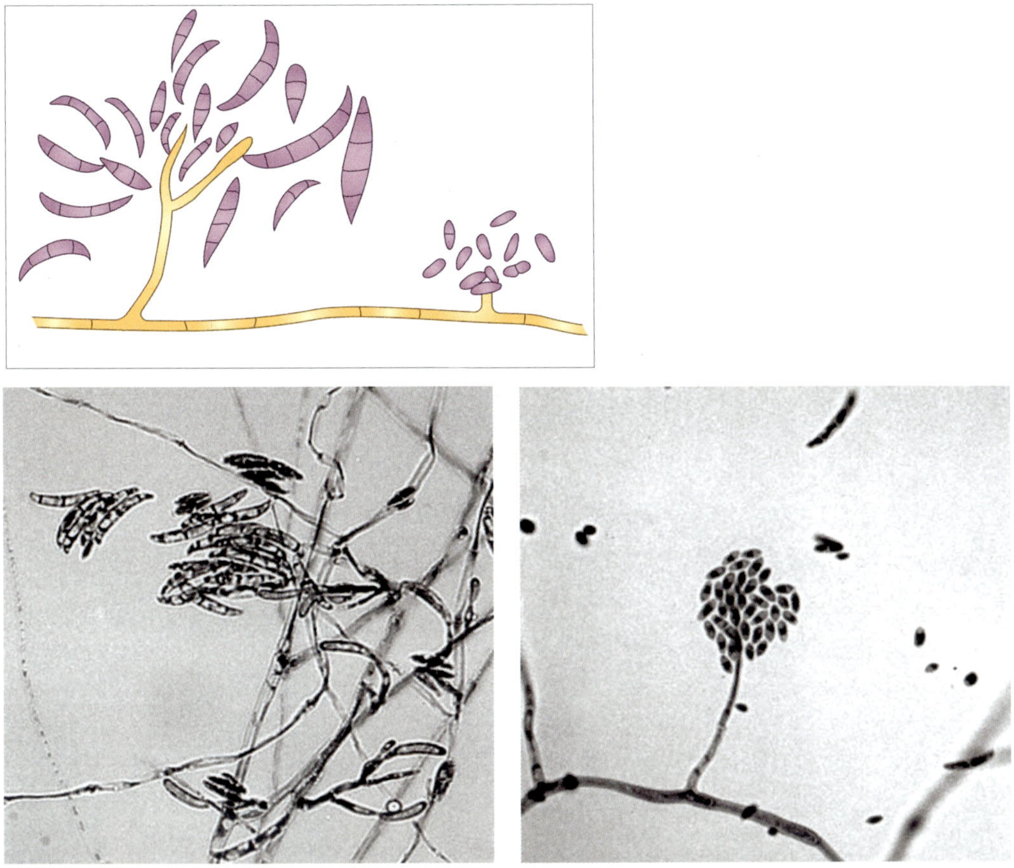

대분생자 소분생자

그림 2-106. *Fusarium*의 현미경적 형태

4. 갈색사상균증(Phaeohyphomycosis)

갈색진균(dematiaceous fungi)은 세포벽에 갈색이나 검은색 색소가 존재하는 진균으로 진균종(mycetoma), 색소모세포진균증(chromoblastomycosis), 갈색사상균증(phaeohyphomycosis) 등을 일으킨다. 갈색진균은 진균성 부비동염과 진균성 각막염의 매우 흔한 원인이며, 전신감염을 포함한 다양한 감염을 일으킨다. 배양 시 배지 전면에 주로 회색 또는 진갈색의 경계가 있는 집락을 보이며, 배지 뒷면이 멜라닌 색소에 의해 진하고 어두운 것이 특징이다. 현미경상으로 균사에 격벽을 가지고 있으며, 갈색, 진한 갈색 또는 검은색으로 착색되어 있다(그림 2-107). 주요 감염의 원인균으로는 *Alternaria, Bipolaris, Curvularia, Cladophialophora, Exserohilum* 등이 있다.

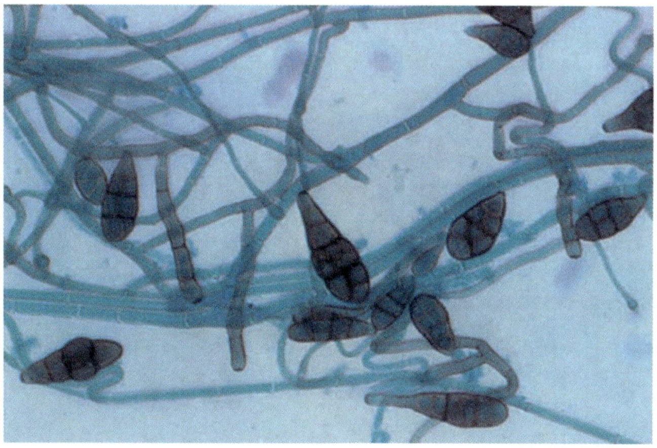

그림 2-107. ***Alternaria*(갈색진균)의** lactophenol cotton blud **염색소견**(×400)

1) *Alternaria*

(1) 병원성

*Alternaria*는 일반적으로 부생성 오염균으로 간주되지만, 면역저하 환자의 피하 조직에서 주로 발생하는 갈색사상균증을 일으키는 것으로도 알려져 있다. 또한 손발톱진균증, 각막염 및 비침습성 부비동염의 보고도 있다. 조혈모세포 이식 환자에게서는 국소 침습성 부비동염이 발생할 수 있다. *Alternaria*는 천식 및 과민성 폐렴에서도 중요한 역할을 할 수 있다.

(2) 집락의 형태

배지의 표면은 처음에는 회백색이며 솜털 모양이다가 나중에는 밝은 테두리를 가진 녹흑색 또는 갈색으로 변한다. 결국에는 짧고 회색빛을 띤 공기 균사로 덮일 수 있다. 뒷면은 검은색이다. 배양 속도는 빠르게 나타나 5일 안에 성장한다.

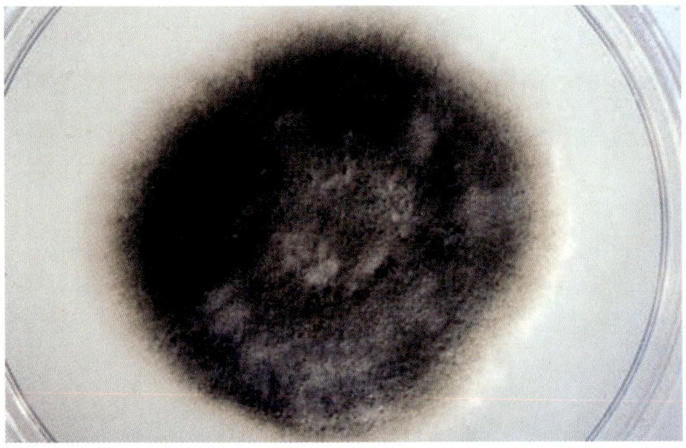

그림 2-108. ***Alternaria*** sp. SDA, 30℃, 5일. 배지의 표면.

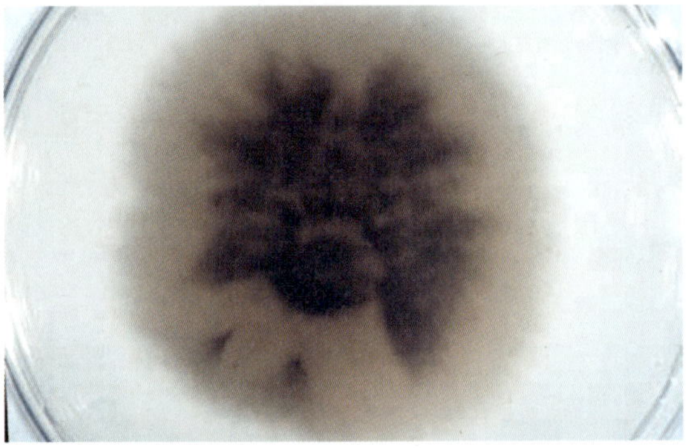

그림 2-109. ***Alternaria*** sp. SDA, 30℃, 5일. 배지의 뒷면.

(3) 현미경적 형태

균사는 격벽이 있고 어두운 색을 띤다. 분생자 가지는 격벽이 있으며, 길이가 다양하고, 때로는 지그재그 모양이다. 분생자는 크고(보통 8~16×23~50 μm) 갈색이며, 가로 및 세로 격벽이 모두 있고, 때로는 발아관을 생성하며, 단독으로 또는 사슬 형태로 발견된다. 분생자는 분생자 가지에 가까운 쪽 끝은 둥글고 꼭대기로 갈수록 좁아져 곤봉 모양을 형성한다. *Alternaria* spp.의 명명법은 분자적 특성에 대한 지속적인 연구를 통해 계속해서 개정되고 있다.

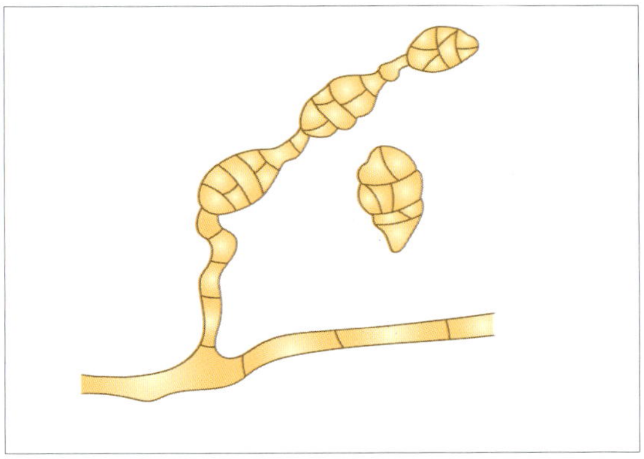

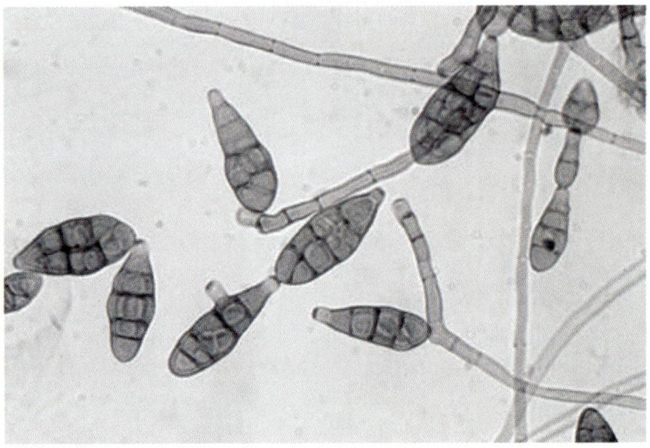

그림 2-110. ***Alternaria*의 현미경적 형태**

2) *Aureobasidium*

(1) 병원성

비교적 드문 갈색사상균증 원인균으로, 보고된 감염 사례에는 각막염, 복막염, 피부감염, 폐 감염 및 전신 감염이 포함된다. 임상 검체에서 오염균으로 발견되기도 한다.

(2) 집락의 형태

집락은 처음에는 흰색이며, 아주 드물게 옅은 분홍색을 띠기도 한다. 촉촉하고 크림 같은 외관을 보인다. 시간이 지나고 갈색 또는 검은색 영역(후막포자가 발달할 때)이 나타나고 흰색에서 회색빛 테두리를 가진 광택 있는 모습으로 변한다. 집락의 뒷면은 어둡다. 성장 속도는 빠르게 나타나며 3~5일 이내에 성장이 나타나지만, 색소 생성 및 특징적인 형태는 더 긴 배양 기간이 필요할 수 있다.

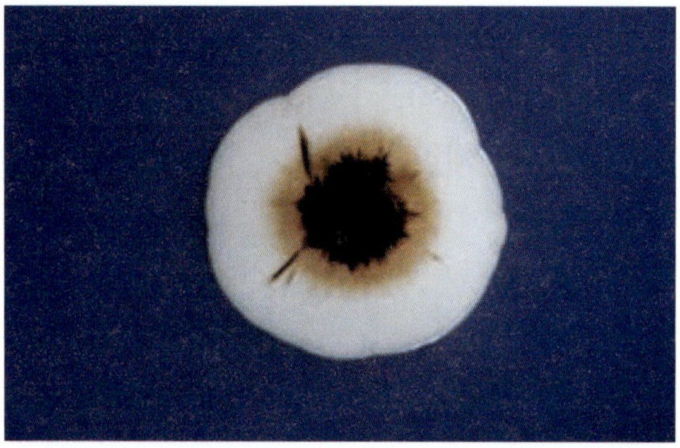

그림 2-111. ***Aureobasidium pullulans,*** SDA, 30℃, 7일.

(3) 현미경적 형태

초기 집락은 단세포성 출아 효모와 유사한 세포로 구성된다. 두 가지 유형의 균사(직경 3~12 μm)가 발달한다. (i) 투명하고 섬세하며 얇은 벽을 가진 균사로 특정 생식력이 있는 지점의 벽에서 직접 분아포자를 생성한다. (ii) 두꺼운 벽을 가진 어둡고 격벽이 촘촘한 균사로 후막포자가 되며, 분아포자를 생성하기도 한다. 분아포자는 투명하고 타원형이며, 크기가 다양하고(평균 3~6 × 6~12 μm), 출아를 통해 계속 증식할 수 있다. 주로 투명한 균사에서 동시에(즉, 각각 별도의 생식력이 있는 지점에서) 형성된다. 초기 효모 형태는 *Candida* spp. 또는 *Exophiala dermatitidis* 및 *Hortaea werneckii*의 초기 배양균과 유사할 수 있지만, 성장 속도 및 현미경적 형태를 통해 구별할 수 있다. *A. pullulans*는 *Hormonema dematioides* 와 가장 혼동하기 쉬우며, 이 두 균류의 구별은 표 2-15를 참조한다.

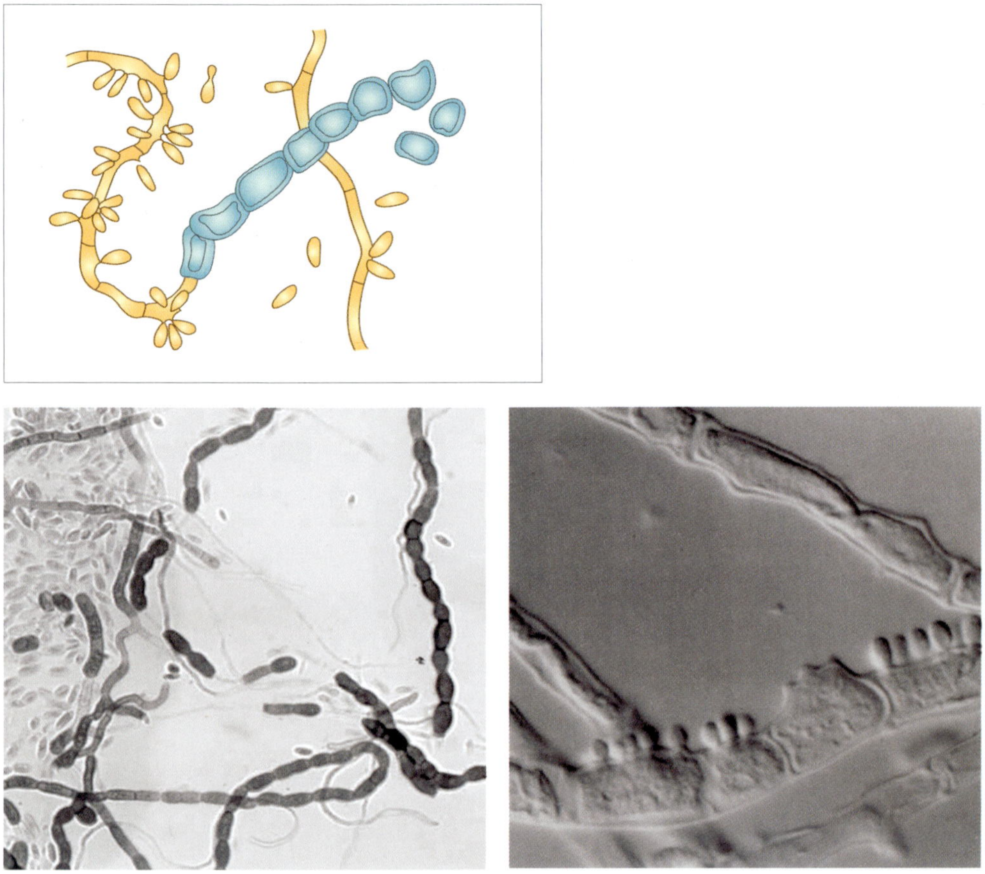

blastocondia의 동시 생산. Wiley Schell 제공

그림 2-112. *Aureobasidium*의 현미경적 형태

표 2-15. *Aureobasidium pullulans*와 *Hormonema dematioides*의 감별 특징

균종	MDG[a] 동화	투명 분생자 형성[b]	
Aureobasidium pullulans	양성	주로 투명 균사에서 형성됨. 동시에 발달(즉, 분생자는 각각 분리된 생식력이 있는 지점에서 동시에 형성됨. 이러한 지점은 종종 매우 가까워서 분생자 무리를 생성함)	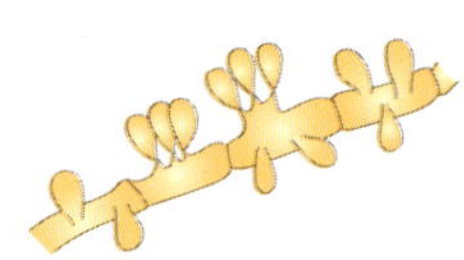
Hormonema dematioides	음성	투명 및 어두운 균사 모두 형성됨. 비동기적으로 발달(즉, 분생자는 동일한 단일 생식력이 있는 지점에서 연속적으로 생성됨. 분생자는 짧은 사슬을 형성하거나 느슨한 무리로 모일 수 있음)	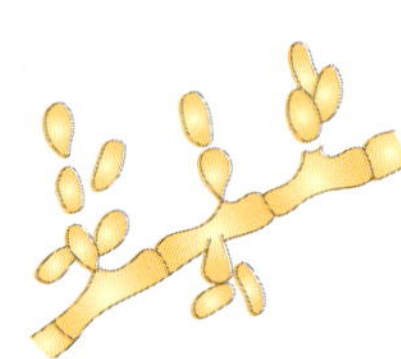

[a] Methyl-a-d-glucoside (MDG) 동화는 API 20CAUX panel (bioMerieux, Hazelwood, MO)을 사용하여 실험

[b] 현미경적 형태는 Dalmau 방법에서 가장 잘 확인된다. cornmeal-Tween 80 medium, 25°C, 장기간 배양(어두운 균사가 발달할 때까지)

3) *Cladosporium*

(1) 병원성

일반적으로 부생성 오염균으로 간주되지만, 감염 사례는 드물다.

(2) 집락의 형태

집락의 표면은 녹갈색 또는 검은색이며 회색 벨벳 같은 솜털이 있고, 쌓여서 약간 접힌 모양을 형성한다. 뒷면은 검은색이다. 성장은 25℃에서 7일 이내에 성숙하는 중간 정도의 속도를 보인다. 대부분의 균주는 37℃에서 자라지 않지만, 일부는 자라기도 한다.

그림 2-113. ***Cladosporium*** sp. SDA, 30℃, 7일.

(3) 현미경적 형태

균사는 격벽이 있고 어두운 색을 띤다. 분생자가지는 보통 두 개 이상의 분생자 사슬을 생성한다. 분생자는 갈색이고 둥글거나 타원형(3~6 × 4~12 μm)이며, 일반적으로 매끄럽다. 분생자는 분지하는 나무 모양의 사슬을 형성하고 쉽게 떨어져 나가며, 분생자가지 또는 다른 분생자에 부착되었던 지점에 어두운 반점(hila)을 보인다. 분생자 사슬을 지니는 세포는 크고 때로는 격벽이 있으며, 방패 모양(shield cells)과 유사하여 단독으로 관찰될 경우 대분생자로 오인될 수 있다.

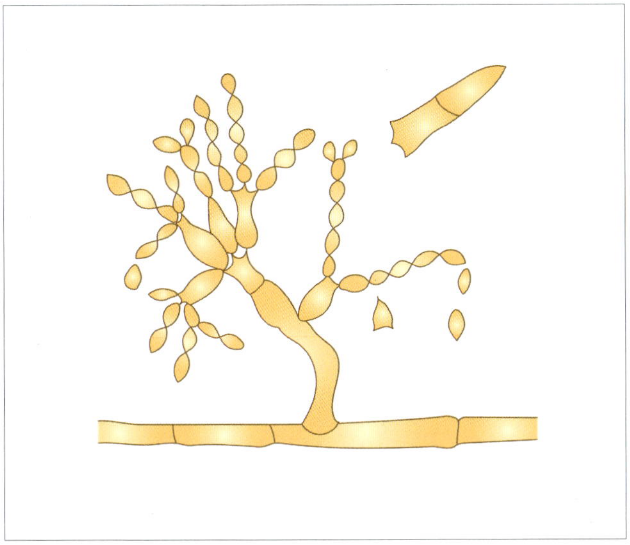

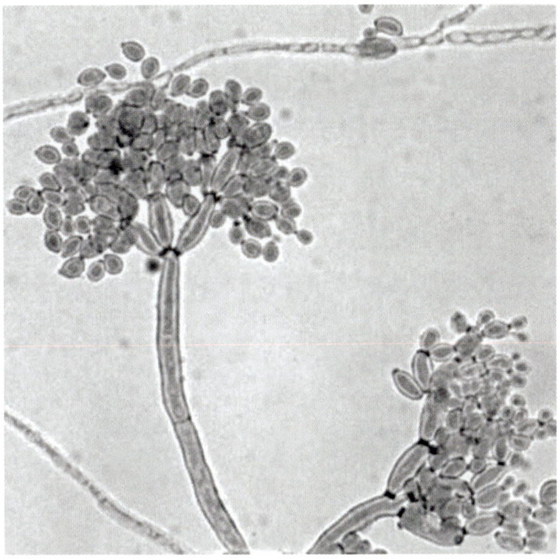

그림 2-114. *Cladosporium*의 현미경적 형태

4) *Curvularia*

(1) 병원성

기회감염의 원인균으로, 가장 흔하게 각막염 및 알레르기, 만성 부비동염을 유발한다. 또한 손발톱진균증, 균종, 피하 조직 및 심부 조직을 포함한 다양한 부위에서 갈색사상균증을 일으킬 수 있다. 부비동염 이후 뇌로 전파되는 경우도 있다.

(2) 집락의 형태

집락은 짙은 올리브 녹색에서 갈색 또는 검은색이며 분홍빛 회색의 솜털 모양 표면을 가진다. 뒷면은 어둡다. 성장은 빠르며, 5일 이내에 성장한다.

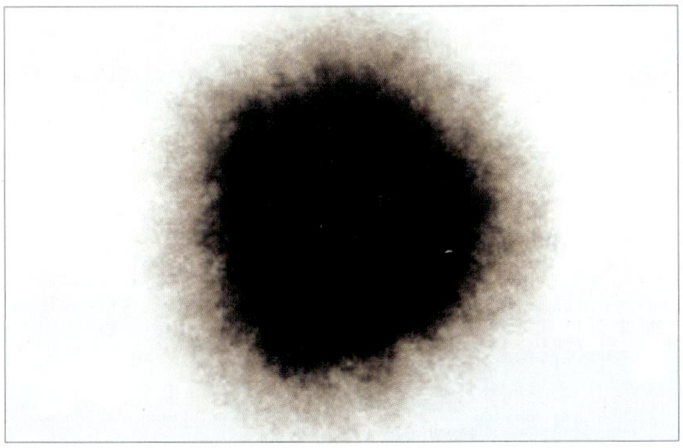

그림 2-115. ***Curvularia*** sp. SDA, 30℃, 5일

(3) 현미경적 형태

균사는 격벽이 있고 어두운 색을 띤다. 분생자 가지는 분지하며, 분생자 형성 지점에서 굽거나 울퉁불퉁하다. 분생자는 크고(8～14×21～35 μm), 보통 4개의 세포를 가지며, 중앙 세포의 팽창으로 인해 결국 휘어진 모양을 나타낸다. *Curvularia*에는 여러 종이 있으며, GPDH(glyceraldehyde-3-phosphate dehydrogenase) 및 ITS 유전자를 포함한 분자적 방법으로 가장 잘 구별된다. *Curvularia* 속은 현재 활발한 분류학적 개정이 진행 중이다.

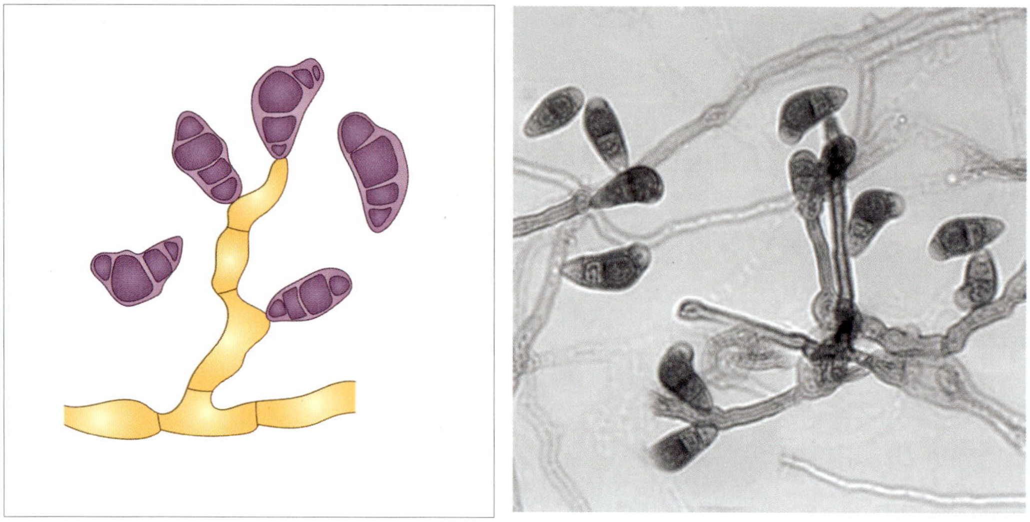

그림 2-116. ***Curvularia*의 현미경적 형태**

5) *Epicoccum*

(1) 병원성

일반적으로 오염균으로 알려져 있으며 질병을 일으키지 않는다.

(2) 집락의 형태

집락은 불규칙한 솜털 모양이며, 처음에는 균사의 색깔로 인해 노란색에서 주황색을 띤다. 성숙한 검은색 분생포자가 형성되면 갈색에서 검은색으로 변한다. 뒷면은 때때로 빨간색이거나 짙은 갈색 또는 회색일 수 있다. 확산성 색소는 배지를 노란색, 주황색, 빨간색 또는 갈색으로 물들일 수 있다. 성장 속도는 중간 정도이며 7일 이내에 성장한다.

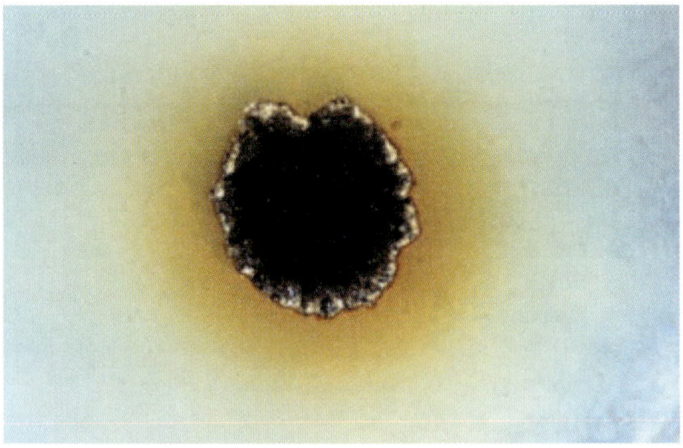

그림 2-117. ***Epicoccum*** **sp. PDA, 30°C, 7일. 배지 표면.**
노란색-주황색 확산 색소 확인

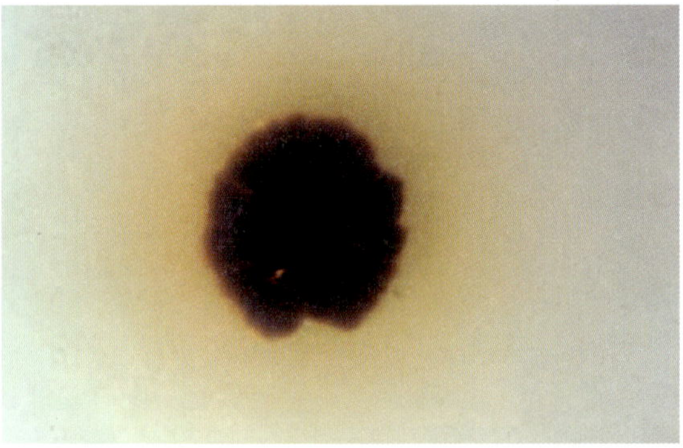

그림 2-118. ***Epicoccum*** **sp. PDA, 30°C, 7일. 배지 뒷면.**
노란색-주황색 확산 색소 확인

(3) 현미경적 형태

짧은 분생자 가지는 균사에서 반복적으로 분지하여 분생포자가 발생하는 빽빽한 덩어리(분생자욕, sporodochium)를 형성한다. 초기 분생자는 둥글거나 서양배 모양이며, 옅은 색이고 매끄러우며 격벽이 없다. 후기 분생자(직경 15~30 μm)는 거의 둥글고, 세로 및 가로 격벽이 있으며, 짙은 갈색 또는 검은색이고, 종종 거칠고 사마귀 모양을 가진다. 특징적으로 모든 단계의 분생자가 분생자욕에 동시에 존재한다.

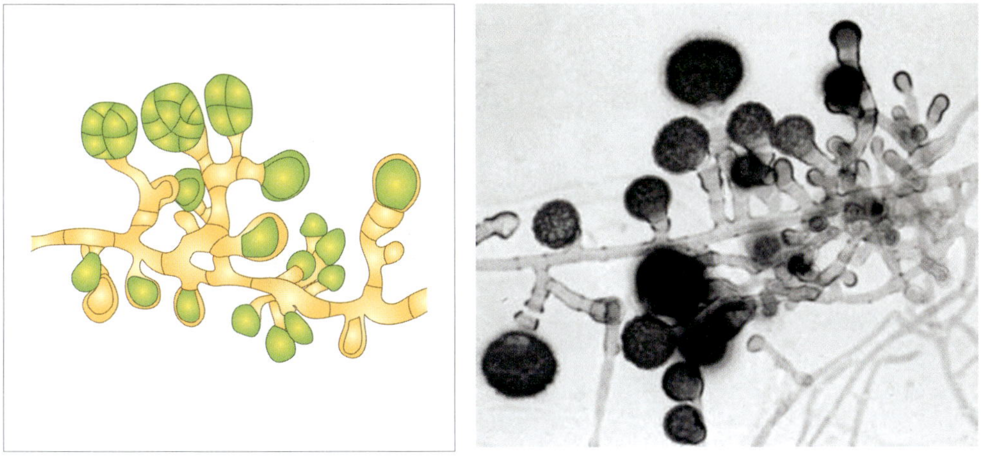

그림 2-119. ***Epicoccum*의 현미경적 형태**

6) *Nigrospora*

(1) 병원성

일반적으로 오염균으로 간주되며, 질병 관련성은 거의 보고되지 않았다.

(2) 집락의 형태

집락은 촘촘하고 솜털 모양이다. 처음에는 흰색, 그 다음에는 회색으로 변한다. 시간이 지남에 따라 검은색 분생포자가 나타난다. 뒷면은 검은색이다. 성장 속도는 빠르며 4일 이내에 성장한다.

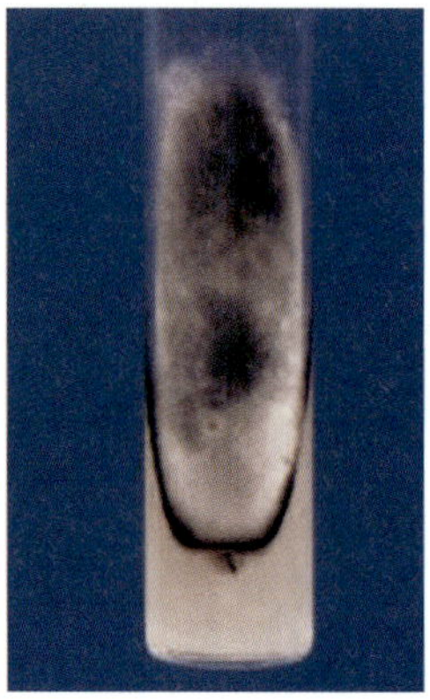

그림 2-120. ***Nigrospora*** sp. SDA, 30°C, 4일.

(3) 현미경적 형태

균사는 격벽이 있으며 짧은 분생자 가지는 부풀어 오르고 분생포자 형성 지점에서 가늘어진다. 분생자는 크고 밀집된 검은색이며 둥글고 약간 납작하다(직경 14~20 μm).

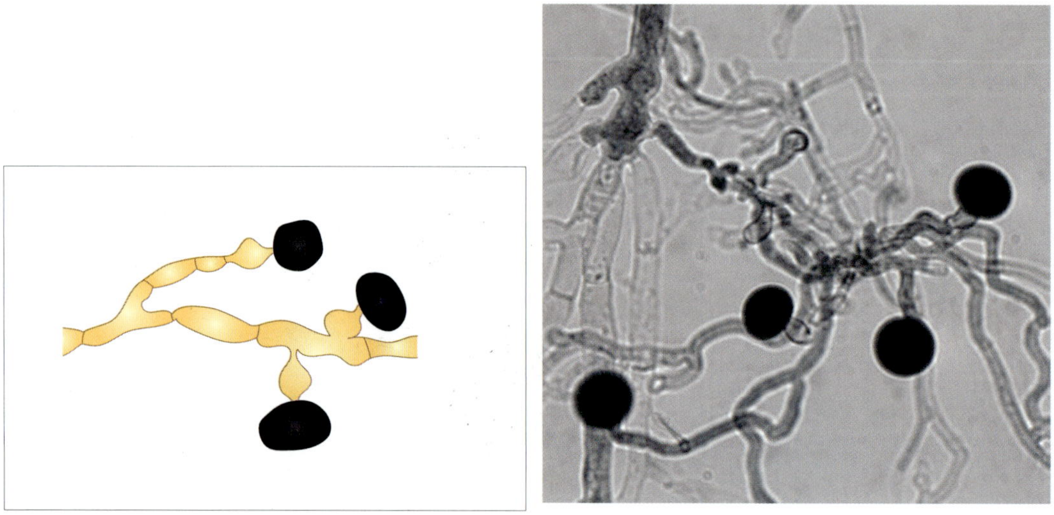

그림 2-121. ***Nigrospora*의 현미경적 형태**

5. 폐포자충증(Pneumocystosis)

폐포자충(*Pneumocystis jirovecii*, 구명, *P. carinii*)은 매우 쇠약하거나 후천면역결핍증 같은 면역약화 환자에서만 기회감염을 유발한다. AIDS 환자의 가장 흔한 기회감염균이다. 폐 포자충은 과거에는 기생충인 원생동물로 생각되었으나, 최근 형태학적 및 분자유전학적 증거에 의해 계통발생학적으로 진균에 속한다고 밝혀졌다.

1) *Pneumocystis jirovecii*

(1) 병원성

폐포자충증(Pneumocystosis)을 일으킨다. 이 균에 의한 1차 감염은 폐에서 일어나므로 인체 침입경로는 폐로 생각된다. 폐에서 나타내는 주요 특징은 폐포 공간에 거품 같은 삼출물이 나타나는 것이다. 이 거품은 폐 생검뿐만 아니라 기관지 폐포 세척 및 유도 객담 검체에서도 관찰될 수 있다. 이러한 반응은 *P. jirovecii*의 감염을 확진하는 데 결정적인 역할을 한다. 병원체는 거품 같은 삼출물에서 관찰된다. 드물게 육아종성 반응이 보고되기도 한다.

(2) 현미경적 형태

폐포자충에 가장 일반적으로 사용되는 염색(GMS, calcofluor white, toluidine blue O)은 영양형이 아닌 포낭형을 염색한다. 포낭(직경 4~7 μm)은 출아하지 않으며 원형, 타원형 또는 초승달 모양이다. 포낭은 부분적으로 두꺼운 벽을 가지는 특징이 있으며, GMS로 염색하면 단일 또는 이중 쉼표 또는 괄호 모양의 어두운 점으로 보인다. 병원체는 두껍고 거품 같은 배경에 작은 무리로 발생한다. 면역염색을 주로 이용하며, *P. jirovecii*는 일반적인 방법으로 배양할 수 없다.

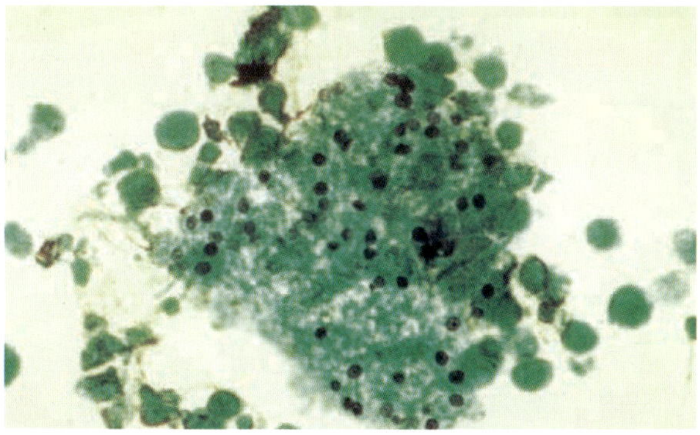

그림 2-122. **폐에 있는 *Pneumocystis jirovecii*** (구명, *Pneumocystis carinii*). GMS.

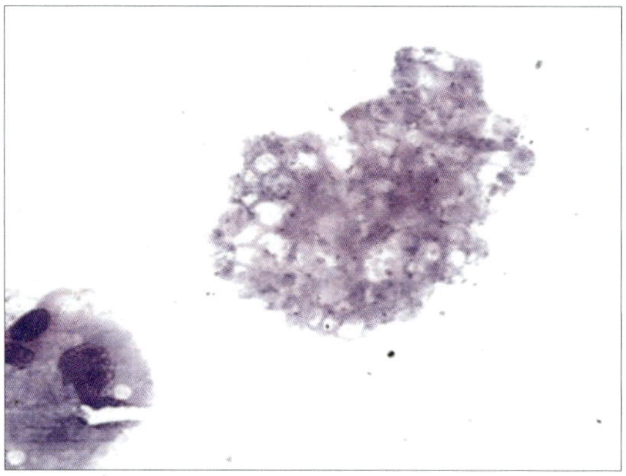

그림 2-123. **기관지폐포세척액에서의 *Pneumocystis jirovecii.*** Giemsa 염색으로 intracystic form이 관찰된다.(×1,000)

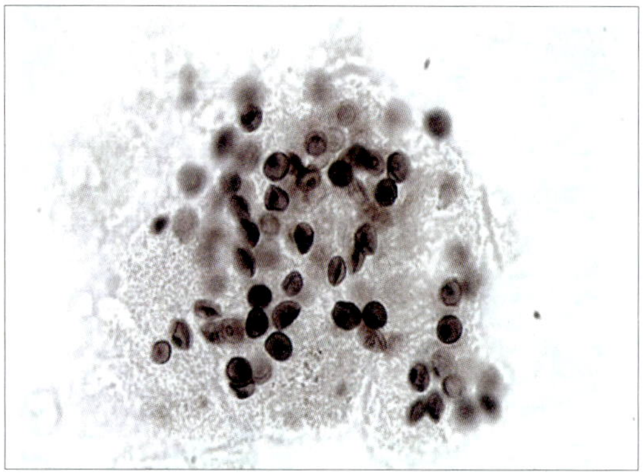

그림 2-124. **기관지폐포세척액에서의 *Pneumocystis jirovecii.* GMS 염색.** 붕괴되거나 그대로인 포자낭(cyst)이 관찰된다.(×1,000)

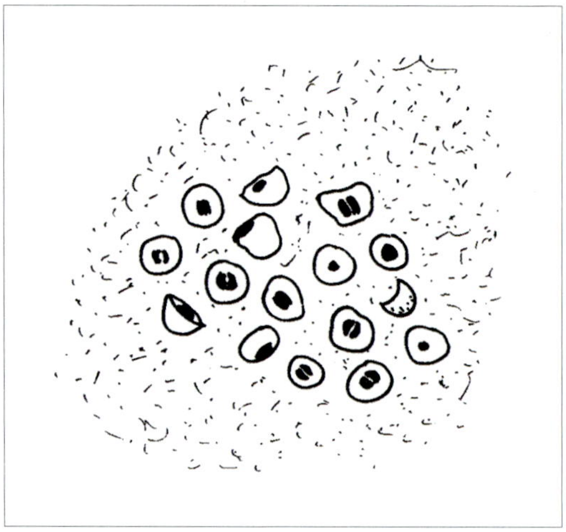

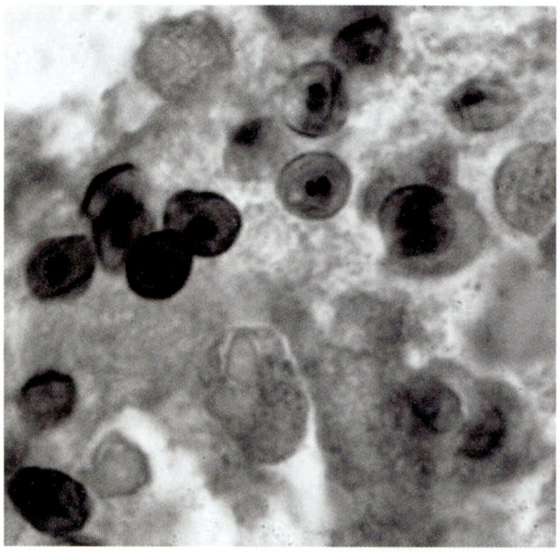

Joan Barenfanger 제공

그림 2-125. ***Pneumocystis jirovecii*의 형태**

참고 *P. jirovecii*는 사람에게서 발견되는 종이고, *P. carinii*는 쥐에게서 발견되는 종이다. PCP라는 약어는 원래 *Pneumocystis carinii* pneumonia(폐렴)의 약자였지만, 현재는 *Pneumocystis* pneumonia(폐렴)를 의미한다.

기회감염 진균증 핵심정리

*Lichtheimia, Mucor, Rhizopus*의 현미경적 형태

- ***Lichtheimia***: 무격벽균사, 접합균류, 가근과 가근 사이에 포자낭 있음.

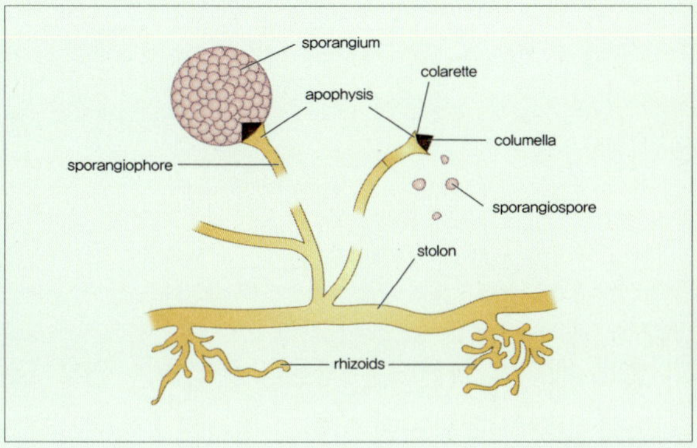

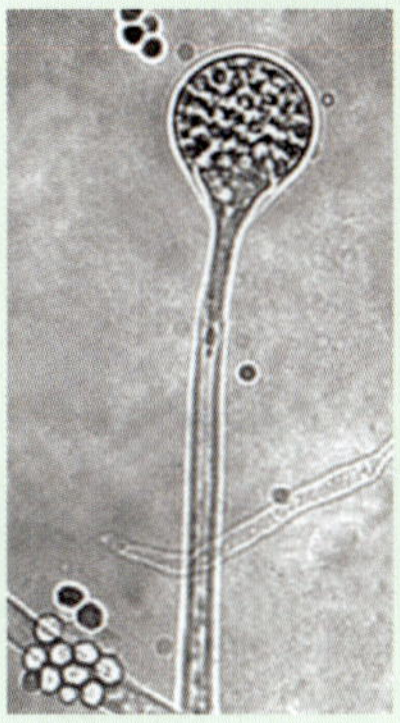

- ***Mucor***: 무격벽균사, 접합균류, 가근을 형성하지 않음.

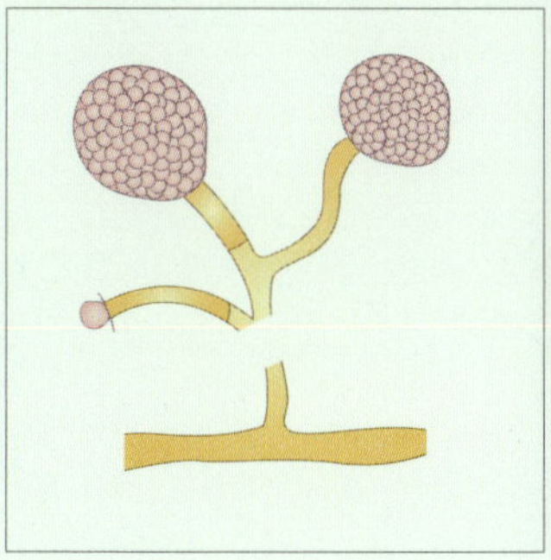

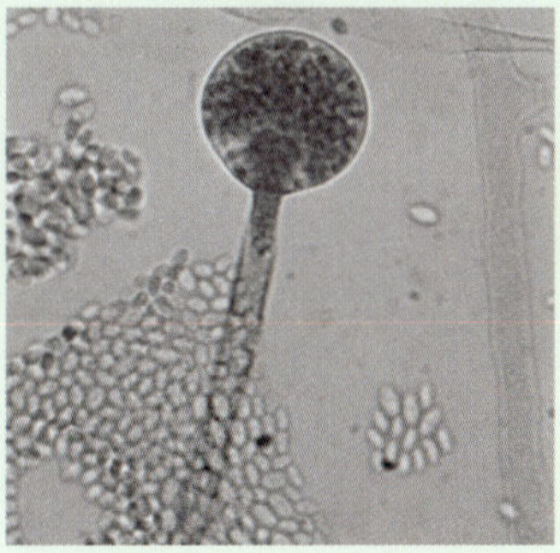

- ***Rhizopus*** : 무격벽균사, 접합균류, 가근 바로 반대편 위에 포자낭 있음.

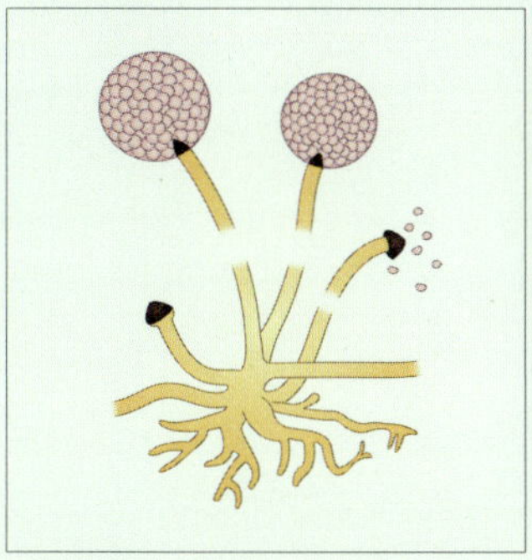

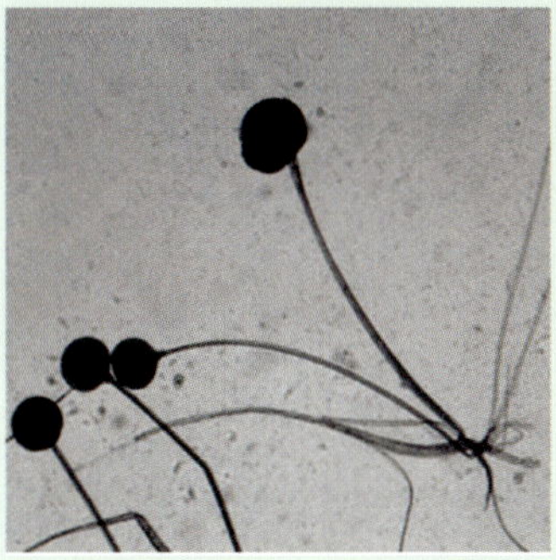

- ***Aspergillus fumigatus***: 초자양사상균, 소병자는 단층으로 밀집되어 있으며, 소포의 상부 2/3 지점에서 만 형성 됨.
- ***Aspergillus niger***: 초자양사상균, 일부 검은색 색소성분이 나타남. 소병자는 복층으로 소포 전체를 둘러 싸고 방사형으로 퍼져 있음.

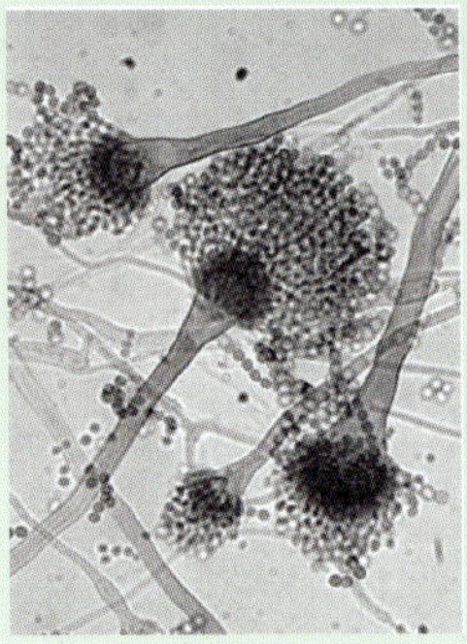
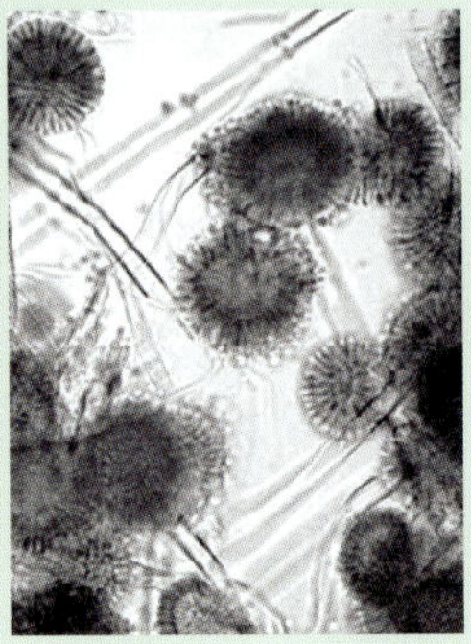

- ***Penicillium*** : 집락은 다양한 색을 가짐. 붉은색 뒷면과 함께 배지에 확산되는 색소를 생성하는 경우 *Talaromyces marneffei*를 고려, 특히 환자가 최근 동남아시아를 방문한 경우라면 이형성 검사를 시행해야 함. 현미경적 형태의 전체 구조는 붓 모양을 형성.

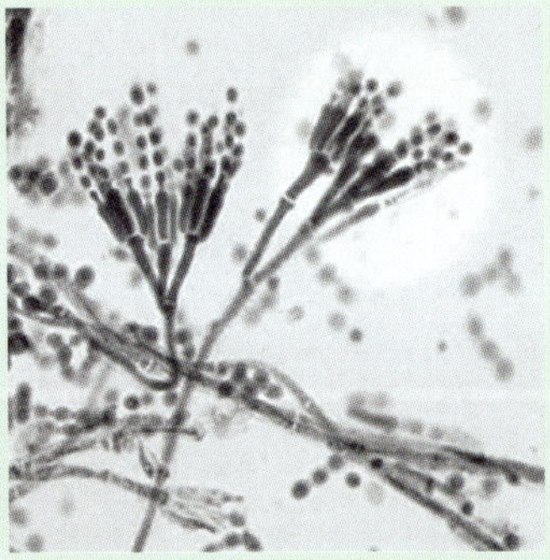

- ***Fusarium*** : 진균성 각막염의 흔한 원인균이며, 오염된 곡물로 만든 음식 섭취로 인해 치명적인 독소증이 보고 됨. 낫 모양 또는 카누 모양의 대형 분생포자(3~5개의 격벽을 가짐).

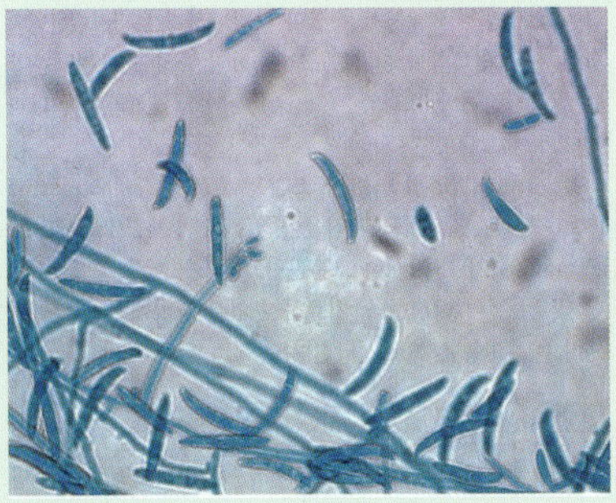

- ***Alternaria*** : 갈색진균, 분생자는 가로 및 세로 격벽이 모두 있고 분생자 가지에 가까운 쪽 끝은 둥글고 꼭대기로 갈수록 좁아져 곤봉 모양을 형성.

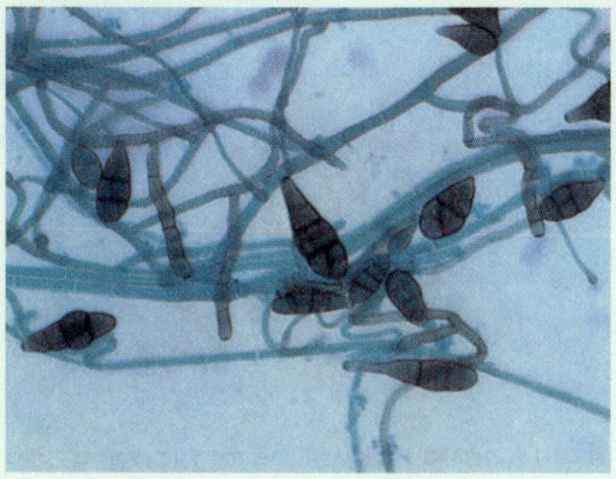

VI 효모에 의한 진균증

학습목표

1) 질병을 잘 일으키는 효모를 2가지 이상 열거한다. (A)
2) 진균의 현미경적 소견을 설명한다. (A)
  (1) *Candidida albicans*
  (2) *Cryptococcus neoformans*
  (3) *Geotrichum candidum*

1. 칸디다증(Candidiasis)

칸디다는 기회감염을 일으키는 원인 진균 중 가장 중요하며 병원성 혈류감염의 흔한 원인균이다. *Candida albicans*는 인체 칸디다증의 가장 흔한 원인균이며 환자의 기저질환이나 치료의 종류에 따라 다르지만 일반적으로 칸디다 혈류감염의 40~70%를 차지한다.

칸디다는 사람과 정온동물의 정상균무리로 존재하며, 특히 소화기관, 질, 요도, 피부 및 손발톱 아래에서 흔히 발견된다. 칸디다 감염은 주로 정상균무리에 의한 내인성 기회감염으로, 소화기관 점막 손상 시 혈류로 이동하여 칸디다혈증을 유발할 수 있다. 또한, 오염된 세척액, 정맥 영양액, 의료기기 등을 통해 외인성으로 감염될 수 있으며, 의료진의 손을 통해 환자 간 전파도 가능하다.

다양한 칸디다 균종 중 *C. albicans*가 가장 흔한 원인균으로, 생식기, 피부, 구강 감염의 주요 원인이며, 혈류 및 침습성 감염에서도 높은 비중을 차지한다. 칸디다혈증은 입원 환자, 특히 악성 혈액 종양, 소화기 수술 환자, 미숙아 및 고령 환자에게서 발생 위험이 높으며, 사망률 또한 높다. 칸디다혈증은 효과적인 예방, 진단 및 치료를 통해 예후를 개선할 수 있으며, 광범위 항균제 사용 제한, 카테터 관리 개선, 감염 관리 등이 중요하다.

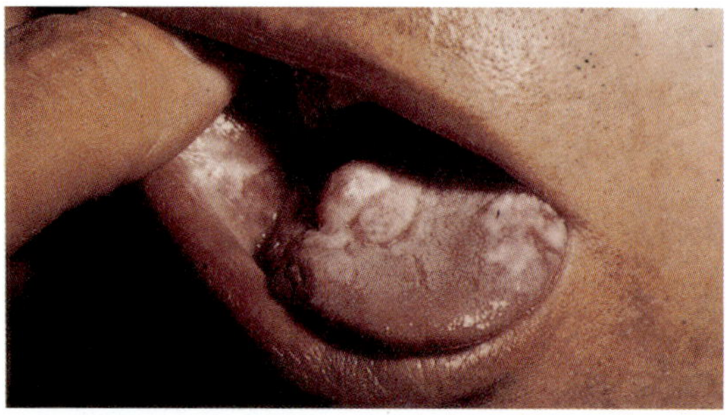

그림 2-126. **구강 칸디다증**

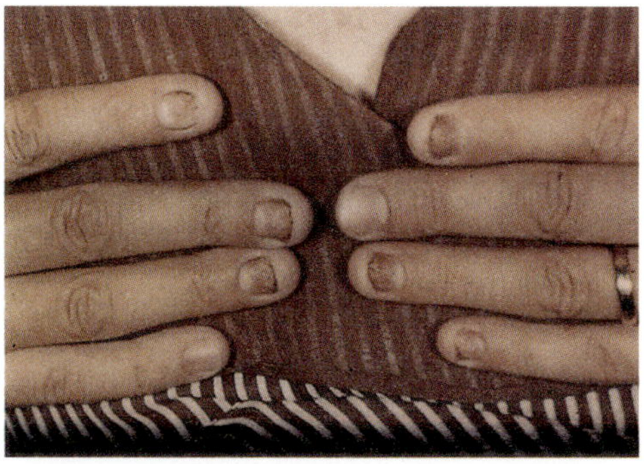

그림 2-127. 손발톱 칸디다증

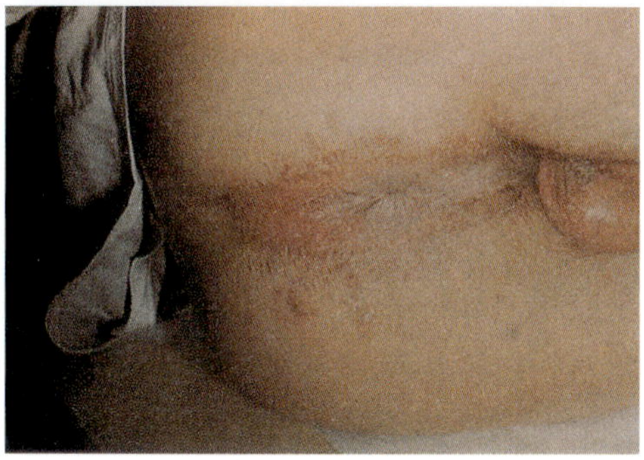

그림 2-128. 항생제 장기복용 환자의 칸디다증

칸디다증 진단은 병변 검체의 직접 관찰 및 배양을 통해 이루어진다. 점막이나 피부 조직 검체의 KOH 도말검사 또는 염색을 통해 분아포자, 거짓균사, 유격균사 등을 확인하고, 발색 배지(CHROMagar Candida)를 이용한 배양으로 칸디다 균종을 검출 및 동정할 수 있다. 필요시 피부 병터 생검을 통한 조직 검사를 시행하며, 혈액, 뇌척수액 등 무균 검체에서 균 배양을 시행하기도 한다. 칸디다 균종은 항진균제 감수성이 다를 수 있으므로 발아관 시험, CHROMagar Candida, 당동화 시험 등을 통해 정확한 동정이 필요하며, 최근에는 MALDI-TOF (Matrix-assisted laser desorption ionization-time of flight) 질량분석기를 이용한 동정 방법도 증가하고 있다.

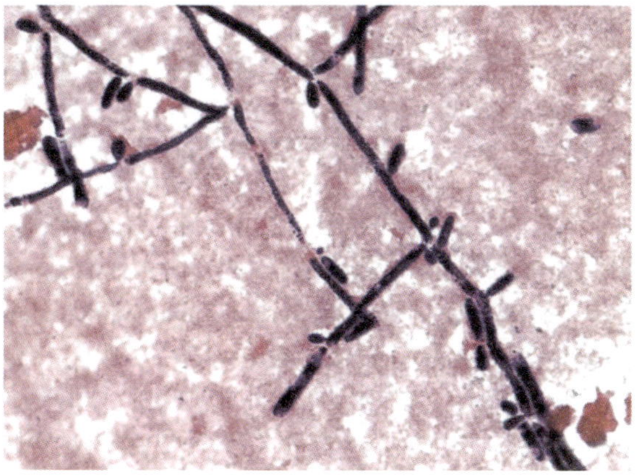

그림 2-129. 칸디다의 분아분생자와 거짓균사(그람염색, ×1,000)

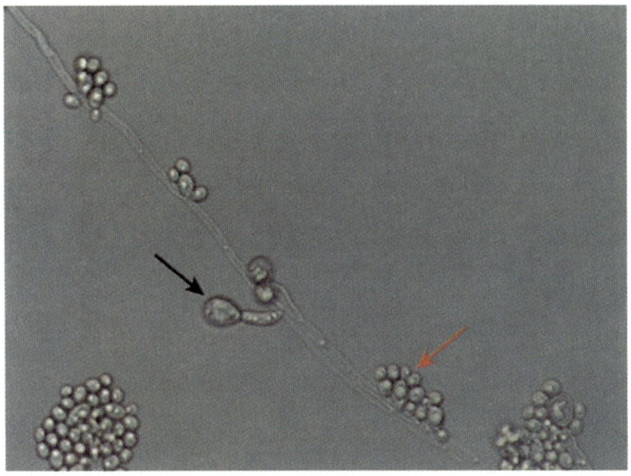

그림 2-130. ***C. albicans*의 cornmeal 한천배지 소견.** 큰 후막포자(검은색 화살표), 분아분생자(빨간색 화살표), 균사 및 거짓균사.

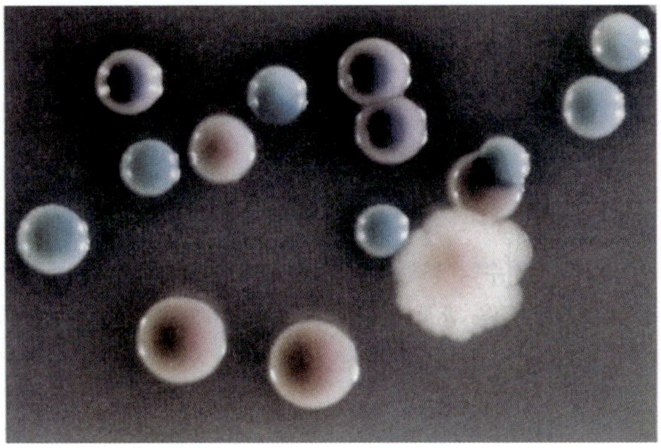

그림 2-131. **발색배지(CHROMagar Candida)를 이용한 칸디다 균종의 분리.** *C. albicans*는 녹색, *C. tropicalis*는 청회색 그리고 *K. krusei*는 크고 불규칙한 모양의 분홍색 집락을 보인다. 기타 다른 모양과 색의 집락은 이러한 세가지 균종을 포함한 다양한 균종의 가능성이 있다.

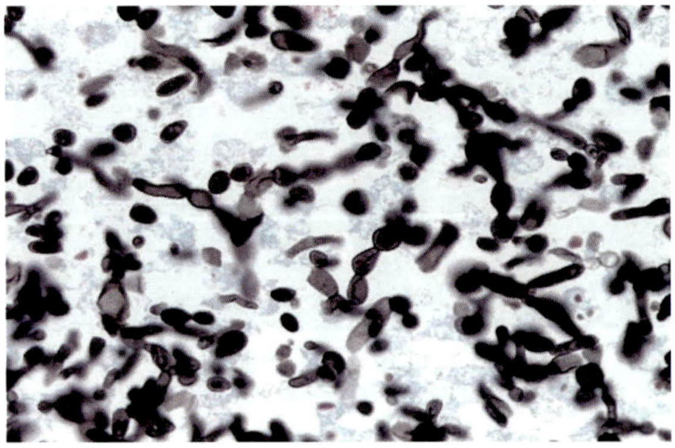

그림 2-132. **칸디다의 Gomori methenamine silver(GMS) 염색 소견.** 분아하는 효모균과 거짓균사가 보인다(×1,000).

1) *Candida albicans*

(1) 병원성

칸디다증(candidosis)의 가장 흔한 원인균으로, 신체 어느 부위든 급성, 아급성 또는 만성 감염을 일으킬 수 있다. 피부, 구강, 질, 위장관 등의 정상균총으로 존재한다. 따라서 대변에서도 흔히 발견되지만 큰 의미는 없다.

(2) 집락의 형태

집락은 크림색의 부드러운 반죽 형태이다. 혈액 한천 또는 초콜릿 한천과 같은 영양이 풍부한 배지에서는 집락 경계면에 톱니 모양 돌출 부분이 나타난다. CHROMagar Candida 배지에서는 녹색 집락을 형성한다. 성장 속도는 빠르며 3일 이내에 성장한다.

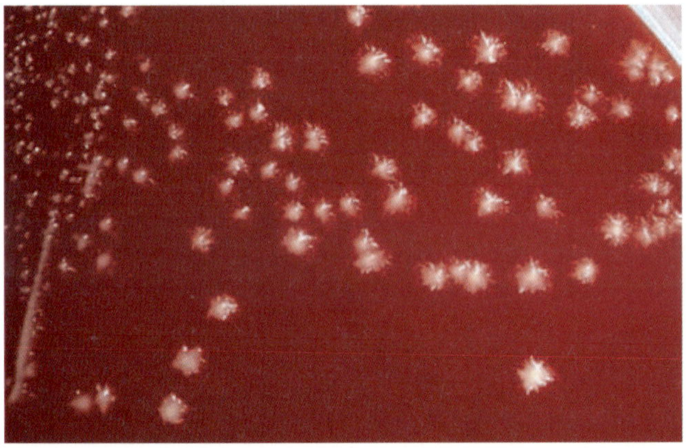

그림 2-133. ***C. albicans.* 양 혈액 한천 배지,** 경계에 돌출 부분이 보이는 집락, 35°C, 2일.

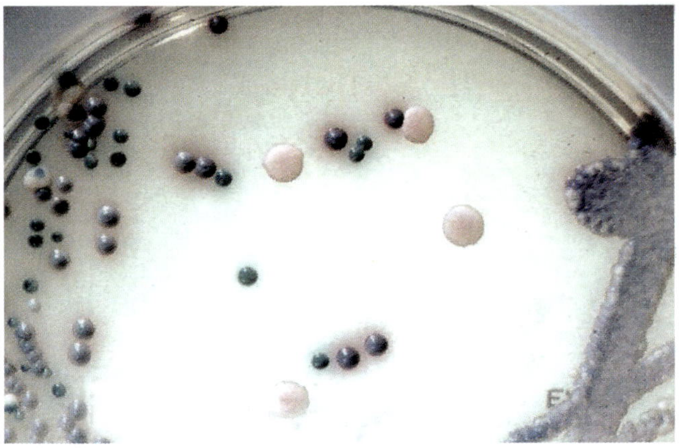

그림 2-134. **CHROMagar: 녹색 집락,** *C. albicans*; 청색 집락, *C. tropicalis*; 분홍색의 건조한 집락, *C. krusei*.

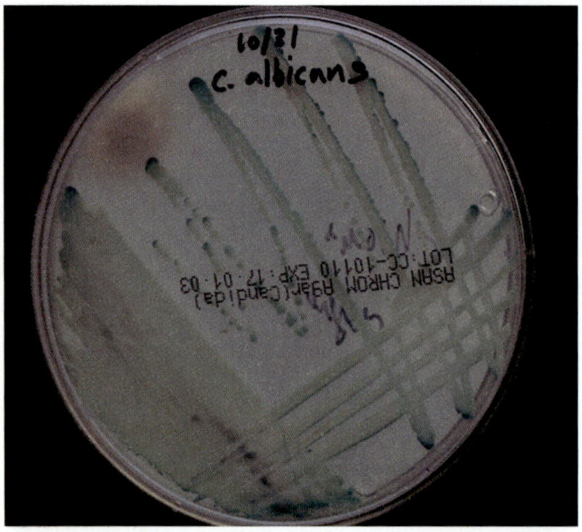

그림 2-135. CHROMagar: **녹색 집락**, *C. albicans*, 뒷면

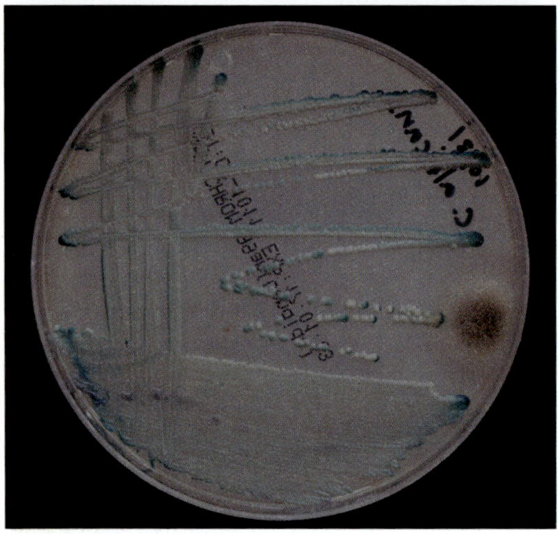

그림 2-136. CHROMagar: **녹색 집락,** *C. albicans*, 앞면

(3) 현미경적 형태

일반적인 1차 배지에서 효모 세포는 둥글거나 타원형(3.5~7 × 4~8 μm)이다. 25°C에서 72시간 동안 cornmeal-Tween 80 배지에서 배양하면 격벽 부위에 둥근 분아포자 무리가 있는 거짓균사(일부 진성균사 포함)가 형성된다. 크고 두꺼운 벽을 가진 말단 후막포자가 특징적으로 형성되며, 주로 커버슬립 가장자리 근처에서 관찰된다. 후막포자 형성은 30~37°C에서 억제된다. *C. albicans*는 발아관 시험에서 양성 반응을 보인다. 효모 유사 속의 구별은 표 2-16를 참조하고, 가장 흔하게 접하는 *Candida* 종의 특징은 표 2-17을 참조한다.

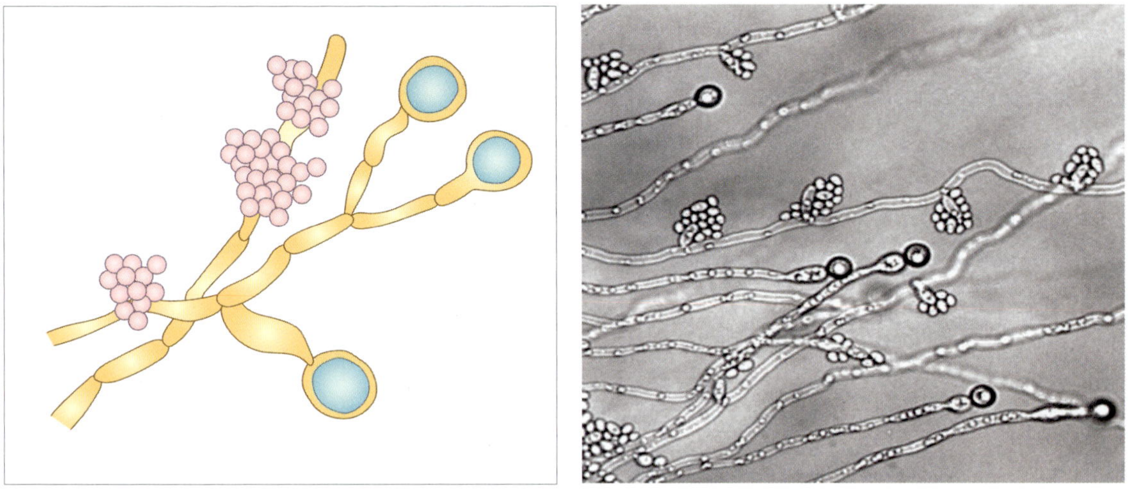

그림 2-137. *Candida albicans*의 현미경적 형태

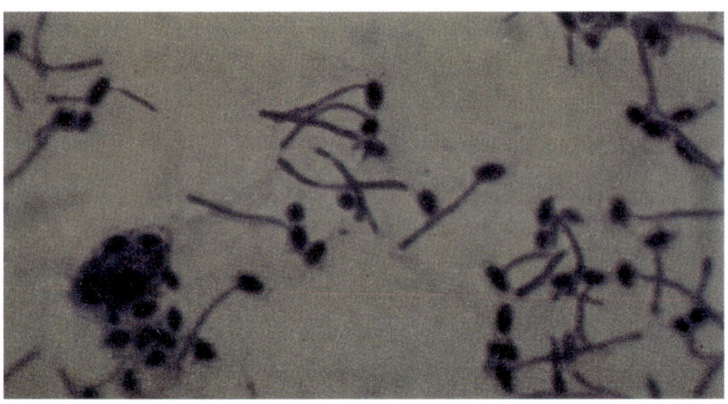

그림 2-138. *Candida albicans*의 발아관

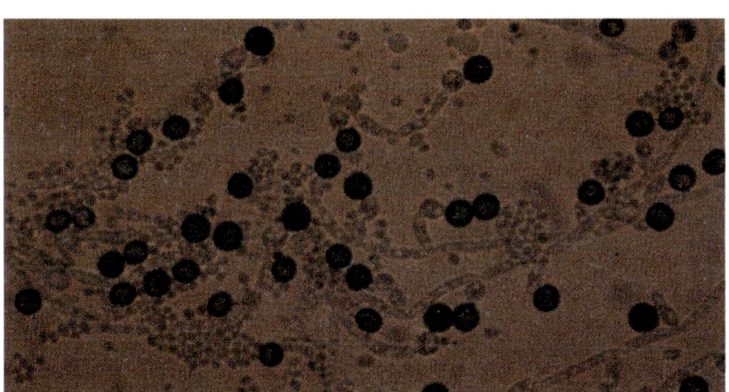

그림 2-139. *Candida albicans*의 후막포자

표 2-16. **임상에서 흔히 접하는 효모 및 효모 유사 균의 속 특징**[a]

균주	cornmeal-Tween 80 배지, 25°C					자낭포자	포자낭	협막	Urease	Growth:		
	거짓균사	진성균사	균사를 따라 있는 분아포자 (Blastoconidia along hyphae)	분절포자	환형포자 (Annell-oconidia)					With cycloheximide at 25°C	On SDA at 37°C	In Sabouraud broth
Candida	+	적음	+	0	0	0	0	0	0^{V}	V	$+^{V}$	일부 좋은 표면 성장 보임
Rhodotorula	0^{R}	0		0	0	0	0	V	+	0^{V}	$+^{V}$	표면 성장 없음
Cryptococcus	0^{R}	0		0	0	0	0	+	+	0	V	표면 성장 없음
Saccharomyces	V	0		0	0	+	0	0	0	0	+	표면 성장 없음
Wickerhamyes (이전 *Pichia, Hansenula)*	0^{V}	0		0	0	+	0	0	0	0	V	표면 성장 없음
Malassezia	0^{R}	0^{R}		0	0	0	0	0	+	$+^{W,V}$	$+^{V}$	표면 성장 없음
Prototheca	0	0		0	0	0	+	0^{V}	0	0	$+^{V}$	표면 성장
Geotrichum	0	+	0	+	0	0	0	0	0	0	0^{W}	펠리클 형식
Trichosporon	+	+	+	+	0	0	0	0	+	$+^{V}$	$+^{V}$	펠리클 형식
Blastoschizomyces	+	+	+	0^{V}	+	0	0	0	0	+	+	펠리클 형식

[a] 약어: SDA, Sabouraud dextrose agar; +, 양성; 0, 음성; V, 종 또는 균주 변이; W, 약함; R, 거의 없음

표 2-17. 임상 실험실에서 가장 흔하게 접하는 *Candida* 종의 특징[a] (계속)

균종	현미경적 형태, cornmeal-Tween 80 배지, 25°C	Growth:			Germ tubes	Urease (25°C)
		In sabouraud broth	With cycloheximide at 25°C	On SDA at 37°C		
C. albicans *C. dubliniensis*	말단 후막포자를 가진 가균사; 격벽에 분아포자 군집	표면 성장 없음	+	+	+	0
C. tropicalis	거짓균사를 따라 어디든 존재하는 분아포자	좁은 표면 막과 기포	0^V	+	0	0
C. parapsilosis	굽은 거짓균사를 따르는 분아포자; 거대 균사 세포	표면 성장 없음	0	+	0	0
C. lusitaniae	굽은 거짓균사를 따르는 긴 분아포자의 짧은 사슬	표면 성장 없음	0	+	0	0
C. guilliermondii	꽤 짧고 가는 거짓균사; 격벽에 분아포자 군집	표면 성장 없음	+	+	0	0
C. kefyr (*C. pseudotropicalis*)	거짓균사를 따라 통나무처럼 길쭉한 분아포자	표면 성장 없음	+	+	0	0
C. rugosa	길쭉한 분아포자를 가진 거짓균사, 일부는 사슬 형성	표면 성장 없음	0	+	0	0
C. zeylanoides	거짓균사는 낮은 배율에서 깃털 모양	펠리클 (delayed)	+	0^V	0	0
C. glabrata	거짓균사 없음; 작은 세포; 말단 출아	표면 성장 없음	0	+	0	0
C. krusei	십자 성냥개비 또는 나무 모양의 분아포자를 가진 거짓균사	튜브 측면으로 넓은 표면 막	0	+	0	$+^V$
C. lipolytica	거짓균사를 따라 짧은 사슬로 된 길쭉한 분아포자	펠리클 (delayed)	+	+	0	=

[a] Abbreviations: SDA, Sabouraud dextrose agar; +, 양성; 0, 음성; W, 약함; V, 균주 변이

[b] 발효는 가스 생성으로 입증된다 (산은 발효를 나타내지 않음).

Assimilation of:

Glucose	Maltose	Sucrose	Lactose	Galactose	Melibiose	Cellobiose	Inositol	Xylose	Raffinose	Trehalose	Dulcitol	KNO3
+	+	V	0	+	0	0	0	+V 0V	0	+ 0V	0	0
+	+	+V	0	+	0	+V	0	+	0	+	0	0
+	+	+	0	+	0	0	0	+	0	+	0	0
+	+	+	0	+	0	+	0	+	0	+	0	0
+	+	+	0	+	+	+	0	+	+	+	+	0
+	0	+	+v	+	0	+V	0	+V	+	0	0	0
+	0	0	0	+	0	0	0	V	0	0	0	0
+	0	0	0	0V	0	0V	0	0	0	+	0	0
+	0	0	0	0	0	0	0	0	0	+	0	0
+	0	0	0	0	0	0	0	0	0	0	0	0
+	0	0	0	V	0	0	0	0	0	0	0	0

Fermentation of:[b]

Glucose	Maltose	Sucrose	Lactose	Galactose	Trehalose	Cellobiose
+	+	0	0	V	v	0
+	+	+V	0	+V	+V	0
+	0	0	0	V	V	0
+	0V	V	0	+V	+V	+
+	0	+W	0	+W	+W	0
+	0	+	+V	+	0	0
0	0	0	0	0	0	0
0W	0	0	0	0	0V	0
+	0	0	0	0	+V	0
+	0	0	0	0	0	0
0	0	0	0	0	0	0

2. 크립토콕쿠스증(Cryptococcosis)

크립토콕쿠스증은 협막(capsule)이 있는 효모양 진균인 *Cryptococcus neoformans*에 의한 전신질환이다. 크립토콕쿠스증은 세계적으로 발생하며 뇌막염이 가장 흔하다. 면역저하 환자에서는 기회감염으로 발생하지만 때로는 건강인에서도 발생한다.

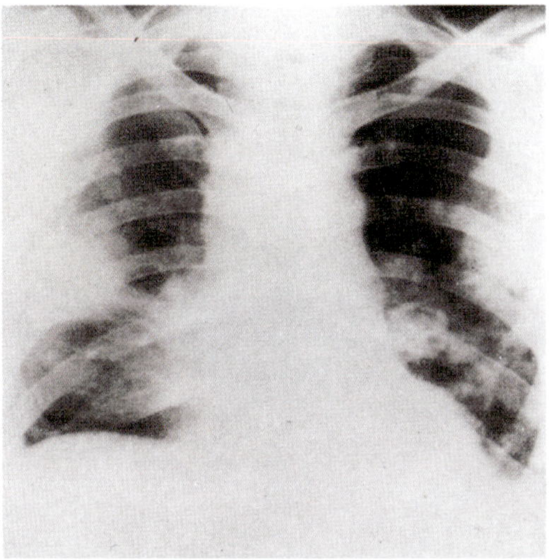

그림 2-140. **폐 크립토콕쿠스증**

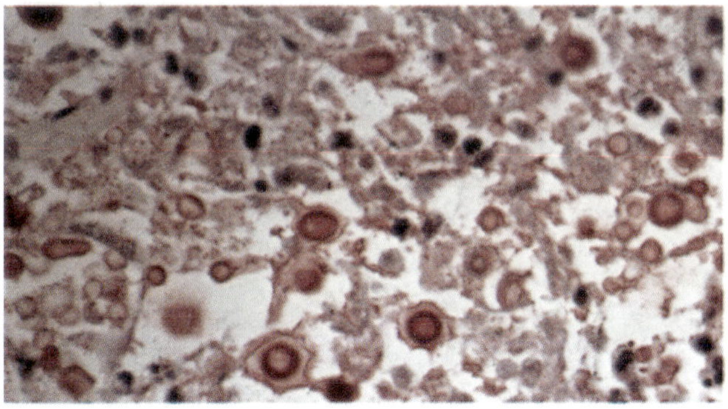

그림 2-141. **크립토콕쿠스증, 뇌조직**

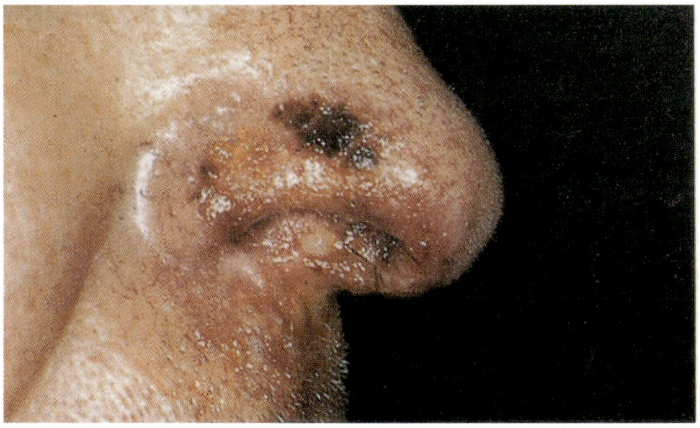

그림 2-142. **피부 크립토콕쿠스증**

1) *Cryptococcus neoformans*

(1) 병원성

주로 중추신경계 조직을 침범하는 아급성 또는 만성 감염인 크립토코쿠스증을 유발하지만, 때로는 피부, 뼈, 폐 또는 기타 내부 장기에 병변을 일으키기도 한다. *C. neoformans*에 의한 수막염은 HIV/AIDS 환자에게 매우 흔하다. *C. gattii*를 제외하고, 이 속의 다른 종들은 일반적으로 비병원성으로 간주되며, 심한 면역억제 환자에게서만 드물게 질병을 일으킨다. *C. neoformans*를 환경에서 접하는 가장 흔한 경로는 비둘기 배설물을 통해서이다. *C. neoformans*는 echinocandins 계열 항진균제에는 내성이 있지만, amphotericin B, triazoles, flucytosine에는 감수성이 있다.

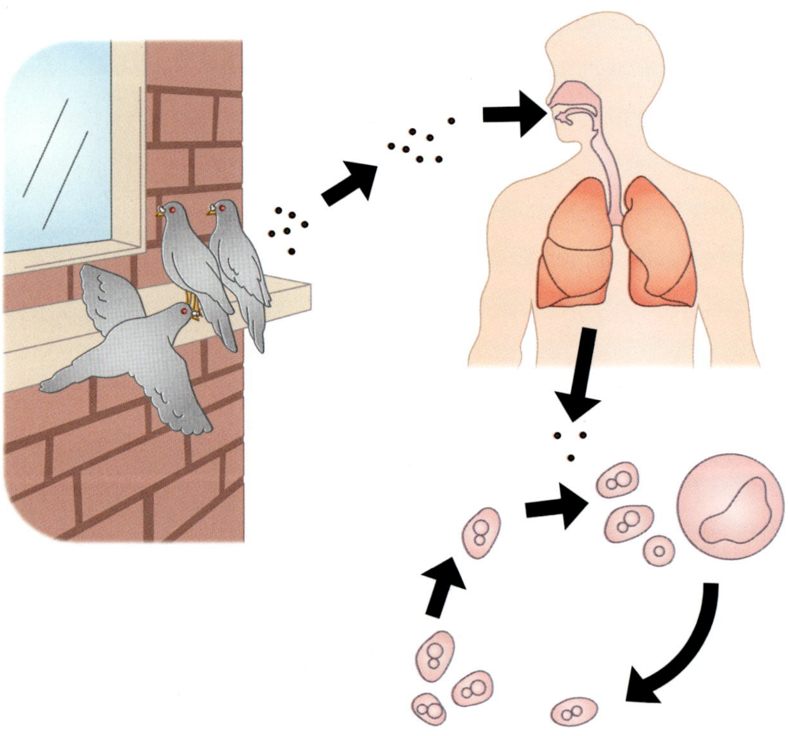

그림 2-143. ***C. neoformans*의 자멸사.**

(2) 집락의 형태

집락은 편평하거나 약간 볼록하고, 빛나고 촉촉하며, 보통 점액성이고 가장자리가 매끄럽다. 색상은 처음에는 크림색이었다가 나중에는 황갈색으로 변한다. 보통 25℃와 37℃에서 똑같이 잘 자라지만, 다른 *Cryptococcus* 종들은 37℃에서 잘 자라지 않거나 전혀 자라지 않는다. birdseed agar에서 갈색 집락을 생성한다. 성장 속도는 빠르며 3일 이내에 성장한다.

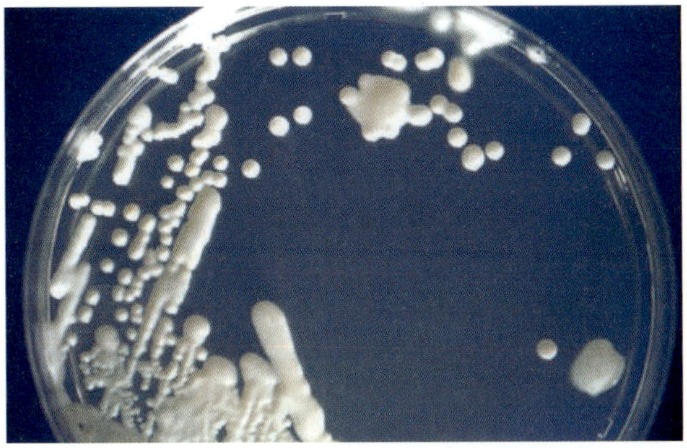

그림 2-144. ***Cryptococcus neoformans.*** SDA. 30°C, 3일. 점액성 집락이 특징

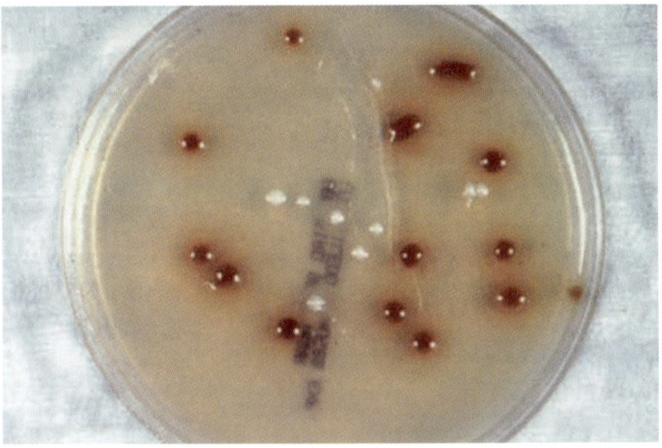

그림 2-145. Birdseed agar. 실온, 3일. 갈색 집락은 *C. neoformans* 또는 *C. gattii*일 수 있다.

(3) 현미경적 형태

25℃에서 72시간 동안 cornmeal-Tween 80 배지에서 배양하면 세포(직경 4~8 μm)는 둥글고, 어두운 벽을 가지며 출아한다. 일반적으로 균사는 관찰되지 않는다. 협막은 cornmeal-Tween 80 배지에서 효모 세포 사이의 공간(협막 물질로 인해)을 통해 식별할 수 있다. 협막은 먹물(India ink)법을 사용하여 확인한다. 협막은 1% 펩톤 용액에서 배양하면 생성이 증가된다. 일부 *C. neoformans* 균주와 다른 *Cryptococcus*는 시험관 내에서 협막을 생성하지 않을 수 있다.

효모 유사 속의 구별은 표 2-16을 참조하고, 가장 흔하게 접하는 *Cryptococcus* 종의 특징은 표 2-18를 참조한다. *C. neoformans*와 *C. gattii*는 caffeic acid test를 통해 다른 *Cryptococcus* 종과 신속하게 구별할 수 있다. *C. neoformans*는 canavanine glycine bromothymol blue agar를 사용하여 *C. gattii*와 구별할 수 있다.

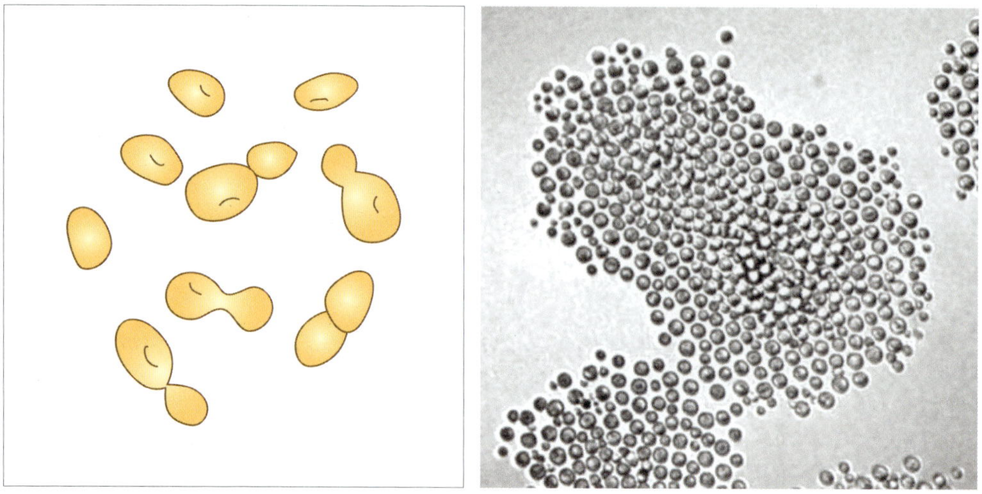

그림 2-146. ***Cryptococcus neoformans***의 현미경적 형태

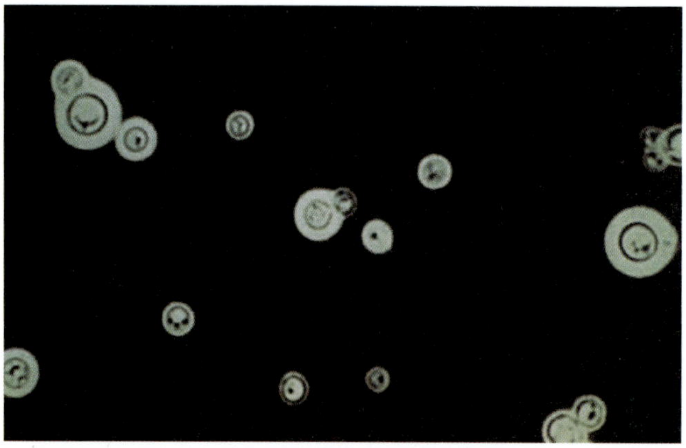

그림 2-147. ***C. neoformans***의 india ink 소견. 분아하는 효모세포를 큰 협막이 둘러싸고 있다(×1,000).

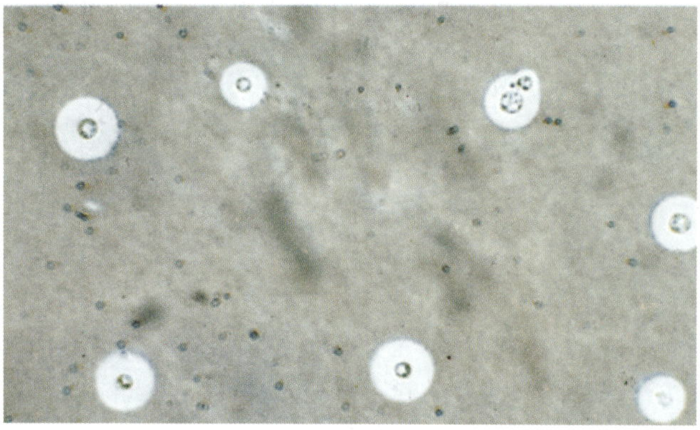

그림 2-148. ***Cryptococcus neoformans***의 India ink 소견.

표 2-18. ***Cryptococcus*** spp.의 특징[a]

Organism	Phenol oxidase production[b]	Growth at 37℃ on SDA	Growth with cycloheximide at 25℃	거짓균사 (short)	Urease (25℃; 4 days)	Assimilation of:													Fermentation
						Glucose	Maltose	Sucrose	Lactose	Galactose	Melibiose	Cellobiose	Inositol	Xylose	Raffinose	Trehalose	Dulcitol	KNO_3	
C. neoformans and C. gattii	+	+	0	0R	+	+	+	+	0	+	0	+V	+	+	+V	+	+	0	모든 Cryptococcus 종은 발효 능력이 없음.
C. uniguttulatus	0	0	0	0	+	+	+	+	0	0V	0	0V	+	+	+V	+V	0	0	
C. albidus var. albidus	0	0V	0	+V	+	+	+	+	+V	0V	0V	+	+	+	+W	+V	+V	+	
C. albidus var. diffluens	0	0V	0	0V	+	+	+	+	0	0V	+V	+	+	+	+W	+	+V	+	
C. laurentii	0	0	0V	0	+	+	+	+	+	+	+V	+	+	+	+V	+V	+	0	
C. luteolus	0	0	0	0	+	+	+	+	0V	+	+	+	+	+	+	+	+V	0	
C. terreus	0	V	0	0V	+	+	+V	0V	V	+V	+W	+	+	+	0	+V	V	+	
C. gastricus	0	0	0	0	+	+	+	0V	0V	+	0	+	+	+	0	+	0	0	

[a] Abbreviations: SDA, Sabouraud dextrose agar; +, 양성; 0, 음성; V, 균주 변이; R, 거의 발생하지 않음; W, 반응이 약할 수 있음.

[b] Caffeic acid disk 검사는 phenoloxidase 생산을 신속하고 민감하게 검출하여 선호된다. Birdseed Agar는 대체 방법으로 쓸 수 있고, 결과가 늦다.

3. 지오트리쿰증(Geotrichosis)

지오트리쿰증은 *Geotrichum candidum*에 의해 발생되는 질병이다. 이 진균은 토양, 식품에서 발견되며 사람의 구강, 피부 및 대변에 정상균총으로 존재한다. 폐 지오트리쿰증은 가장 흔한 형태로 나타나며, 만성기침과 혈액 섞인 가래 증상을 나타내 결핵과 유사하다.

1) *Geotrichum candidum*

(1) 병원성

다양한 검체(폐, 혈액, 구강, 장, 질 및 피부)에서 분리될 수 있지만 감염과의 연관성은 불확실하다. 사람에게 정상균총으로 존재하며, 심각한 면역저하 환자에서만 질병(주로 폐)을 일으키는 것으로 보인다. 파종은 드물게 보고된다.

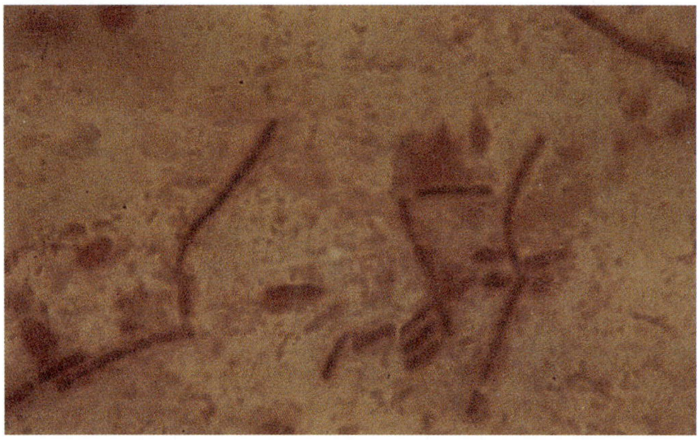

그림 2-149. 객담검체에서 *Geotrichum candidum*

(2) 집락의 형태

25°C에서 초기 집락은 흰색이고 촉촉하며 효모와 같다. 가장자리의 균사는 불투명한 유리처럼 보인다. 일부 균주는 짧고 흰색의 솜털 모양 공기 균사체를 형성한다. 많은 균주는 37°C에서 자라지 않지만, 일부는 표면에서 성장이 적고, 배지 밑으로 성장이 활발히 나타난다. 성장 속도는 빠르며 4일 이내에 성장한다.

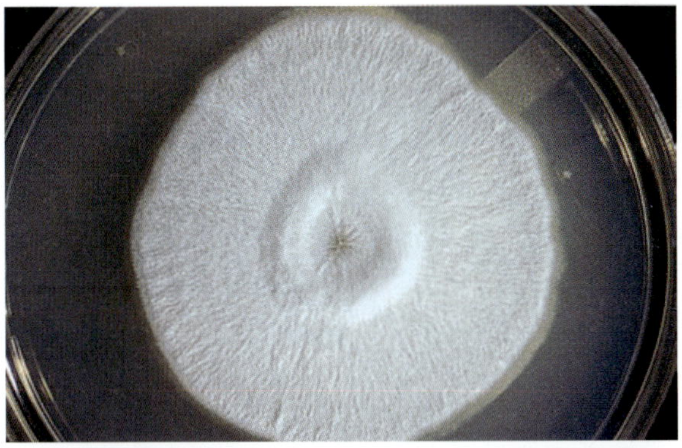

그림 2-150. ***Geotrichum candidum***. SDA, 30°C, 3일. 가루형.

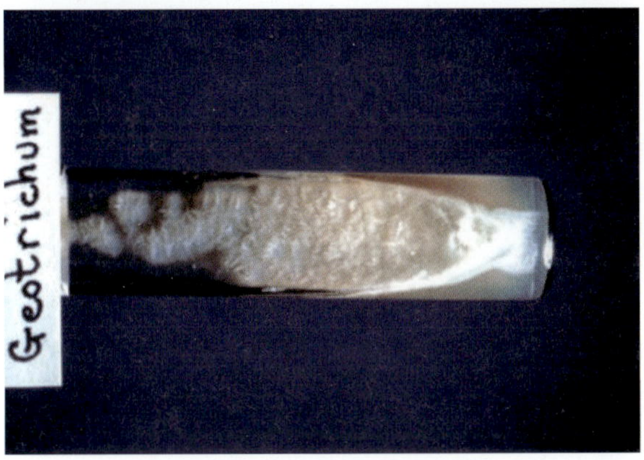

그림 2-151. ***Geotrichum candidum***. SDA, 30°C, 3일. 거친 효모형.

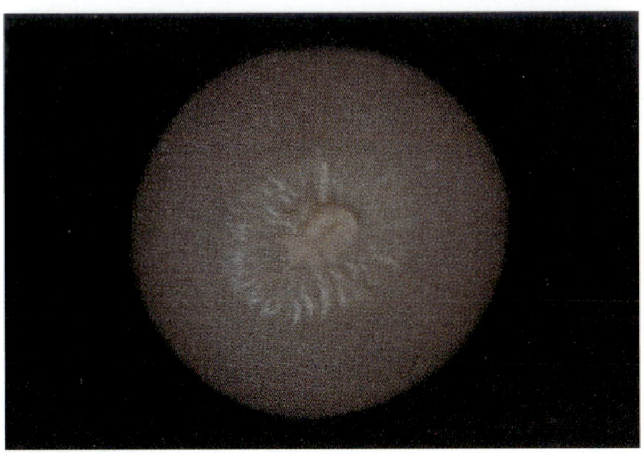

그림 2-152. ***Geotrichum candidum* 집락**

(3) 현미경적 형태

거친 진성균사(거짓균사 없음)는 길이가 다양한 직사각형 분절포자(대부분 4~10 μm)로 분절되며 끝은 둥글다. 일부는 매우 둥근 모습을 나타낸다. 직사각형 세포는 특징적으로 한쪽 모서리에서 발아한다. 생화학적 특징 및 균사를 따른 분아포자의 부재는 *Trichosporon* spp.과 구별되는 특징이며, 분절포자의 연속적인 형성(빈 세포와 번갈아 나타나지 않음)은 *Coccidioides* spp.와 구별된다.

효모의 구별은 표 2-19를 참조하고, 주로 분절포자를 가진 균류의 감별 특징은 표 2-20을 참조한다.

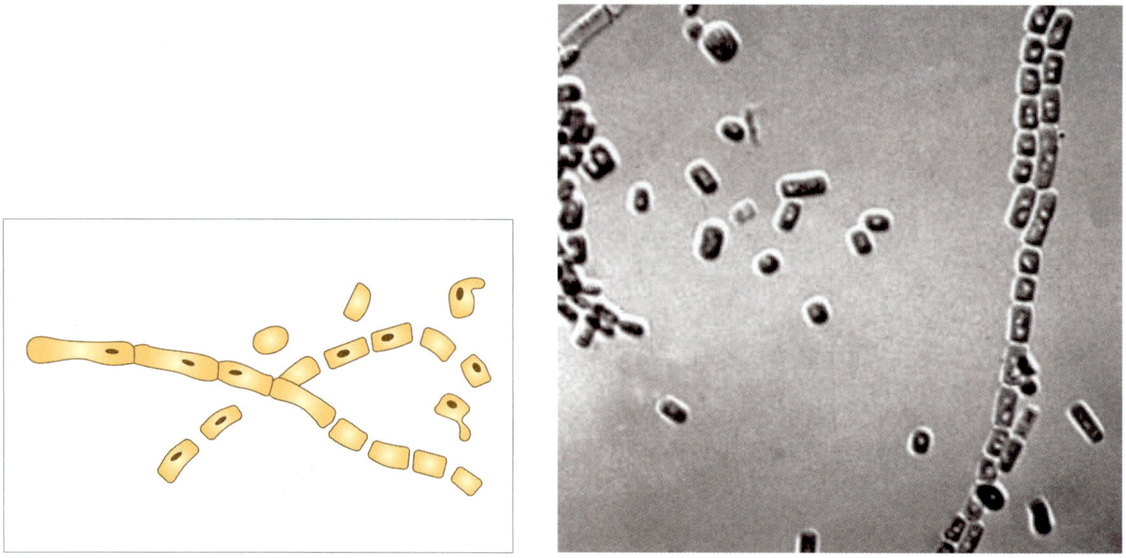

그림 2-153. ***Geotrichum candidum***의 현미경적 형태

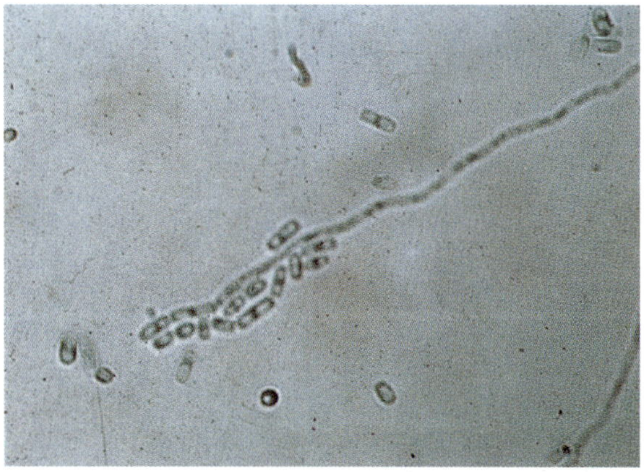

그림 2-154. ***Geotrichum candidum***의 현미경적 형태

표 2-19. ***Candida*** spp. 및 ***Cryptococcus*** spp. 이외의 효모 및 효모 유사 균의 특징[a](계속)

균주	Cornmeal-Tween 80 agar, 25℃에서 현미경적 형태	37˚C에서 성장	자낭포자	Urease (25℃; 4 days)	동화 (assimilation):												
					Glucose	Maltose	Sucrose	Lactose	Galactose	Melibiose	Cellobiose	Inositol	Xylose	Raffinose	Trehalose	Dulcitol	KNO_3
Saccharomyces cerevisiae	간헐적인 짧은 거짓균사	V	+	0	+	+V	+	0	+V	V	0	0	0	+	+V	0	0
Wickerhamomyces anomalus (Pichia anomala)	거짓균사를 형성할 수 있음	V	+	0	+	+	+	0	+V	0	+	0	+V	+V	+	0	+
Geotrichum candidum	진성균사, 분절포자; 분아포자 없음	0V	0	0	+	0	0	0	+	0	0	0	+	0	0	0	0
*Blastoschizomyces capitatus*b	거짓균사 및 진성균사; 환형포자; 약간의 분절포자	+	0	0	+	0	0	0	+	0	0	0	0	0	0	0	0
Trichosporon spp.	거짓균사 및 진성균사; 분절포자; 분아포자	+V	0	+	+	+V	+V	+	+V	+V	+V	+V	+	+V	+V	+v	0
Rhodotorula mucilaginosa	보통 거짓균사 없음	+	0	+	+	V	+	0	V	0	V	0	+	+	+	0	0
Rhodotorula glutinis	보통 거짓균사 없음	V	0	+	+	+	+	0	V	0	V	0	V	+V	+	0	+
Rhodotorula minuta	거짓균사 없음	V	0	+	+	0	+	V	V	0	V	0	+	0	+		0
Sporobolomyces salmonicolor	사출포자; 다양한 양의 진성균사 및 거짓균사	V	0	+	+	V	+	0	V	0	V	0	+W	V	+		+
Malassezia pachydermatis	보통 균사 없음	+	0	+	+	0	0	0	0	0	0	0	0	0	0	0	0
Prototheca wickerhamii	포자낭; 균사 없음	+V	0	0	+	0	0	0	+V	0	0	0	0	0	+	0	0
Prototheca zopfii		+V	0	0	+	0	0	0	0V	0	0	0	0	0	0	0	0
Prototheca stagnora		0	0	0	+	0	V	0	+	0	0	0	0	0	0	0	0

[a] Abbreviations: SDA, Sabouraud dextrose agar; +, 양성; 0, 음성; W, 반응이 약할 수 있음; V, 균주 변이

[b] *B. capitatus*의 균사 끝에 클러스터를 형성하는 Annelloconidia는 *Candida krusei*의 길쭉한 분아포자와 유사할 수 있습니다.

표 2-19. ***Candida* spp. 및 *Cryptococcus* spp. 이외의 효모 및 효모 유사 균의 특징**[a]

균주	Cornmeal-Tween 80 agar, 25°C에서 현미경적 형태	37°C에서 성장	자낭포자	Urease (25°C; 4 days)	발효 (fermentation):						
					Glucose	Maltose	Sucrose	Lactose	Galactose	Treha-lose	Cellobiose
Saccharomyces cerevisiae	간헐적인 짧은 거짓균사	V	+	0	+	V	+	0	V	+V	0
Wickerhamomyces anomalus (Pichia anomala)	거짓균사를 형성할 수 있음	V	+	0	+	+v	+	0	+V	0V	V
Geotrichum candidum	진성균사, 분절포자; 분아포자 없음	0V	0	0	0	0	0	0	0	0	0
Blastoschizomyces capitatusb	거짓균사 및 진성균사; 환형포자; 약간의 분절포자	+	0	0	0	0	0	0	0	0	0
Trichosporon spp.	거짓균사 및 진성균사; 분절포자; 분아포자	+V	0	+	0	0	0	0	0	0	0
Rhodotorula mucilaginosa	보통 거짓균사 없음	+	0	+	0	0	0	0	0	0	0
Rhodotorula glutinis	보통 거짓균사 없음	V	0	+	0	0	0	0	0	0	0
Rhodotorula minuta	거짓균사 없음	V	0	+	0	0	0	0	0	0	0
Sporobolomyces salmonicolor	사출포자; 다양한 양의 진성균사 및 거짓균사	V	0	+	0	0	0	0	0	0	0
Malassezia pachydermatis	보통 균사 없음	+	0	+	0	0	0	0	0	0	0
Prototheca wickerhamii	포자낭; 균사 없음	+V	0	0	0	0	0	0	0	0	0
Prototheca zopfii		+V	0	0	0	0	0	0	0	0	0
Prototheca stagnora		0	0	0	0	0	0	0	0	0	0

[a] Abbreviations: SDA, Sabouraud dextrose agar; +, 양성; 0, 음성; W, 반응이 약할 수 있음; V, 균주 변이

[b] *B. capitatus*의 균사 끝에 클러스터를 형성하는 Anelloconidia는 *Candida krusei*의 길쭉한 분아포자와 유사할 수 있습니다.

표 2-20. 분절포자가 우점한 진균의 감별 특징[a]

속 (genus)	어두운 색소	거짓균사	분생자가지	교대 분절포자[b]	술통 모양 분절포자	분아포자	현미경적 형태 그림
Geotrichum	0	0	0	0	0	0	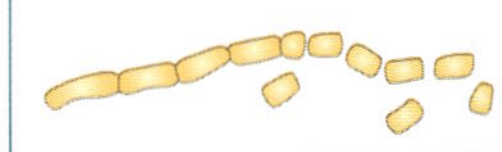
Trichosporon	0	+	0	0	0	+	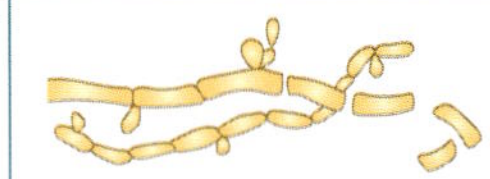
Arthrographis	0	0	+	0	0	+V	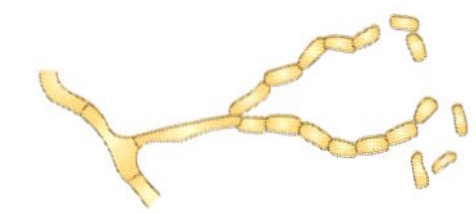
Hormographiella	0	0	+	0	0	0	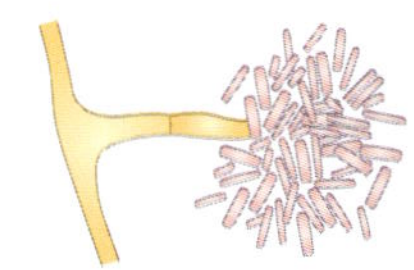
Geomyces	0	0	+	+	+	0	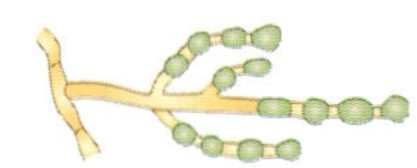
Coccidioides	0	0	0	+	+	0	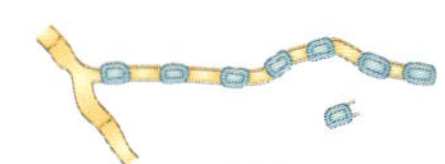
Malbranchea	0	0	0	+	0	0	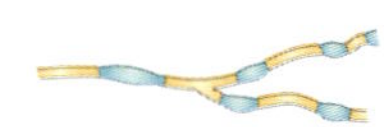
Neoscytalidium	+V	0	0	0	+V	0	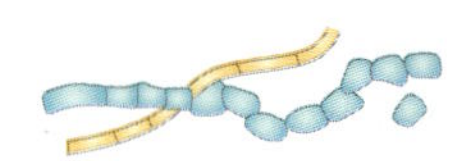

[a] Abbreviations: +, 양성; 0, 음성; V, 변이

[b] 분절포자 사이에 빈 세포가 나타남.

효모에 의한 진균증 핵심정리

- ***Candida albicans***: 효모의 최대 균속, 인체 병원성 균 중의 대부분 차지, 거짓균사, 후막포자 가짐, 발아관 시험 양성.

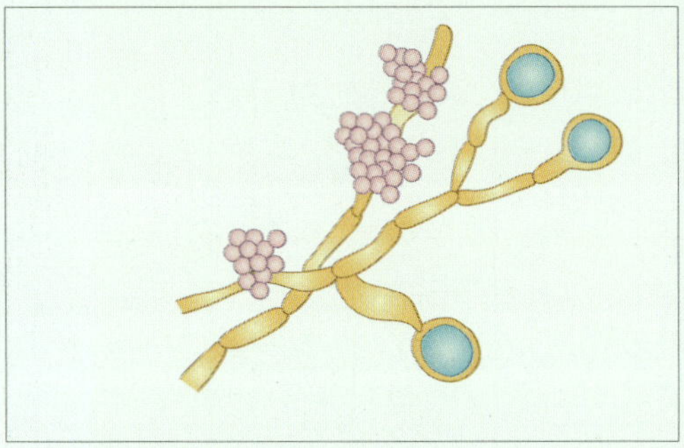

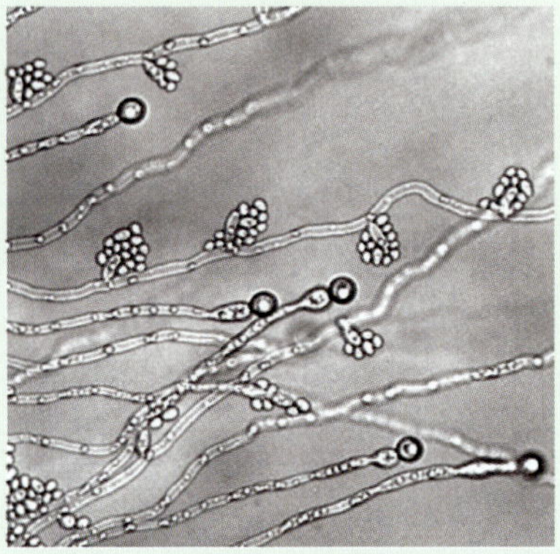

- ***Cryptococcus neoformans***: 협막을 가짐(먹물법을 사용하여 확인), 거짓균사 없음.

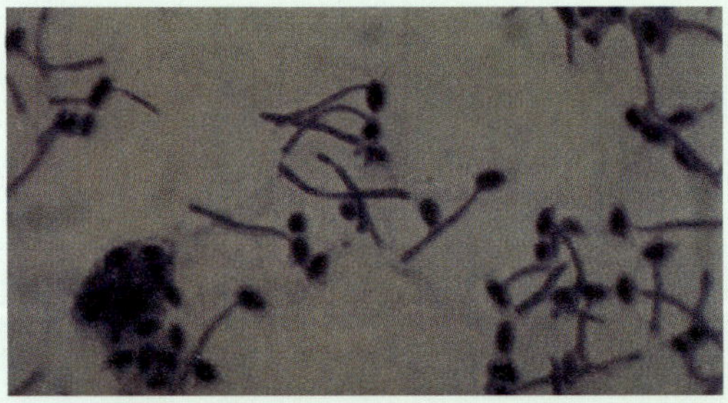

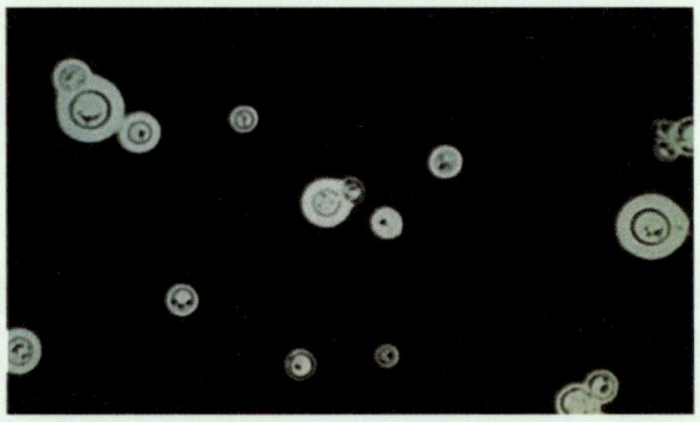

- ***Geotrichum candidum:*** 분절포자의 연속적인 형성

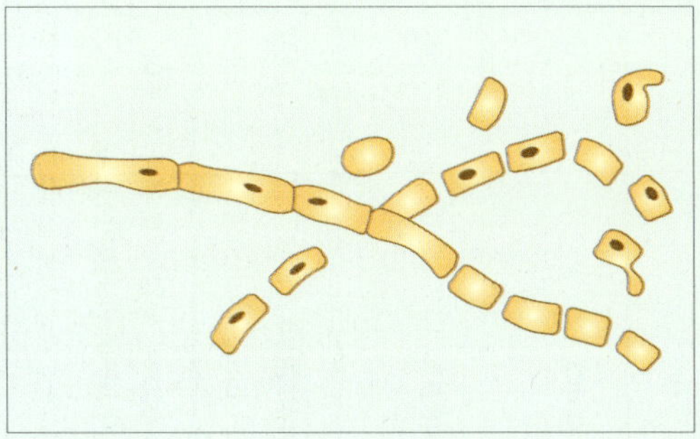

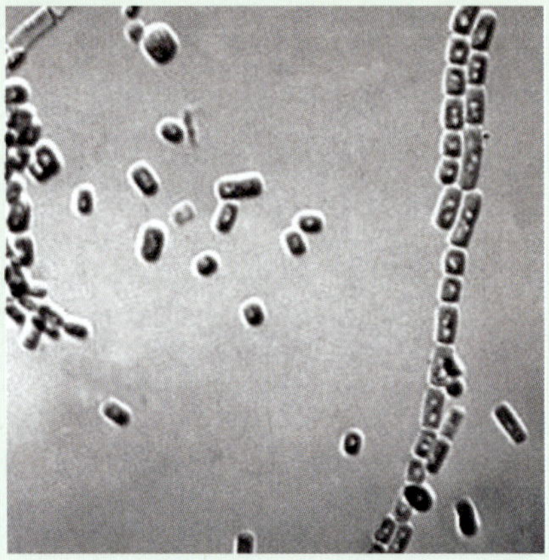

제3장 진균의 배양과 동정실습

I 진균의 배양과 동정

1. 검체의 채취

학습목표

1) 피부, 손발톱의 검체 채취법을 설명한다. (A)
2) 피부, 손발톱의 검체 처리법을 설명한다. (B)
3) 머리카락의 검체 채취법을 설명한다. (B)
4) 머리카락의 검체 처리법을 설명한다. (B
5) 객담의 검체 채취법을 설명한다. (B)
6) 객담의 검체 처리법을 설명한다. (B)
7) 삼출액, 체액, 조직의 검체 채취법을 설명한다. (B)
8) 삼출액, 체액, 조직의 검체 처리법을 설명한다. (B)
9) 기타검체의 채취 및 처리법을 설명한다. (A)

진균은 여러 가지 질병의 주요 감염원으로서 임상 연구의 공통적인 관심사항 중의 하나이다. 특히, 각종 대사성 질환을 치료하기 위해 사용하는 코르티코스테로이드(corticosteoid)제제나 항대사억제제(antimetabolites), 그리고 항생제의 장기 투여 환자에게 나타나는 면역 체계의 약화는 각종 기회 감염성 진균 감염의 위험성을 크게 증가시키기 때문에, 임상 검체로부터 발견되는 많은 진균 감염원을 빠르게 분리하고, 동정하는 것은 환자의 치료와 예후에 직접적이고 중요한 영향을 미칠 수 있다. 또한, 정확한 진균의 동정은 진균 감염성 질환의 확산에도 영향을 미칠 수 있기 때문에 공공의 건강 및 임상연구 분야에 있어서도 그 역할이 강조되고 있다. 진균의 동정과정은 검체로부터의 신속한 분리와 정확한 판정을 위해 여러 단계로 구성되어 있다. 먼저, i) 정확한 진균동정을 위하여 진균의 감염이 의심되는 여러 부위로부터 검체를 채취하고, ii) 현미경 검경 등을 통하여 검체로부터 진균의 존재를 신속하게 관찰한다. 그 이후 iii) 진균의 구조를 파악하기 위해 적절한 염색과정을 거치면 특정 진균세포 고유의 형태학적 특성을 관찰할 수 있다. 또한 iv) 검체에 있는 진균을 배양하면 순수 진균집단을 충분히 확보함으로써 보다 다양한 검사를 수행할 수 있게 된다. 이를 통해 v) 진균 형태학적 동정, 생화학적 검사 및 분자생물학적 방법을 이용한 유전적 특성 분석 등이 가능해지므로 보다 정확한 동정이 가능하게 된다. 진균 동정을 위한 각 단계는 진균 감염에 의한 진단만을 목적으로 하는 것이 아니라 감염원인 확인, 적절한 항진균제의 선택, 감염의 경로 파악, 병원성 진균의 연구 및 교육 등 다양한 목적을 위해 필수적이며, 각 단계를 통해 얻은 정보를 바탕으로 진단의 정확성과 신뢰성을 높이고, 적절한 치료와 예방 전략을 수립함으로써 진균 감염의 효과적인 관리가 가능하게 한다.

진균의 감염은 검체검경을 통해 진균를 확인하고, 분리배양에 의한 병원성 진균을 동정하는 것이 질병의 진단과 치료에 가장 중요한 사항임으로 검체의 채취는 올바른 검체 채취법과 각 질환의 임상적 진균학적 특성 등을 잘 활용하여 검사 재료의 종류 및 시기 등을 잘 선택해야한다. 다만, 아무리 숙련된 진균학자라도 검체의 올바른 채취와 분석이 즉시 이루어지지 않는다면, 임상검체에서의 진균의 분리, 동정에 실패할 가능성이 높다. 따라서 모든 검체는 멸균 용기에서 보관 및 운반되어야 하며, 가능한 한 빨리 처리되어야 한다. 검체로서 가장 좋은 표본은 조직과 체액이며, 면봉을 사용한 검체 채취는 피하는 것이 좋다. 만일, 담당의가 특정 진균 감염증을 의심하는 경우에는 특수 배지 및 특별한 배양 절차가 필요할 수 있으므로 검체 채취 시 미리 검사실에 통보하여야 하며, 이 정보는 검사실 직원의 안전과도 관련이 있을 수 있다. 검체 수송이 지연될 때는 4℃에 보관해서 오염된 세균이나 효모의 증식을 막아야 한다. 오염 세균을 억제하기 위해서는 검체 1 ㎖당 50 U의 penicillin G와 100 ug의 streptomycin을, 혹은 200 ug의 chloramphenicol을 넣을 수 있다.

검체 채취에 필요한 기구

- 메스: 각질층을 긁어 내어 피부표본으로부터 검체를 긁어낼 때 사용하며, 칼날 부분을 연마하여 톱날 모양처럼 만든 것을 사용한다(전용 스크레이퍼를 사용할 수 있음).
- 핀셋: 작은 검체 조각을 다루거나 배양 배지에 접종할 때 사용되며, 크기는 작고 중앙부가 강하고 끝이 뾰족할수록 좋다.
- 멸균 슬라이드 글라스(slide glass): 채취한 검체를 현미경으로 관찰하기 위해 사용한다.
- 덮개유리(cover glass, coverslip): 슬라이드 위에 덮어 검체고정, 현미경 관찰 시 사용한다.
- 손톱깍이: 감염된 손발톱의 가장자리를 잘라낼 때 사용한다.
- 멸균 배양접시: 채취된 검체로부터 진균을 분리 배양시 사용한다.
- 멸균용기: 채취한 검체를 보관하고 운반하기 위한 멸균상태의 용기
- Wood's lamp

검체 채취의 일반적인 수칙

- 적절한 검체를 획득하기 위해서는 가장 손상이 심한 병변으로부터 검체를 채취하며, 반드시 항진균제 치료 전에 채취해야 한다.
  ☞ 일반적으로 손상이 심한 병변에 진균감염이 가능성이 가장 높다.
- 무균환경을 유지해야 한다.
  ☞ 검체의 채취과정에는 일반적인 정상 균무리(normal flora)와 그밖의 다양한 미생물들이혼합되어 정확한 동정에 방해가 될 가능성이 있다.
  ☞ 일부 진균의 경우 검체 채취시 신체에 닿으면 감염이 유발될 수 있다.
- 가능하면 검체를 반복적으로 채취하여 원인 진균을 찾을 수 있도록 해야 한다.
- 검체는 충분한 양을 채취해야 한다.
  ☞ 검체의 채취가 충분하지 않으면 배양 시 균이 잘 증식하지 않을 수 있고, 이는 정확한진단에 영향을 미칠 수 있다.
- 검체는 검사실에 신속하게 운반되어야 하고 검사실에 도착하는 즉시 검체를 처리해야 한다.
- 검체에는 의사가 의심하는 질병이 기록된 label을 신속하게 붙여두어야 한다.
  ☞ 진균은 그 종류에 따라 진단에 특별한 절차가 필요한 경우가 있다. 예를 들어 acinomycosis의 감염이 의심될 경우 해당 검체는 무산소성조건에서의 검체 조작이 필요하다. 만일 해당 조건을 따르지 않을 경우에는 정확한 동정/진단이 되지 않을 수 있다.

1) 피부, 손발톱의 검체 채취법

피부, 손발톱 검체는 깨끗하고 질긴 종이(시험지) 위에 모으는 것이 가장 좋으며, 특히 표본이 특정 부위에서 긁어낸 작은 입자인 경우에는 검정색 시험지를 사용하는 것이 육안 관찰을 위해 가장 적합하다. 검체를 모은 시험지는 검체의 누출을 방지할 수 있도록 잘 접어 패킷(leakproof packet) 형태로 만들고, 그것을 봉투에 넣어 운반하는 것이 좋다. 검체의 운반은 Dermapak (http://www.dermapak.com)와 같은 상업용 운송 패키지 시스템 활용도 가능하다. 검체 수집 시 플라스틱 튜브(tube)의 사용은 자제하는 것이 좋다. 검체 튜브는 비닐봉지나 기타 보관 용기와 마찬가지로 자연적인 수분 축적으로 인해 검체에 존재할 수 있는 세균성 오염물의 성장이 촉진될 가능성이 있고, 정전기로 인해 표본이 플라스틱 벽에 달라붙을 가능성이 있기 때문에 사용을 자제하는 것이 좋다

피부 검체는 70% 알코올로 채취 부위를 세척하여 피부 표면에 있는 정상균무리(normal flora)를 제거한 후, 병변의 활성 주변 가장자리를 메스나 현미경 슬라이드의 끝으로 긁어내어 검체를 확보한 후 위에서 설명한 적절한 종이 패킷에 넣고 봉투에 넣어 운반하여 직접 검경 하거나 배양 접시에 배양한다.

손톱에 진균의 감염이 의심될 때는, 병변 부위를 알코올로 닦은 후 충분히 깊은 부위까지 긁어내어 오래된 손상 부위가 아닌 감염성 손상이 얼마 되지 않은 손톱 조직을 확보해야한다. 가장 활용도가 높은 손톱검체는 보통 손발톱 아래, 손발톱 바닥(nail bed)에 가까운 곳에서 채취할 수 있다. 만일 감염이 손톱 판(nail plate)의 표면에 있다면, 해당 병변 부위를 긁어내어 검체를 채취한다. 단, 손톱 판 표면에서 처음 긁어낸 검체는 이미 다른 미생물로 오염되었을 가능성이 있으므

로 폐기하는 것이 좋고, 충분히 깊은 부위에서 긁어낸 검체만 위에서 설명한 패킷에 담아 검사실로 전달한다.

2) 피부, 손발톱의 검체 처리법

채취한 피부와 손발톱 검체는 멸균된 슬라이드 글라스에 올려두고, 슬라이드를 가볍게 두드리며 검체가 슬라이드 위에서 잘 펴지게 하고, 10~20% KOH (Potassium hydroxside)용액을 검체 위에 떨어뜨려 각질을 용해시켜 진균을 쉽게 관찰될 수 있도록 한다. 이후 커버글라스를 기포가 들어가지 않게 주의해서 슬라이드 글라스위에 덮은 후 현미경으로 검경한다. 단, 현미경 검경시 저배율에서 검체의 위치를 확인하고 고배율로 순차적으로 관찰하여 진균의 균사와 포자를 관찰한다.

3) 머리카락의 검체 채취법

두피와 머리카락 검체로부터 진균을 분리할 때는 감염된 머리카락의 모근 부위를 배양하는 것이 가장 좋은 방법이기 때문에 검체 채취 시 멸균된 핀셋을 이용하여 반드시 모근까지 채취하는 것이 좋다. 머리카락에 감염된 일부 피부사상균들은 자외선(Wood's lamp, wave length 366 nm)를 조사할 경우 형광빛을 나타내기 때문에 형광빛이 관찰되는 머리카락을 따로 선별하여 검체로 사용하며, 채취한 검체는 멸균용기에 담아 검사실로 전달한다. 단, 진균이 모근에만 감염된 경우에는 가위로 자르거나 끊어진 머리카락은 검사 재료로 적합하지 않다.

4) 머리카락의 검체 처리법

채취한 머리카락 검체는 멸균 핀셋을 이용하여 슬라이드 글라스 위에 올려놓고 그 위에 KOH 몇 방울을 떨어뜨린다. 검체 위에 커버글래스를 덮고 몇 분 동안 방치하여 KOH가 머리카락을 부드럽게 만들고, 주변 각질을 용해하여 진균의 관찰이 용이하게 한다. 현미경을 사용하여 검경하되 저배율에서 검체의 위치를 확인하고 고배율로 순차적으로 검경하여 진균의 균사 및 포자를 관찰한다.

5) 객담 검체의 체취법

가래(객담)는 환자의 이를 닦고 입을 잘 헹군 후 이른 아침 첫 검체로 채취해야 한다. 검체의 체취 전 환자는 금식을 유지하고 있어야 하며, 깊은 기침등을 통해 객담을 채취하고 채취한 검체는 멸균용기에 넣고 즉시 검사실로 운반하도록 한다. 객담은 보통 인후를 통하기 때문에 인후 검체를 채취하는 경우도 많다. 인후 검체 채취 시에는 0.5 ㎖의 멸균생리식염수에 적신 2개의 멸균 면봉으로 감염부위를 긁어 내여 검체를 채취한다. 보통 객담검체는 항산균(acid-fast bacilli; AFB; 산성 환경을 견딜 수 있는 막대세균의 일종)을 배양하기 오염물 제거 작업을 수행하는 경우가 많은데, 진균 분리를 위해서는 허용되지 않는다. 왜냐하면 오염물의 제거과정에서 사용하는 수산화나

트륨이 진균의 파괴를 유도하기 때문에 검체로부터 진균의 정확한 분리/동정이 실패할 가능성이 높다. 점성이 매우 높은 객담 검체의 경우에는 수산화나트륨이 포함되지 않은 점액 용해제를 사용하여 객담의 점성을 낮춘 후 검체채취를 시행할 수 있다. 그리고 검체의 채취부위가 보통 구강 및 점액성 환경인 경우가 많아 세균 감염의 가능성을 주의해야 한다.

6) 객담 검체의 처리법

객담검체는 채취 후 가능한 빨리 처리해야 하며, 필요시 냉장보관이 필요할 수도 있다. 객담 검체는 우선 색상, 점도, 냄새등을 관찰하여 진균의 오염여부를 확인하고 이는 초기 진단에 도움이 된다. 슬라이드 글라스에 KOH 용액을 한 방울 떨어뜨린 후, 채취한 검체를 멸균 핀셋을 이용하여 객담 검체의 일부를 KOH 용액에 잘 섞어 준다. 이후 커버 글라

스를 조심스럽게 덮어주고 몇 분 동안 방치하여 불순물을 용해하고 진균의 세포벽을 관찰하기 쉬운 조건을 만들어 준다. 슬라이드를 현미경 재물대에 설치하고, 현미경을 검경을 통해 진균의 형태와 구조를 관찰한다.

객담 검체의 경우 일반적으로 세균과 주변 진핵세포가 섞여 있는 경우가 많이 정확한 동정을 위해 염색약을 이용하여 진균의 형태를 더 명확하게 관찰하기도 한다. 이를 위해서는 객담검체를 슬라이드글라스에 소량 도말하고, 도말한 검체를 공기 중에서 자연건조한 후, 염색을 진행한다. 염색은 주로 Gram 염색과 Ziehl-Neelsen 염색을 시행하며, 염색된 슬라이드를 현미경으로 검경하여 세균, 진균, 진핵세포 등을 확인한다. 이후 멸균 루프를 이용하여 객담을 Sabouraud dextrose agar (SDA)와 같은 고형 배지에 접종한 후 35~37℃에서 일정시간 배양을 하면 분리된 진균의 성장을 관찰할 수 있다. 배양이 완료된 진균은 현미경 검경을 통해 형태학적 특성과 성장과정 등을 관찰할 수 있으며, 필요시 생화학적 검사, 항진균제 감수성검사 및 분자생물학적 검사 등을 거쳐 증식한 진균의 정확한 동정을 실시할 수 있다.

7) 삼출액, 체액, 조직검체의 채취법

삼출액(exudate)은 염증반응 등을 통해 조직으로부터 유출되는 액체로서 주로 피부병변, 농양 및 점막 등에서 채취된다. 피부병변이나 농양에서 검체를 채취할 경우에는 멸균된 바늘이나 주사기를 사용하여 물집등으로부터 삼출액을 흡인하며, 점막의 경우 면봉이나 swab를 사용하여 병변 부분을 문질러서 채취한다.

체액 검체는 혈액, 소변, 뇌척수액, 흉막액 및 복수액등 다양한 부위에서 채취할 수 있으며, 각 체액들은 각기 특별한 방법으로 채취하는 경우가 많다. 혈액의 경우 멸균 주사기를 통해 정맥혈을 채취하는 것을 기본으로 한다. 소변의 경우 중간뇨(midstream urine)를 채취하며, 뇌척수액이나 흉막액 및 복수액은 요추천자(lumbar puncture) 등과 같이 해당 부위에 바늘을 삽입하여 채취

가 이루어져야 하며 전문 의료인이 수행해야 한다.

조직의 경우 환부와 정상조직이 모두 포함된 검체를 부검이나 수술을 통해 채취한다 (보통 의사가 채취한다). 채취한 조직편은 둘로 나누어 하나는 진균 배양을 위해, 다른 하나는 조직학적 검사에 사용할 수 있다. 배양할 검체들은 검사가 준비될 때까지 멸균 생리식염수로 적신 거즈 위에 놓고 수분을 유지시켜 준다. 병리조직학적 검사가 필요할 경우에는 10% formalin액에 고정해야 하며, 농양이거나 괴사의 과립이 있는지 멸균 배양접시에서 무균적으로 관찰한다. 보통 해부현미경을 사용하여 검체로부터 과립이 있는지 여부를 검사하는 것이 가장 좋다. 과립이 있는 경우 색상을 확인한 다음 표본의 일부를 부드럽게 떼어내고 두 개의 유리 슬라이드 사이에서 분쇄한 다음 현미경으로 검경한다. 배양이 필요한 경우에는 멸균 증류수로 검체를 여러 번 세척하고 멸균 유리 막대 또는 유사한 장치로 분쇄한 다음 적절한 배지에 접종한다. 만일 과립이 존재하지 않는 경우에는 검체를 현미경으로 검사하여 균사 및 기타 진균 성분을 확인하고, 분리배지에 직접 접종하여 동정할 수 있다.

분리배지란 특정 미생물의 성장을 촉진하거나 억제하는 성분을 포함한 배지로서 미생물을 동정하거나 분리할 때 사용한다. 진균감염 진단에서 분리배지는 특정 진균의 성장을 촉진하거나 목표로 하지 않는 다른 미생물의 성장을 억제함으로써 목표 진균을 분리하고 동정하는 데 사용된다.

주요 분리배지의 종류와 용도

• Sabouraud Dextrose Agar (SDA)

1) 특징: 고농도의 포도당과 낮은 pH (약 5.6)를 가지며, 대부분의 진균이 자랄 수 있다.
2) 용도: 효모와 곰팡이의 배양에 사용된다.

• Potato Dextrose Agar (PDA)

1) 특징: 감자 전분과 포도당이 포함되어 있어 진균의 성장을 촉진한다.
2) 용도: 곰팡이와 효모의 배양에 사용되며, 형태학적 특징을 관찰하는 데 유용하다.

• Chromogenic Agar

1) 특징: 특정 진균의 효소 활성에 의해 색깔 변화가 일어나도록 설계되었다.
2) 용도: 일반적으로 *Candida* 속 진균의 동정에 사용되며, 서로 다른 종을 색깔로 구분할 수 있다.

• Czapek–Dox Agar

1) 특징: 무기 염과 설탕이 포함되어 있으며, 곰팡이의 배양에 사용된다.
2) 용도: *Aspergillus*와 *Penicillium* 속의 진균의 배양에 사용된다.

• Cornmeal Agar

1) 특징: 옥수수 가루가 포함되어 있으며, 진균의 생리적 특징을 관찰하는 데 유용하다.
2) 용도: 효모와 곰팡이의 분화와 발육 관찰 시 사용된다.

• Birdseed Agar (Niger Seed Agar)

1) 특징: *Cryptococcus neoformans*의 배양에 특화된 배지로 해당 진균 생성하는 흑색 색소를 통해 분리 동정할 수 있다.
2) 용도: *Cryptococcus neoformans*의 분리 및 동정에 사용된다.

8) 삼출액, 체액, 조직검체의 처리법

삼출액의 경우 검체의 채취 후 가능한 빨리 실험실로 전달되어야하며 필요한 경우 냉장보관이 가능하다. 삼출액의 경우 진균 배양검사가 필요하가 때문에 채취한 검체를 SDA나 PDA와 같은 진균 배양배지에 접종한 후 25~30℃에 2주이상 배양하여 충분한 진균 표본을 확보한 후, 검체를 슬라이드 글라스에 올려놓고 KOH (10~20%)용액이나, Calcofluor White (형광증백제, 진균의 세포벽을 청색 형광색으로 표지)를 처리하여 현미경을 이용하여 직접 검경한다. 염색이 필요할 경우에는 Lactophenol cotton blue 염색이나 그람염색등을 통해 진균의 형태를 확인할 수 있으며, 추가적인 생화학적 검사나 분자생물학적 진단검사를 통해서도 목표 진균을 동정할 수 있다.

9) 기타 검체의 채취 및 처리법

효모형 및 균사형 진균검사에 사용될 수 있는 검체와 각 종류의 검체에서 분리될 수 있는 진균은 표 3-1과 같다.

표 3-1. 각 임상검체에서 검사할 주요 진균

진균	혈액	골수	뇌	척수액	눈	하부호흡기	비강	피부	조직	요
효모형 진균										
Candida	+	+	+	+	+	+	+	+	+	+
Cryptococcus	+	+	+	+	+	+		+	+	+
Trichosporon	+	+	+	+	+	+	+	+	+	+
균사형 진균										
Aspergillus			+		+	+	+	+	+	+
털곰팡이목(*Mucorales*)			+		+	+	+	+	+	
피부사상균(*Dermatophyte*)								+		
Fusarium	+	+	+		+	+	+	+	+	
Scedosporium[a]	+	+		+	+	+		+	+	
Chromoblastomycosis 병원체			+				+	+	+	
두형태 진균										
Blastomyces dermatitidis			+	+		+	+	+	+	+
Coccidioides immitis	+	+	+	+		+	+	+	+	+
Histoplasma capsulatum	+	+		+	+	+		+	+	+
Paracoccidioides brasiliensis	+	+	+	+		+	+	+	+	
Penicillium[b]	+	+	+					+	+	+
Sporothrix schenckii	+					+	+	+	+	
Pneumocystis jirovecii						+			+	

모발, 손발톱, 관절액, 전립선 검체에서 검사할 진균은 생략하였음.

[a] 무성생식형인 *Scedosporium boydii*의 유성생식형 이름은 *Pseudallescheria boydii* 임.

[b] 구명 *Penicillium*이었던 *Talaromyces marneffei* 포함

혈액(blood)

검사한 혈액량이 많을수록 진균의 검출률이 증가하고, 진균혈증(fungemia)이 간헐적으로 나타날 수 있으므로 최소 2개의 혈액 검체를 별도로 채취하여 배양해야 한다. 진균 혈액 배양을 위한 방법과 배지는 다양한 회사 제품이 이용되고 있다. 자동화된 연속 모니터링 혈액 배양 시스템(BacT/Alert [bioMérieux, Durham, NC], BACTEC [Becton Dickinson, Sparks, MD] 및 VersaTREK [Thermo Fisher Scientific, Waltham, MA])은 현재 대부분의 임상미생물학 검사실에서 사용된다. 일부 연구에서는 잠복기를 10일로 연장하면 *Candida glabrata*와 *Cryptococcus neoformans*의 검출이 증가하는 것으로 나타났다. 지속적인 모니터링 액체배지 시스템이 때때로 사상균의 양성적인 배양결과를 낳는 반면, 용해-원심분리(ISOLATOR; Wampole Laboratories, Cranbury, NJ)는 사상균(mould) 검출에 적극 추천되며, 대부분의 경우 *Histoplasma capsulatum* 검출에 혈액배양이 필수적이다. 자동화된 액체 배지 배양만 수행하는 경우 *H. capsulatum*은 배양병에서 5일간 배양한 후 5 ㎖ 분량을 취하여 원심분리한 후 침전물을 Sabouraud dextrose agar(SDA)와 brain heart infusion(BHI) agar와 같은 우무 배지에 도말하고 최대 5일간 배양하여 검출할 수 있으며, 증식이 없을 때는 4주까지 배양하나, 2주간 계대 배양에서 모든 양성을 검출하기에 충분하다.

수동 방법을 사용하는 경우 다음과 같이 구성된 두형태(이상성, 二相性, biphasic) 혈액 배양 배지(한 병에 사면배지와 액체배지가 함께 담김)가 추천된다. 이 방법으로 상품화된 예는 SEP-TI-CHEK 혈액 배양 시스템(Thermo Fisher Scientific)으로 한쪽 판에는 초콜릿, MacConkey 및 malt extract agar가 부착되어 있다. 기존의 액체배양에서는 양성이 되기까지 20~30일이 소요될 수 있으며, 육안으로 보는 외관에 관계없이 정기적으로 계대 배양해야 한다. 대부분의 *Malassezia* spp.는 지질친화성(lipophilic)이기 때문에 배양시 올리브 기름(olive oil)을 넣은 혈액우무배지를 사용한다(단 *Malassezia pachydermatis*는 지질친화성이 아님). 기존 액체 혈액 배양에서 팔미트산 또는 올리브 기름을 첨가하여 최종 농도를 각각 3% 및 5%로 만드는 것이 좋다. 자동화 시스템의 상업용 혈액 배양병에 지방산을 첨가하는 것이 항상 필요한 것은 아닌 것 같다. 용해 원심분리(ISOLATOR)를 사용할 경우 접종 전에 멸균 올리브기름을 우무 평판배지 표면에 바르거나 가능하다면 Dixon 우무 또는 Leeming-Notman 우무과 같은 복합 배지도 접종해야 한다. 막여과 방법(membrane filter technique)은 오랫동안 혈액에서 효모를 검출하는 방법으로 사용되었으나 임상 검사실에서는 비실용적이다. 막 여과방법으로 혈액 8 ㎖를 polyanethol sulfonate가 들어있는 시험관(노란색 마개가 달린 진공시험관, Becton Dickinson)에 채혈해서 여과 장치(0.45 um 기공크기)를 통과시킨다. 그런 다음 필터를 접종된 면이 아래로 향하도록 평판배지 중앙에 놓는다. 검체는 여과되기 전 35~37℃에서 1시간 이상 보관되지 않도록 한다.

혈액에서 진균 동정을 위한 비배양 방법은 항원 검출을 포함한 PCR, (1→3)-β-D-글루칸 정량 및 T2 자기공명 등이 있고, 혈청에서는 *Cryptococcus* spp.의 협막다당체 항원, *Aspergillus* spp. 대한 갈락토만난(galactomannan), *Candida* spp. 대한 만난(mannan) 항원이 있다. (1→3)-β-D-글루칸에 대한 혈청은 형광신호 분석을 통해서 *Candida* spp., *Aspergillus* spp. 및 다른 진균의 존재를 검출한다.

T2 분석은 PCR과 자기공명을 조합하여 전혈에서 *Candida* spp.의 존재를 검출한다. 전혈과 혈청은 분석법에 따라 광범위한 진균의 PCR 검출을 위한 검체로 사용될 수 있다. 진균 동정을 위한 분자생물학적 방법에 대한 보다 자세한 논의는 다른 분야에서 확인할 수 있다.

골수(bone marrow)

골수 검체는 최소 0.5 ㎖의 흡인된 골수가 필요하다. 소아용 ISOLATOR (Wampole Laboratories)는 이러한 소량 배양에 적합하게 설계되어 있다. 대체적으로 검체를 헤파린 처리된 주사기로 채혈하고 침대 옆에 있는 적절한 진균 배지에 접종할 수 있다. 많은 검사실에서는 진균 혈액 배양에 사용되는 것과 동일한 병에 담긴 액체 배지법을 사용하지만(위 참조) 혈액 대 액체배지 비율은 최적이 아니다. 이 경우에는 소아 혈액 배양병이 가장 좋다. *Histoplasma capsulatum*이 존재할 가능성이 있는 경우 표본을 Giemsa 또는 Wright 염색으로 도말하고 염색해야 한다.

뇌척수액(cerebrospinal fluid, CSF)

척수액은 3~4개의 시험관에 1~2 ㎖씩 나누어서 받는다. 둘째나 셋째 시험관이 오염가능성이 적으므로 미생물검사에 쓰는 것이 보통이다. *Cryptococus* 나 결핵균을 위해서는 10 ㎖ 정도의 척수액을 채취해야 한다. 뇌척수액은 채취 즉시 검사실에 보내야 한다. Streptococcus pneumoniae는 쉽게 죽는다. 미생물검사가 지연시 뇌척수액을 실온에 보관한다. 진균검사를 위한 척수액이 1 ㎖ 이상일때는 반듯이 뇌척수액을 2,000 × g에서 10분 동안 원심분리해야 하고, 0.5 ㎖를 남긴다. 크립토코쿠스 항원(cryptococcal antigen) 검사에 일부가 필요한 경우를 제외하고 상층액을 버리면 안 된다. 멸균 피펫을 사용하여 침사를 잘 섞은 뒤에 배지에 접종하고 현미경 검사를 위한 도말을 준비한다. 남아있는 침사를 재현탁시키고, 배지에 상당히 많은 양의 전체 표본을 다시 접종한다. 2 ㎖이하의 검체를 채취한 경우 배지에 직접 접종해야 한다. 0.45 μm 크기의 막여과기를 통해 뇌척수액을 여과한 후 여과지를 배양하는 방법이 때때로 선호되는 방법이다.

눈(eye)

진균에 대한 눈 배양은 안과 의사가 배지에 직접 접종할 때 가장 성공적이다. 각막 긁어낸 부분은 배지에 일련의 C자 모양 절단을 만들어 백금 주걱(spatula)에서 우무 평판배지(혈액 우무 배지는 세균을 동시에 배양하기 위해 가장 일반적으로 사용됨)로 옮긴다. 긁어낸 검체는 알코올로 세척하고 불꽃으로 멸균한 슬라이드에도 도말한다.

대변(stool)

대변 표본은 일반적으로 오염된 미생물이 있어서 의미가 없기 때문에 진균을 배양할 가치가 거의 없다. 많은 양의 효모 증식(우세)은 의미가 있을 수 있지만 정상적인 대변 정상균무리(noemal flora)가 적을 경우에만 해당된다. 효모에 의한 정착화(colonization)는 건강한 사람과 면역저하 환자 모두에게 매우 흔하다. 위장관의 진균 감염이 의심되는 경우 일반적으로 진단을 위해 조직의 생검 표본이 필요하다. 대변 감시 배양은 면역 저하 환자의 침습성 진균 질환을 검출하는 데 민감도와 특이도가 낮다.

오줌(urine)

정상인의 방광 안에 들어있는 요는 무균이다. 요검사는 아침 첫뇨, 중간뇨 약 10 ㎖를 선택하는 것이 좋다. 여성의 경우는 검체가 오염되지 않도록 요도구 주변을 멸균 물이나 식염수로 씻고 요를 채취한다. 유치 카테터가 있을 때는 채뇨 부위를 알코올로 소독한 후에 채취한다. 검사실에 도착하면 요를 2,000 × g에서 10분간 원심분리하고 상층액을 따라낸 후 침전물 0.5 ㎖를 사용할 각 배지에 놓는다. 참고로 요로감염이 아닌 환자에서 다수의 *Candida* spp.가 검출되는 일이 드물지 않은데, *Candida*의 집락수를 근거로 한 감염여부 해석 기준도 아직 확립되어 있지 않다. *Candida* spp.의 중요성을 판단할 때 환자의 임상적 증상을 가장 먼저 고려해야 한다. 요에서 효모는 중증 면역 저하 환자의 전파 징후일 수 있다는 점을 명심해야 한다. 그러나 입원환자의 요로감염에서는 *Candida albicans*의 분리율이 상당히 높은 것으로 알려졌다.

2. 진균의 직접 검경법

학습목표

1) KOH(Potassium hydroxide) 습윤표본법을 실시한다. (A)
2) 먹물표본제작(India ink)법을 실시한다. (A)

진균 배양을 위한 모든 검체에서 진균 성분이 있는지 현미경으로 검사할 수 있다. 이 검사는 배양을 대신하는 것이 아니라 추가로 시행한다. 의사에게 치료 필요성에 관한 초기 정보를 제공하는 것 뿐 만 아니라 나중에 배양에서 동정하는 데 중요한 단서가 될 수 있고, 배양에 쓸 배지를 선택할 수 있다. 임상검체의 직접 검사로 진균을 예비 동정할 수 있다(표 3-2). 세균염색에 쓰는 그람염색도 임상검체에서 진균을 검출하는 데 상당한 도움이 된다. 일반적으로 효모와 거짓균사(가균사, pseudohyphae)는 그람양성으로, 균사는 그람음색으로 염색될 수 있다.

표 3-2. 임상검체의 직접 경검에 의한 일부 진균의 예비동정

현미경 검사 소견	예비동정
균사는 비교적 가늘고(지름 4~6 μm), 크기가 고르며 45° 각도로 2갈래로 분지 되었고, 격벽이 분명하다.	*Aspergillus*
균사는 넓고(10~30 μm), 굵기가 고르지 않고 리본 모양이다. 대개 격벽이 없으나 가끔 격벽이 관찰되기도 한다. 보통 직각으로 분지한다	털곰팡이 강 (*Mucormycetes*) *Rhizopus, Mucor, Lichtheimia*
균사의 지름은 3~15 μm이고 격벽이 있으며, 분절포자의 사슬이 있을 때도 있다. 피부, 손발톱, 모발에서 관찰된다.	피부사상균 (*Microsporum, Trichophyton, Epidermophyton*)
효모형의 지름은 3~4 μm이고, 거짓균사(가균사, pseudohyphae)의 지름은 5~10 μm이다. 모세포에는 대개 1개의 출아세포가 붙어있고, 분아포자가 생긴다. 거짓균사(가균사, pseudohyphae)가 있을 때는 그 끝이 잘록하여 소시지 모양이다.	*Candida* spp.
효모형이며, 세포는 둥글고 크기는 고르지 않으며(2~15 μm), 두꺼운 협막으로 싸여 있으며(협막이 없는 것도 있음), 한 개 또는 한 개 이상의 분아포자가 붙어있다.	*Cryptococcus* spp.
분아포자는 효모형이고, 크기가 작고 고르며(2~5 μm), 한 개의 분아포자가 좁은 구조로 연결되어 있다. 주로 대식세포 안에서 관찰된다.	*Histoplasma capsulatum*
세포는 효모형이며 크고(8~15 μm), 세포벽은 두껍고 이중이다. 자세포는 한 개이고 부착면이 넓다.	*Blastomyces dermatitidis*
크기가 고르지 않고, 대형이며(10~200 μm), 소구체(구상체, spherule)의 막이 두껍고, 그 안에 작은(2~4 μm) 내포자(endospore)가 많이 들어 있다.	*Coccidioides immitis*

1) KOH법(Potassium hydroxide method)

수산화칼륨(KOH) 제조

현미경 관찰시 진균과 혼동될 수 있는 대부분의 조직 등 물질은 강한 알카리액에서 녹여 배경을 깨끗하게 하므로 현미경으로 진균이 잘 보이게 하고, 초자양(무색인)진균과 효모균은 투명하게 보인 반면, 갈색진균(혹은 흑색진균, dematiaceous fungus)의 균사는 갈색 등 어두운 색이다. Calcofluor white 염색은 모든 진균과 *Pneumocyctis jirovecii*를 검출하는데 이용되며, 형광현미경으로 관찰하면 진균은 검은배경에 청백색 혹은 밝은 초록색으로 잘 보인다.

시약(투명 및 염색제, clearing and staining agents)

① Parker Super Quink 잉크, 영구 청흑색(잉크 50 ㎖, KOH 알약 5 g)에 10% KOH 용액을 만든다. 잉크는 온라인에서 쉽게 구할 수 있다.

② KOH 잉크 용액을 2,000 × g에서 10분간 원심분리 한다.

③ 상층액을 플라스틱(유리 아님) 멸균 튜브에 붓고, 실온에 보관한다.

방법

① 검체의 일부를 표기(labeling)가 붙은 유리 슬라이드 위에 놓는다.
② 유리 슬라이드에 KOH 잉크 용액 1방울을 떨어뜨리고 혼합한다.
③ 혼합액에 덮게 유리(coverslip)를 덮고, 실온에 1시간 놓아둔다. 약하게 가열하면 더욱 빨리 조직이 녹는다.
④ 100배나 400배 확대로 주의 깊게 검사하여 균사, 포자, 분생자(conidia), 분아 효모(budding yeast), 소구체(spherule) 또는 경화체(sclerotic body)를 검출해야 한다. 면봉(cotton swab)을 사용하여 슬라이드를 준비하면 안 된다. 면 가닥이 균사와 유사할 수 있기 때문이다.
⑤ KOH 표본은 영구적이지 않으며, 이 시약은 결국 진균을 손상시킨다. 이 시약에 소량의 글리세롤을 첨가하면 며칠 동안 보존된다. KOH와 칼코플루어 화이트(calcofluor white)를 혼합한 방법이 더 민감한 방법이지만 적절한 필터가 있는 형광 현미경이 필요하다.

2) 먹물표본(India ink preparation)

*Cryptococcus neoformans*와 같은 효모형 진균은 두꺼운 협막이 있기 때문에 먹물표본이나 nigrosin 표본으로 쉽게 협막을 관찰할 수 있으며, 이 시험은 여러 가지 미생물의 협막검사에 쓰인다.

① 슬라이드 유리 위에 먹물 한 방울을 떨어뜨린다.
② 동일한 양의 원심분리된 척수액 침전물(2,000 × g로 10분간 원심시킴) 또는 분리된 효모 부유액을 혼합한다. 객담이나 고름은 KOH로 제거될 수 있다. 가열한 다음 먹물과 혼합한다.
③ 덮개 유리를 덮고 슬라이드 유리에서 협막있는 효모 세포(encapsulated yeast cell)를 검사한다. 먹물이 너무 어두울 경우 덮개 유리 가장자리 옆 슬라이드에 멸균 증류수 한 방울을 놓고 증류수가 먹물로 천천히 확산되도록 하여 희석한다. 먼저 100배 확대로 관찰하고, 400배 확대로 확인한다.
④ 협막 물질은 효모 세포 주위에 경계가 명확한 달무리 모양(halo)으로 나타나며, 진균세포 는 둥글고, 넓은 협막으로 둘러싸여 있다(그림 3-1). 뇌척수액(CSF)에서 넓은 협막으로 둘러싸여 있는 둥근세포가 보이면 *Cryptococcus neoformans* 또는 *Cryptococcus gattii*를 암시하지만, 분리균의 배양 및 생화학적 검사를 통해 감별 확인해야 한다. 다른 균종과 균속도 협막을 생성한다. *Cryptococcus*의 협막의 너비는 2~10 μm 이상이다. 면역 결핍 환자의 검체에서는 협막이 작다. 백혈구도 세포질 누출로 인해 달무리처럼 보일 수 있지만 달무리는 주변에서 흐릿하고 불규칙한 모양을 가지며 달무리 내의 세포는 *Cryptococcus*보다 세포벽이 훨씬 더 창백하다.

*Cryptococci*는 인공 배지에서 자랄 때 협막 생산 능력을 상실하는 경우가 많다. 크립토코쿠스 라텍스 항원 시험(cryptococcal latex antigen test), 효소 면역분석(enzyme immunoassay) 및 측면 통과 장치(lateral flowthrough device)를 포함한 여러 항원 검출 시스템은 먹물표본 검사보다 훨씬 더 민감한 것으로 입증되었으므로 *Cryptococcus* 질병의 초기 진단에 권장된다.

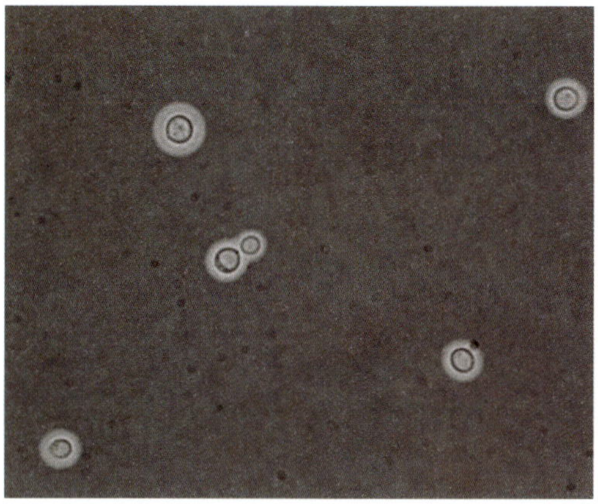

그림 3-1. **척수액과 먹물을 섞은 표본 중의 *Cryptococcus neoformans*.** 진균세포는 둥근모양이고, 넓은 협막으로 둘러싸여 있다(달무리모양). 작은 자세포가 모세포에 붙어서 눈사람 모양인것도 있다.협막은 투명하고 배경은 검은색으로 보인다.

3. 진균의 염색법

학습목표

- 다음의 진균 염색법을 설명하고 실습한다. (A)
  1) LPCB(Lactophenol cotton blue) 염색법
  2) 그람염색법 (Gram Staining)
  3) 변형 항산성 염색(Modified Acid-Fast Staining)

1) Lactophenol cotton blue (LPCB) 염색

LPCB는 표본액(mounting fluid)과 염색(stain)의 두 가지로 사용된다. ① 젖산(lactic acid)은 진균의 구조를 보존하고, 진균을 명확하게 관찰할 수 있도록 투명제(clearing agent) 작용을 하며, ② 페놀(phenol)은 살균제 작용을 하고, ③ 글리세롤(glycerol)은 건조를 방지하며, ④ cotton blue(Poirrier's blue 또는 aniline blue와 유사함)는 진균의 세포벽 성분인 키틴에 작용으로 구조염색에 관여한다.

LPCB 염색법은 진균의 세포벽을 파란색으로 염색하여 그 구조를 명확하게 보여준다. 이 방법은 진균의 형태학적 특성을 연구하는 데 유용하며, 특히, 아스퍼질루스(*Aspergillus*), 피셜로미시스(*Penicillium*), 칸디다(*Candida*) 등 다양한 진균종의 확인과 연구에 사용된다. 이 염색법은 염색과

정이 비교적 단순하고 빠르며, 염색 후 진균의 세포 구조를 명확하게 관찰할 수 있으며, glycerol을 가할 경우 장기간 보존도 가능하다. 다만, 페놀은 독성이 있어 염색을 진행할 때 적절한 안전장비를 착용해야 한다.

시약 조제 (Preparation of stain)

Lactic acid ······ 20 ㎖
Phenol crystals ······ 20 g
(또는 phenol 원액) ······ 20 ㎖
Glycerol(glycerine) ······ 40 ㎖
증류수 ······ 20 ㎖
Cotton blue ······ 0.05 g
(또는 1% 수용액 2 ㎖)

① 천천히 가열하여 젖산, 글리세롤 및 물에 페놀을 녹인다(결정을 사용하는 경우).
② Cotton blue를 추가한다(Poirrier's blue와 aniline blue는 cotton blue와 유사하기 때문에 대신 사용할 수 있다). 잘 섞어준다.

LPCB 염색 절차(staining method)

① 슬라이드에 검체를 한방울 놓고 LPCB액 한 방울을 검체에 얹는다.
② 검체와 LPCB액을 잘 섞은 후 덮게 유리(cover glass)를 덮는다.
③ 명시야 현미경으로 먼저 100배 확대로 관찰하고, 400배 확대로 균사, 거짓균사(가균사, pseudohyphae) 및 포자의 형태를 경검한다.
④ 영구표본 준비를 위해 매니큐어나 봉입체(permount)로 가장자리를 봉입(mount)한다.
* 주의: Cotton blue는 발암물질이기 때문에 염색액 제조시 흡입하지 않도록 주의해야 한다.

장기 보존용 mount 용액(Huber's PVA Mounting Medium, Modified)

Huber의 플라스틱 마운트를 변형한 이 마운트(Huber and Caplin, 1947) 방법은 진균의 습식 제제 또는 슬라이드 배양시 영구적인 염색슬라이드를 만들기 위해 사용된다. 평평한 표면에서 24시간 이상 건조하면 영구적인 보존이 가능하고 에테르, 자일렌 또는 알코올에 용해되지 않으며, 고정된 진균 샘플의 구조는 수년 동안 완벽하게 유지될 수 있다.

시약의 조제(PVA 마운팅 액)

① 차가운 증류수 50 ㎖에 polyvinyl alcohol (PVA) 파우더 7.5 g을 넣는다.
② 가열된 교반판으로 옮기고 자석 막대를 추가하여 혼합한다.
③ 페놀을 넣기 전 젖산 22 g을 넣어 준고 잘 섞어 준다.
④ 페놀 결정 22 g (또는 액상 페놀 22 ㎖) 추가한다.
⑤ 아닐린 블루 0.05 g을 섞어 준다.
⑥ 온도가 90℃가 될 때까지 용액을 가열하고 저어준다(단, 끓이거나 100℃를 넘길 수 없음).
⑦ 적절한 용기에 분주한 후 실온에 보관한다.

염색절차

① 검체가 있는 슬라이드에 PVA 마운팅액 1방울을 떨어뜨린 후 커버글라스를 덮어준다
② 평평한 표면에서 건조시킨다
③ 충분한 건조 시간(2~4일)이 지나면 오일 침지 상태에서 슬라이드를 검사하거나, 자일렌 혹은 소독제등으로 오염을 제거하면 장기 보존 및 이동이 가능하다

2) 그람염색법(Hucker 변법), Gram staining method (Hucker modification)

진균은 그람 양성이지만 종종 염색성이 약할 때도 있다. Crystal violet 염색액은 요오드 (iodine) 용액의 매염작용으로 세포벽에 결합한다. 그람양성세균은 세포벽 성분인 peptidoglycan이 두꺼워서 acetone과 알코올 혼합액인 탈색액으로 탈색이 되지 않는다. 그람음성 세균은 탈색이 되는데 세포벽성분인 peptidoglycan이 얇고 외벽에 지질(lip) 함량이 높기 때문으로 생각된다. 대조 염색액으로 safranin으로 사용하며, 그람양성은 청색으로, 그람음성은 분홍색으로 보인다.

그람염색 시약

Hucker씨 변법 crystal violet 용액 (1차 염색액)

A용액	B용액
Crystal violet (certified) ············ 2 g Ethyl alcohol, 95% ···················· 20 ㎖	Ammonium oxalate ···················· 0.8 g 증류수 ·· 80 ㎖
A와 B용액을 섞고, 24시간 놓아둔다. 여과지로 여과하여 병에 넣는다.	

Gram씨 iodine 용액(촉매제, mordant)

Iodine .... 1 g
Potassium iodide .... 2 g
증류수 .... 300 mℓ

Iodine과 potassium iodide를 약절구에 넣고 물을 3~4 mℓ씩 넣으면서 간다. 완전히 녹은 뒤에 남은 증류수로 헹구어서 갈색 병에 넣는다.

탈색제(Decolorizing agent): 두 종류

① Ethyl alcohol, 95%
② Acetone-alcohol (95% alcohol과 acetone을 동량 섞은 것)

대조염색(Contrastain)

농축액
- Safranine O (certified) .... 2.5 g
- Ethyl alcohol, 95% .... 100 mℓ

사용액
- 농축액 .... 10 mℓ
- 증류수 .... 90 mℓ

그람염색법(Gram staining method)

① 검체를 얇게 도말하여 공기 중에 말린다. 집락을 써서 염색할 때는 식염수 한 방울을 놓고 집락을 조금만 따서 살살 풀어서 얇은 표본을 만들어야 진균의 형태를 잘 관찰할 수 있다.
② 슬라이드 유리를 불꽃 속으로 3~4번 통과시켜 고정하거나 60℃의 가열판에서 10분간 놓아 말린다. 고정을 하면 세균이 죽고, 염색액이 잘 침투된다. 가열판 사용시는 고정할 필요가 없다.
③ Crystal violet 용액을 얹는다.
④ 1분 후에 슬라이드 뒷면에 수돗물을 조금씩 흘려서 씻는다. 도말한 검체가 떨어져 나가지 않게 조심해서 씻어야 한다.
⑤ 그람 요오드(Gram's iodine)액을 1분간 두었다가 물로 씻는다.
⑥ 슬라이드를 수평으로 들고서 acetone-alcohol을 얹는다. 자색 물이 나오지 않을 때까지 기다린다. 대개 10초 정도 걸린다.
⑦ 수돗물로 씻은 후 safranin용액을 놓고 30초 동안 대조염색을 한다. 수돗물로 씻고, 슬라 이드를 세워서 말린다.
(8) 현미경 1,000배 확대로 경검한다. 그람양성은 청색으로, 그람음성은 분홍색으로 보인다. 그러나 일반적으로 효모와 거짓균사(가균사, pseudo hyphae)는 그람양성으로, 균사(hyphae)는 그람음성으로 염색될 수 있다.

3) Kinyoun 변법 항산성 염색(Acid-fast modified Kinyoun stan)

Nocardia spp.는 변법 Kinyoun 항산성 염색에서 일부분만 약한 항산성이거나 전혀 항산성이 아닐 수 있다. 항산성인 *Mycobacterium* 균종이나 *Nocardia* spp. 일부는 항산성 염색에서 분홍색으로 보인다. *Mycobacterium*의 세포벽에는 mycolic acid와 지질이 많아서 염색이 잘 안되지만, 일단 염색이 되면 산 알코올(acid alcohlol)로도 탈색되지 않기 때문에 항산성 막대균(acid-fast bacillus, AFB)이라고 한다. Phenol은 염색액이 침투하는 것을 도우며, 열을 가하면 염색액의 침투가 더욱 촉진된다. Kinyoun 변법에서는 가열하는 대신 표면할성제(surface active agent)인 Tergitol을 넣은 염색액을 써서 염색을 촉진시킨다. 그러나 여기에서는 Tergitol을 사용하지 않은 Kinyoun 변법 항상성 염색을 사용하였다. 항산성 막대균에 대한 형광염색에서 형광색소(fluorochrome dye)도 항산균의 세포벽에 있는 mycolic acid를 선택적으로 염색해서 형광현미경으로 관찰하면 항산균은 노란색으로 보인다. 250~400 확대로 경검하므로 단시간에 넓은 시야를 관찰할 수 있다. 의심되는 항산균이 관찰되면 1,000배 확대로 확인해야 한다.

시약(Reagents)

Kinyoun carbol-fuchsin (1차 염색액, Mycobacteria 염색과 동일)

Basic fuchsin ······ 4 g

Phenol ······ 8 mℓ

Alcohol, 95% ······ 20 mℓ

증류수 ······ 100 mℓ

Basic fuchsin염료를 알코올에 녹인 다음 증류수와 페놀을 첨가한다.

1% H_2SO_4(변법 탈색제)

H_2SO_4, 원액 ······ 1 mℓ

증류수 ······ 99 mℓ

증류수에 황산을 첨가해야 하며, 그 반대의 경우 즉 황산에 증류수를 넣으면 열이 많이 나고 폭발할 수 있기 때문에 대단히 주의해야 한다.

Methylene blue 대조염색액

Methyle blue ······ 2.5 g

Ethanol, 95% ······ 100.0 mℓ

또는

Briliant green ······ 0.5 g

증류수 ······ 100.0 mℓ

염색법

(1) 새 슬라이드만을 써서 검체를 도말하고 불꽃으로 고정한다.

(2) 변법 Kinyoun carbol-fuchsin액을 얹고, 5분 동안 염색한다.

(3) 마르지 않도록 염색액을 추가로 부어준다.

(4) 슬라이드에 50% 알코올을 붓고 즉시 물로 씻어낸다.

(5) 1% 황산으로 탈색하고, 흐르는 물로 씻는다.

(6) Methylene blue 또는 brilliant green으로 1분간 대조염색한다.

(7) 물로 씻고 슬라이드를 세워서 말리고, 1,000배 확대로 경검한다.

이 방법을 사용할 때마다 음성 및 양성 대조군과 함께 염색한다. 항산성 막대균은 탈색이 안되므로 분홍색으로 보이고 다른 세균이나 세포는 청색으로 보인다.

4. 진균의 배지 및 배양

학습목표

1) 배지를 제조한다. (B)
   SDA(Sabouraud dextrose agar), Corn meal agar+1% Tween 80 agar
2) 집락의 구성(colonial texture)을 3가지 이상 열거하고 설명한다. (B)
3) 집락의 고도(cononial topography)를 3가지 이상 열거하고 설명한다. (B)
4) 시험관 배양법을 실시한다. (A)
5) 효모를 배양하고 집락 및 진균요소를 관찰한다. (A)
6) 사상균을 배양하고 집락 및 진균요소를 관찰한다. (B)

1) 진균의 배지 제조

진균을 배양할 검체는 임상적으로 중요한 효모형 진균과 사상형 진균의 증식이 가능한 배지에 접종해야 한다. 종종 환자, 특정지역의 진균, 비용, 가용성 및 개인 선호도에 따라 혹은 목적에 따라 다양한 배지를 선택할 수도 있다. 진균을 배양하기 위한 배지선택은 몇가지 주요 고려되어할 사항이 있다. 일차배양을 위해 Petri접시를 쓸 것인지 혹은 시험관을 쓸 것인지 결정해야 한다. 작은 검사실에서는 15×125 mm의 나사마개 시험관을 쓰는 것을 권장하며 이유는 배지가 마르지 않으며 검사자가 감염될 위험이 적다. 시험관법은 접종한 뒤에 나사마개를 헐겁게 막아서 공기가 잘 통하게 해야 한다.

진균검사가 많은 검사실에서는 Petri접시에서 배양하며, Petri접시 속 배양이 배지에 공기가 충분히 공급되며 진균이 잘 자라고 표면이 넓어서 관찰하기 좋으며 계대배양하기 쉬우나, 배지가 마르는 단점이 있다. 배지를 마르지 않기 위해서는 배지두께 6~8 mm로 만들고 뚜껑 양쪽에 테이프를 붙여 비닐주머니에 넣어 공기가 통하게 봉하고, 배양기의 습도는 30~40% 정도가 좋다. 배지의 오염을 막고 검사자가 병원성 사상균에 감염되는 것을 막기 위해서는 Shrink-Seals(Remel)로 배양접시를 밀봉하는 것이 좋다.

- 클로람페니콜(chlorampenicol)이나 겐타마이신(gentamicin) 또는 기타 항균제는 세균오염을 억제하기 위해 일반적으로 사용된다. 이 약제들은 *Nocardia* 균종 포함한 산소성 *Actinomycetes* 의 증식을 억제한다. 따라서 *Nocardia* 나 기타 사상균이 의심되는 경우 항균제가 포함되지 않은 Sabouraud dextrose agar(SDA)에서 접종할 필요가 있다.
- 시클로헥시미드(cycloheximide)는 일차적으로 자랄수 있는 비병원성(부패 진균, saprobic fungus)을 억제하기 위해 배지에 포함되기도 하지만 일반적으로 비병원성(saprobe) 또는 오염균으로 생각되지만 기회감염균으로 생각되면 시클로헥시미드가 포함 안된 배지를 동시에 사용

하는 것이 필요하기도 하다. 또한 시클로헥시미드는 일부 중요한 병원균인 *Cryptococcus neoformans/gattii, Talaromyces*(구명 *Penicillium*) *marneffei, Aspergillus fumigatus, Lomentospora prolificans*, 일부 *Candida* 균종 및 *Mucor* 강에 속하는 진균을 억제하기도 한다.

검체에서 진균을 일차 분리하기 위해 일반적으로 사용되는 배지는 표 3-3에서 5개 그룹으로 구분된다. 필요에 따라 많은 그룹에서 각각 하나의 배지를 선택할 수 있지만 비용 절감을 위해서는 가능한 적은 수의 배지를 사용하면서 잠재적으로 중요한 진균의 검출을 보장해야 한다. 초기에는 모든 진균 배양을 위한 여러 배지가 흔히 사용되었다. 이 접근 방식은 일반적으로 활용되는 배지의 수를 증가시킨다.

진균배지에는 일반 목적 배지와 계대배양과 동정에 이용되는 배지가 있다. Sabouraud dextrose agar (SDA)와 brain heart infusion agar (BHIA)와 같은 일반목적의 배지에서는 대부분의 진균이 자라므로 일차 분리로 사용된다.

오염세균이나 비병원성 진균의 증식을 억제시키기 위해 이들 배지에는 chloramphenicol, gentamicin, penicillin, streptomycin, cycloheximide 등 항균제를 넣을 수 있다. 피부사상균의 분리에는 진균을 억제하는 cycloheximide와 세균을 억제하는 chloramphenicol을 넣은 SDA배지인 Mycosel agar나 Mycobiotic agar (Becton Dickinson)가 자주 이용된다.

그러나 cycloheximide는 비병원성 진균을 억제할 뿐 아니라, *Pseudallescheria boydii*, *Cryptococcus neoformans*, *Trichosporon asahii*, *Candida* spp.와 *Aspergillus* spp. 일부 및 대부분의 털곰팡이 강(*Mucormycetes*) 등 임상적으로 중요한 진균들도 억제할 수 있다. 따라서 피부사상균 이외의 진균 배양에 cycloheximide를 넣은 배지를 사용할 때는 cycloheximide를 넣지 않은 배지도 함께 사용하는 것이 좋다. 또 다른 배지는 진균의 계대배양과 동정에 사용된다. 이들 배지에는 각종 진균의 형태 특징 발현이나 포자 형성이 촉진된다. 이런 배지에는 *Candida albicans* 동정시 이용되는 후막포자를 관찰하는 cornmeal Tween 80 agar 등이 있다(표 3-3).

표 3-3. 진균배양에 사용되는 일차 분리 배지

배지 종류[a]	사용 목적
항균제가 포함되지 않은 일차 배양용 분리 배지 SDA (Sabouraud dextrose agar), Emmons 변법 PDA (Potato dextrose agar) 또는 PFA(potato flake agar) BHIA (Brain heart infusion agar) SABHI (Combination of Sabouraud and BHI agar)	• SDA는 진균의 색소와 형태를 볼 수 있으나 피부사상균 및 기타 진균 그룹의 일차 배지로는 부적합함 • PDA 및 PFA는 주로 슬라이드 배양에 사용되며 진균의 생식구조 및 집락색소 생성 관찰에 좋으며 PFA가 더 우수함. BHIA는 두형태 진균의 증식에 좋으며 SABHI는 SDA와 BHIA의 두 성분을 포함하기 때문에 다양한 진균증식에 좋으나 두형태 진균 배양에 더 좋음
항균제가 포함된 일차용 분리 배지 SDA, BHIA 또는 SABHI IMA (Inhibitory mould agar) YEP (Yeast extract phosphate) with ammonia	• SDA, IMA, BHIA 및 SABHI에 chloramphenicol 또는 gentamicin, penicillin과 streptomycin이 포함되어 있어 진균의 선택배지로 사용되나 까다로운 진균배양에 SDA보다 더 우수한 것으로 알려짐. 특히 IMA는 피부사상균이 잘 증식되며 YEP는 오염된 검체에서 두형태 진균 배양에 더 좋음.
항균제 및 항진균제 사용 Mycosel agar SDA, BHI 또는 SABHI	• Mycosel agar는 피부사상균 배양에 적합하며 배지에 포함된 chloramphenicol은 세균증식을 억제하며, cycloheximide은 비병원성 진균(saprobic fungus)을 억제하는 것으로 알려짐. 또한 SDA, BHI 또는 SABHI에 포함된 cycloheximide에 의해 기회감염균과 진정 병원균이 억제될 수 있음.
피부사상균에 사용되는 배지 DTM(Dematophyte dextrose medium) 또는 DIM(dermatophyte identification medium) RSM(Rapid sporulation medium)	• DTM는 피부사상균의 동정에 사용되며 세균을 억제하는 항균제와 많은 다른 피부사상균을 억제하는 cycloheximide 포함됨. 피부 사상균을 감별할 수 있는 phenol red가 있음(노란색→적색으로 변하면 피부사상균으로 동정함) • RSM배지는 *Saccharomyces cerevisiae*와 같은 효모균의 자낭포자 생성을 촉진함.
효모에 대한 선택 및 감별배지 CHROMagar Candida ChromID Candida Chromogenic Candida Agar	• 배지에 색소원성(chromogenic)기질로 인해 효모 균종의 집락색깔로 진균 감별이 가능하며 Chloramphenicol이 있어 세균을 억제함. CHROMagar는 ChromID보다 더 많은 Candida 균종을 선택과 감별함. 또한 여러 효모가 혼합된 배양에서 효모형 진균을 분리 동정하는데 유용함.
특수배지 Cornmeal Tween 80 agar	• Tween 80을 첨가하여 *C. albicans*동정을 위한 후막포자 관찰에 이용
Niger seed(Bird seed) 및 EBM(esculin base medium)	• *Cryptococcus neoformans*의 집락은 어두운 갈색이고 검출과 동정이 이용함.

진균은 30℃에서 최소 4주간 배양하며, 첫 7일 동안은 배지를 매일 관찰하고, 그 이후는 일주일에 최소 두 번 관찰해야 한다. *Candida* spp. 검출을 위한 생식기 부위나 점막 표면 검체는 7일간만 배양해도 되지만 *Histoplasma capsulatum*이나 *Blastomyces dermatitidis* 등의 두형태 진균이 의심될 때는 6~8주간 배양해야 한다.

균사형 진균의 동정은 주로 성장 속도, 집락과 진균 세포의 형태 관찰에 의한다. 집락이 솜털같은 모양일 때는 반드시 생물 안전실험대(biological safety cabinet, 미생물검사실은 흔히 class

Ⅱ를 사용)안에서 다루어야 한다. 슬라이드 배양은 두형태 진균일 때는 절대로 사용하지 말아야 하며, 의심되는 진균이 병원성이 약할 때만 사용한다.

Sabouraud Dextrose Agar (SDA)

SDA는 진균학 검사실에서 많이 사용되지만 검체에서 직접 진균을 일차적으로 분리하기 위한 배지로는 한계가 있다.

Sabouraud dextrose agar (SDA, pH 5.6)

Neopeptone ········ 10 g
Dextrose ········ 40 g
Agar ········ 15 g
증류수 ········ 1 L

가루 65 g을 증류수 1리터에 넣고 가열하여 녹인다. 다음의 항균제를 넣을 수 있다. Cycloheximide 500 mg을 acetone 10 ㎖에 녹인다. Chloramphenicol 50 mg을 95% ethanol에 녹인다. 5×150 mm 의 솜마개 시험관에 20 ㎖씩 분주하고, 121℃에서 15분간 가압증기멸균한다. 이 선택배지는 피부사상균을 분리하기 위해서 쓰인다. 이 목적을 위한 것에는 Mycobiotic agar (Difco), Mycosel agar (BBL)이 있으며 이 배지에서는 *Zygomycetes*는 증식하지 못한다.

Cornmeal-Tween 80 agar

Cornmeal ········ 40 g
Agar ········ 20 g
Tween 80(polysorbate 80) ········ 10 ㎖
증류수 ········ 1 L

Cornmeal을 증류수 500 ㎖에 풀고, 65°C로 1시간 동안 가열한 후 거즈로 여과한다.
pH 6.6~6.8로 조정한 다음 증류수 1,000 ㎖로 채운다. Agar를 넣고 가열하여 녹인다.
필요하면 다시 여과한다. Tween 80(polysorbate 80)을 넣는다.
121℃에서 15 lb/in^{2}로 15분간 고압멸균한 후, 45~50℃로 식힌 뒤에 Petri 접시에 붓는다.
Tween 80을 0.02% 농도로 cornmeal agar에 넣으면 표면장력이 낮아져서 균사와 분아포자의 형성이 촉진된다. Tween 80이 포함된 cornmeal은 다양한 효모 균속과 *Candida*의 다양한 균종을 구별하는데 사용되며, 많은 진균의 분생자 형성(conidiation)을 자극하므로 슬라이드 배양에도 유용할 수 있다. 이 배지에서 배양 후 후막포자(chlamydoconidium, chlamydospore)가 관찰되면 일반적으로 *C. albicans*로 동정한다.

Tween 80 대신 dextrose 10 g을 배지에 첨가하면 이 배지에서 *Trichophyton mentagrophytes*와 *Trichophyton rubrum*의 색소생성으로 두 진균을 구별할 수 있다.

효모의 형태를 연구하려면 Dalmau 방법이 권장된다. 이는 각 진균에 대해 cornmeal-Tween 80 agar평판배지의 1/4 또는 1/3을 사용하여 시험한다(그림 3-2).

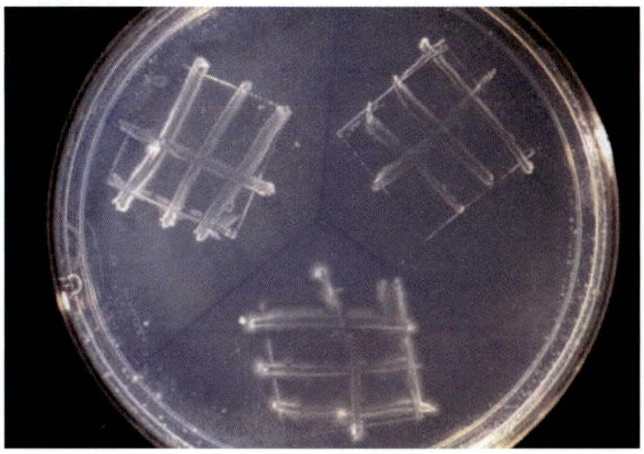

그림 3-2. Cornmeal-Tween 80 agar배지에 3개의 효모양 진균의 접종법. 백금침을 45° 각도로 쥐고 접종균이 바닥까지 깊숙이 들어가게 효모양 진균을 위에서 아래로 획선하여 접종하고(이때 배지가 갈라지면 안된다) 가로로 3개 접종한다. 덮개 유리를 불꽃을 통과시키고 식힌 덮개 유리를 접종한 위치에 놓고 25℃로 4일간 배양한다.

(1) 시험균주를 배지 중앙에 위에서 아래쪽으로 한 줄로 획선하여 접종하고, 배지를 갈라지지않은 상태에서 배지에 깊숙하게 접종균이 바닥까지 들어가게 한다. 깊숙하게 접종은 45° 각도로 쥐고한다. 접종균을 희석하기 위해 첫 번째 줄에 가로로 3~4줄을 획선한다.

(2) 불꽃을 통과시킨 22×22 mm 덮개 유리를 접종한 위치에 놓는다.

(3) 배양은 실온(25℃), 어두운 곳에서 4일까지 하도록 권장하며 덮개 유리 위에서 경검한다.

(4) 24~48시간 후에 일차로 뚜껑 없이 평판배지에 있는 덮개 유리 위를 현미경 재물대에 놓고 저배율(×100) 및 고배율(×400) 대물렌즈를 사용하여 관찰한다. 가장 특징적인 형태 특히 *Candida albicans*의 말단 후막포자(chlamydospore)는 종종 덮게 유리 가장자리 근처에서 관찰되며, 이외에도 거짓균사(가균사, pseudohyphae)(거짓균사, pseudohyphae), 분아분생자(분아포자, blastoconidia) 및 분절분생자(athroconidium)가 있는지 관찰한다.

*C. albicans*는 후막포자와 분아분생자생성을 위한 대조균주도 포함되어야 한다.

2) 집락의 구조(colonial texture; 집락의 형태) : 유관적 특징(macroscopic features)

평판배지에서 집락의 형태 즉 집락 표면 높이(surface topography), 표면 구조(surface texture) 및 집락색소(colonial pigment)를 관찰하여 균종을 추정할 수 있다. 진균 집락의 구조는 공기균사(aerial hyphae) 또는 생식균사(vegetative hyphae)에 따라 자라기 때문에 균종을 추정하려면 대개 옆면에서 관찰한다.

양털형 또는 솜사탕 같은 형(Wooly or cotton candy-like type) 집락

털곰팡이 강(*Mucoromycetes*)에 속한 진균이 공중균사로 양털형 또는 솜사탕모양 집락(그림 3-3)을 형성하는데 털곰팡이 문에 속하는 균속 즉 *Mucor* spp., *Rhizopus* spp. 및 *Lichtheimia* sp.(구명, Absidia sp.)등이 있다.

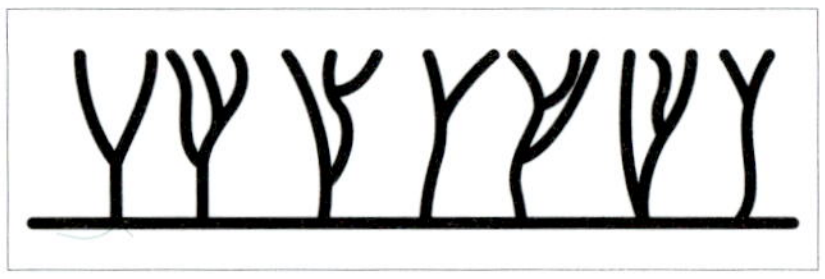
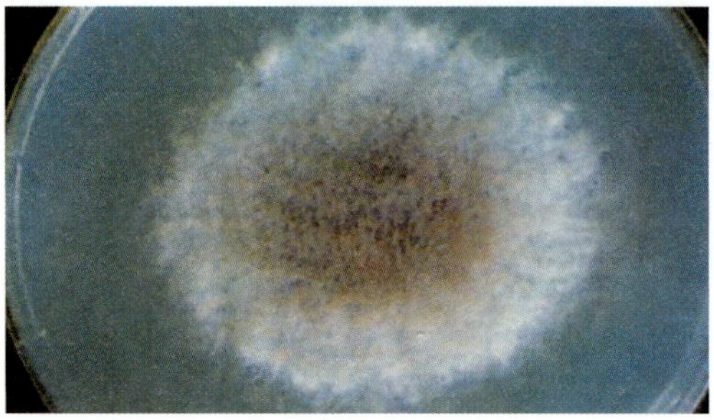

그림 3-3. **양털형(wooly) 또는 솜사탕 같은 형(cotton candy-like type) 집락.** *Mucor* sp.를 SDA배지에서 30℃로, 4일간 배양한 집락. 양털형 집락이 배양접시를 가득 채운다.

벨벳형(융단형, velvety type) 집락

갈색진균에 속한 진균은 낮은 형 털같은 균사로 덮인 집락으로 벨벳형 집락(그림 3-4)을 형성하는 여기에 속하는 진균은 *Fonsecaea*, *Cladosporium*, *Phialophora* 등이 있다.

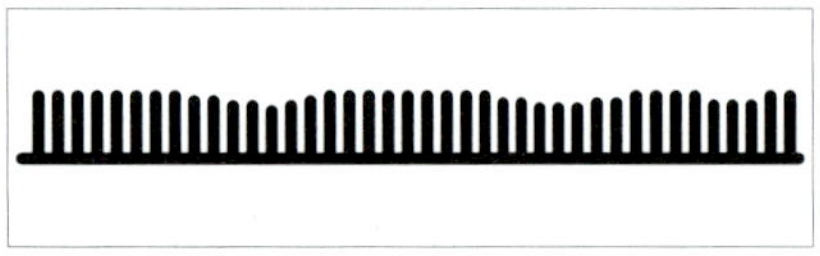
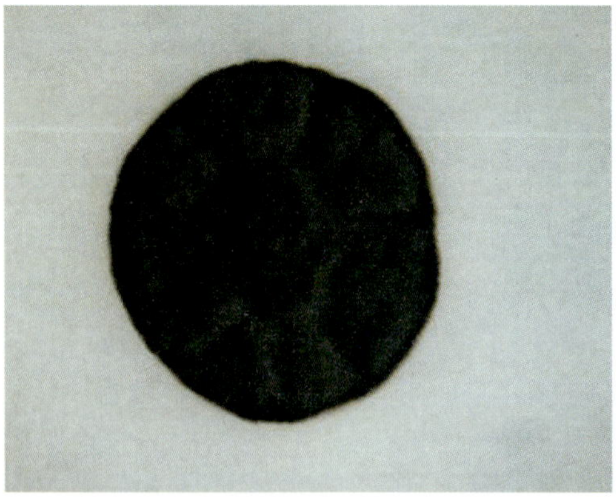

그림 3-4. **벨벳형(velvety) 집락.** *Fonsecaea pedrosoi*를 SDA배지에서 30℃, 14일간 배양한 집락. 낮은 형 털같은 균사가로 덮인 집락이다.

과립형(granular type) 집락

진균의 수많은 분생자 때문에 대개 과립형이나 분말형(powdery type)이다(그림 4-5). 피부사상균(*dermatophyte*)에 속한 진균으로는 *Nanizzia gypsea*(구명, *Microsporum gypseum* complex), *Trichophyton rubrum* 등이 있다.

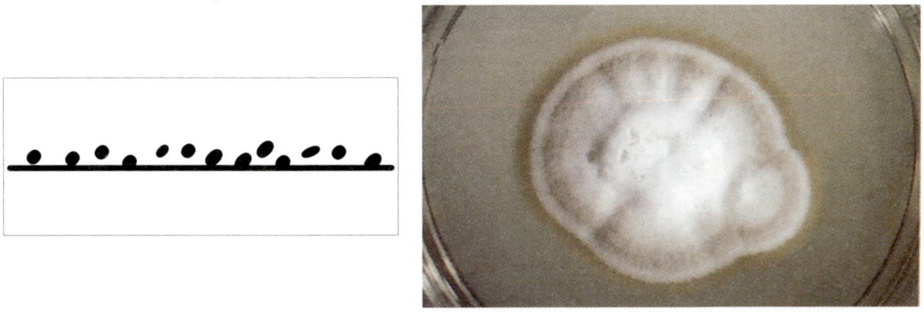

그림 3-5. **과립형(granular) 집락.** *Trichophyton rubrum*을 SDA배지에 접종하여 30℃, 7일간 배양한 집락.

매끄러운 형(glabrous or smooth type)

매끄러운 형 집락(그림 3-6)은 거의 공중균사를 형성하지 않기 때문에 집락이 대개가 매끄러운 집락이며 협막이 있는 효모형 진균은 점조성과 광택이 나타난다. 효모형 진균으로는 *Candida*, *Cryptococus*, *Rhodotorula* 등이 있다.

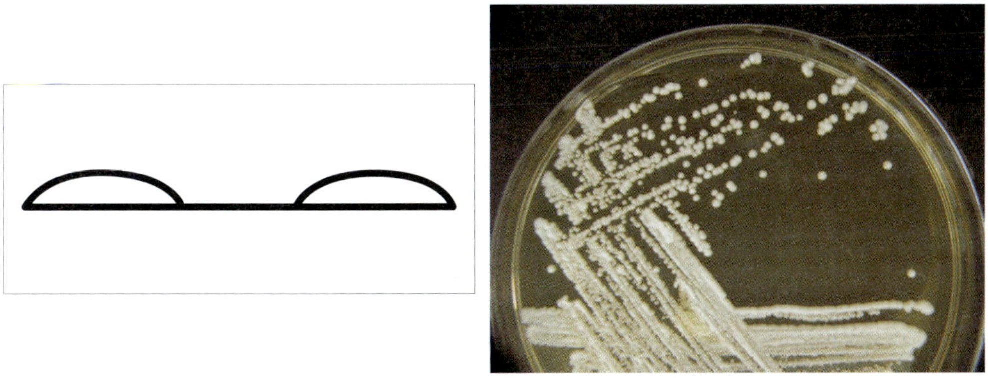

그림 3-6. **매끄러운(glabrous 또는 smooth) 집락.** *Cryptococcus neoformans*를 SDA배지에 접종하여 30℃, 3일간 배양한 집락. 집락표면이 매끄럽고 이 진균은 특히 협막이 있기 때문에 점조성과 광택을 보인다.

3) 집락의 높이(colonial topograpy; 집락의 고도)

어떤 진균은 자유롭게 증식하여 배지의 전체를 덮어버리는 경우도 있고, 어떤 진균은 제한적 방법으로 증식하는 경우도 있다. 이런 형태는 공기 균사로 인하여 형성되기 때문에 집락의 뒷면에서 관찰하는 것이 좋다.

주름형 집락(rugose colony)

주름형 집락(그림 3-7)은 집락 중앙이 접혀있고, 방사상 또는 주름으로 홈이 파져있는 벨벳같은 형태이다.

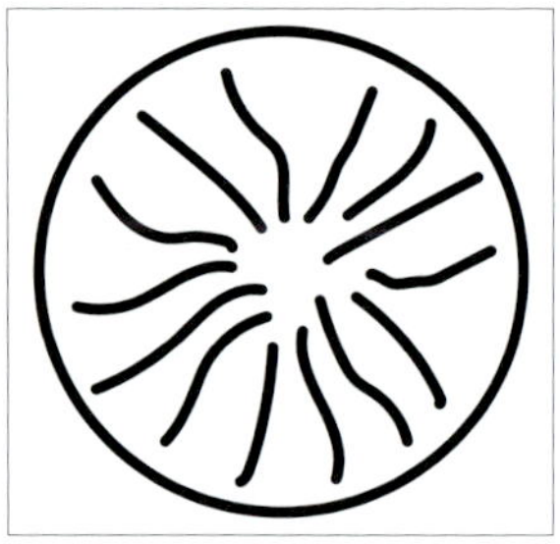

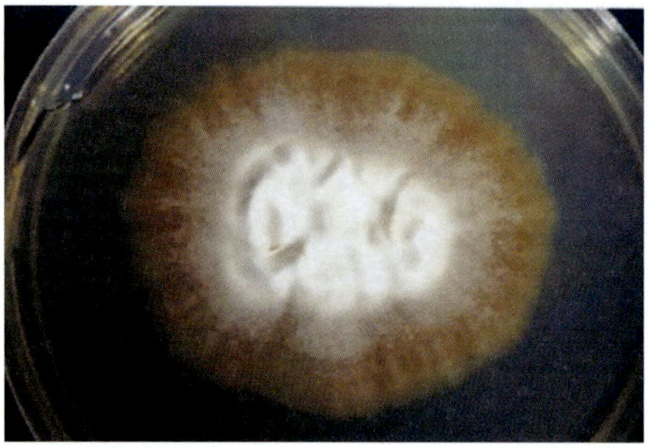

그림 3-7. **주름형 집락(rugose colony).** *Epidermophyton floccosum*을 PDA배지에접종하여 30℃, 12일간 배양된 *Epidermophyton floccosum*의 집락. 중앙이 접혀있고, 방사상 또는 주름으로 홈이 파져 있다.

중앙부 돌기 모양 집락(배꼽모양 집락 umbonate colony)

중앙부 돌기모양 집락(그림 3-8)은 중앙부가 돌기모양이며, 녹색 또는 청록색이며, 색이 있는 포자를 많이 형성하므로 표면은 가루가 덮인 것 같고, *Aspergillus fumigatus*에서 이 집락의 특성을 볼 수 있다.

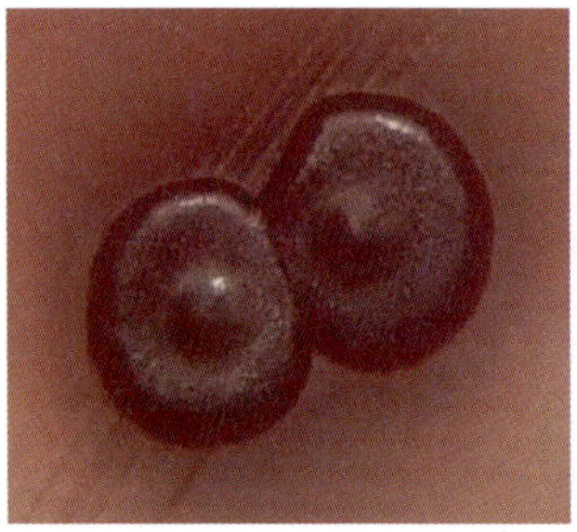

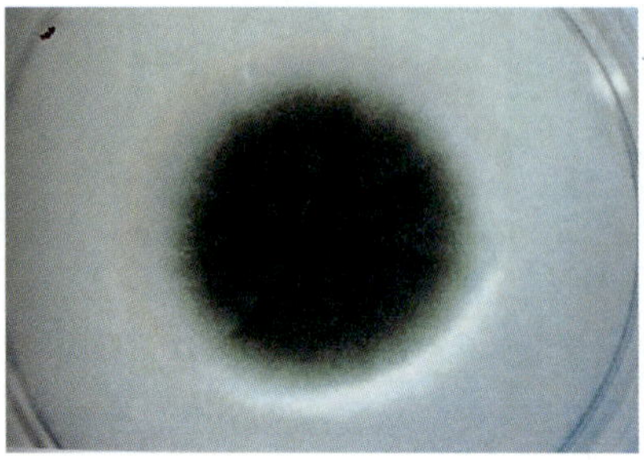

그림 3-8. **중앙부 돌기형 집락(배꼽모양 집락, umbonate colony).** SDA배지에서 30℃로 4일간 배양한 *Aspergillus fumigatus* 표면 집락, 집락 중앙부에 배꼽처럼 돌기되어 있다.

사마귀형 집락(verrucose colony).

사마귀형 집락(그림 3-9)에서 공기균사는 집락에서 공기 중으로 사마귀형같이 솟고 굵게 꼬여 보이며, 밭을 새로 갈 때와 같은 흙냄새가 특성으로 약한 항산성인 *Nocardia brasiliensis*에서 볼 수 있다.

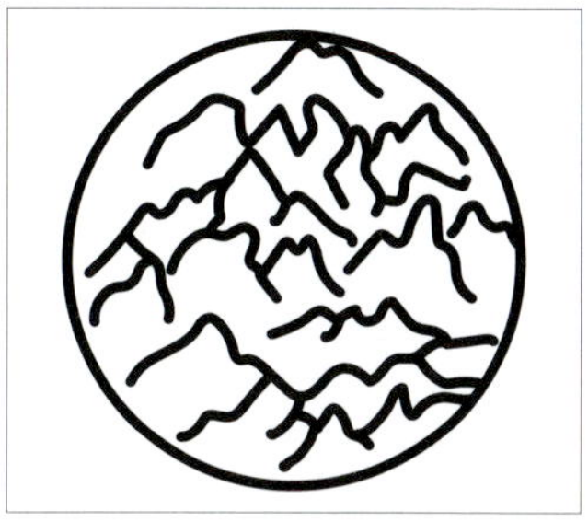

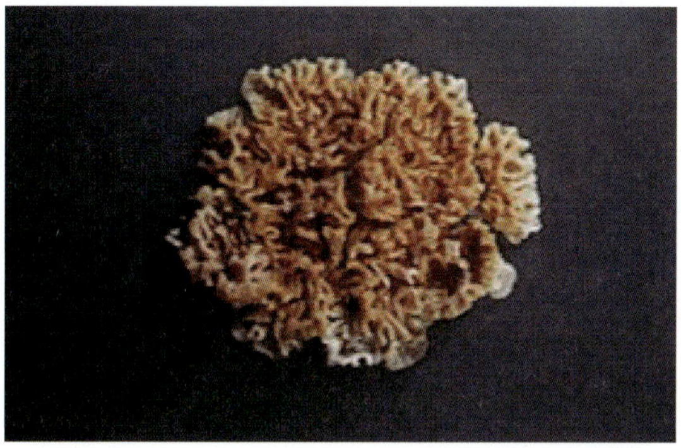

그림 3-9. **사마귀형 집락**(verrucose colony). SDA배지에서 30℃로 9일 배양한 *Nocardia brasiliensis*의 집락. 집락이 꼬여 있다.

4) 시험관 배양법

진균의 시험관 배양법은 진균을 분리하고 식별하기 위한 중요한 실험 방법이다. 이 방법은 진균을 적절한 배지에서 배양하여 그들의 성장, 형태 및 생리적 특성을 관찰하는 데 사용된다.

준비물

① 배양 배지: 사브로 데스트로스 한천배지(Sabouraud Dextrose Agar, SDA), 포테이토 덱스트로스 한천배지(Potato Dextrose Agar, PDA) 등이 주로 사용된다.
② 시험관 또는 페트리 접시: 배지를 담기 위해 사용된다.
③ 멸균 루프 또는 멸균 스왑: 시료를 접종하는 데 사용된다.
④ 알코올 램프 또는 버너: 접종 도구의 멸균에 사용된다.
⑤ 멸균 수조: 증류수 또는 생리 식염수로 채워진 멸균된 용기.
⑥ 인큐베이터: 배양 온도를 유지하는 데 사용된다.
⑦ 표본: 진균이 의심되는 환자의 조직, 피부, 손톱, 머리카락 등의 시료.

시험 방법

① **표본 준비**

- 진균이 의심되는 환자의 시료(예 피부, 손톱, 머리카락)를 깨끗한 도구로 채취한다.

② **배지 준비**

- Sabouraud dextrose agar (SDA) 또는 다른 적절한 배지를 시험관 또는 페트리 접시에 준비한다.
- 배지를 멸균한 후 식혀서 굳히고, 접종 준비를 한다.

③ **접종**

- 알코올 램프 또는 버너로 멸균된 루프 또는 스왑을 사용하여 시료를 접종한다.
- 시료를 배지 표면에 고르게 도포한다.

④ **배양**

- 접종된 배지를 인큐베이터에 넣고 적절한 온도(일반적으로 25~30℃)에서 배양한다.
- 배양 기간은 진균의 종류에 따라 다르며, 일반적으로 며칠에서 몇 주까지 걸릴 수 있다.

결과 해석

① **집락 관찰**

- 배양된 집락을 관찰하여 형태, 색상, 질감, 크기 등을 기록한다.
- 예를 들어, *Aspergillus* 종은 면모상 집락을 형성하고, *Candida* 종은 크림색의 매끄러운 집락을 형성할 수 있다.

② **현미경 검사**

- 배양된 집락의 일부를 슬라이드 글라스에 옮기고, 적절한 염색법(예 Lactophenol Cotton Blue, Gram stain 등)을 사용하여 현미경으로 관찰한다.
- 진균의 형태학적 특성(예 포자, 균사)을 확인한다.

③ **추가 테스트**

- 필요에 따라 생리적, 생화학적 테스트를 수행하여 진균의 동정을 완료한다.
- 예를 들어, 효모의 경우 발효 테스트나 동정 키트를 사용할 수 있다.

④ **해석 예시**

- *Aspergillus fumigatus*: 면모상 집락, 현미경 관찰 시 분생포자(Conidia)와 분생자가지(Conidiophore)이 보임.
- *Candida albicans*: 크림색의 매끄러운 집락, 현미경 관찰 시 효모형 세포와 아포(Blastoconidia)가 보임.
- *Microsporum canis*: 분말상 집락, 현미경 관찰 시 큰 방추형 포자가 보임.
- 진균의 시험관 배양법은 진균의 종류를 식별하는 데 매우 중요한 도구입니다. 다양한 배양 배지와 염색법, 현미경 검사 및 생화학적 테스트를 종합적으로 사용하여 정확한 진균 동정을 수행한다.

5) 효모의 배양과 집락 및 진균요소의 관찰

효모를 배양하고 집락 및 진균 요소를 관찰하기 위해 필요한 준비물로는 sabouraud dextrose agar (SDA)나 potato dextrose agar(PDA)와 같은 배양 배지, 시험관 또는 페트리 접시, 멸균 루프나 스왑, 알코올 램프나 버너, 멸균 수조, 인큐베이터, 슬라이드 글라스와 커버슬립, Lactophenol Cotton Blue, Gram stain, India ink등의 염색약이 필요하다.

시료 준비 단계에서는 진균이 의심되는 조직, 점액, 체액 등의 시료를 채취하고, 배지 준비 단계에서는 sabouraud dextrose agar(SDA)나 potato dextrose agar(PDA)를 시험관 또는 페트리 접시에 담아 멸균한 후 식혀서 굳힌다. 그런 다음, 멸균된 루프나 스왑을 사용해 시료를 배지 표면에 고르게 도포하고, 접종된 배지를 인큐베이터에 넣어 적절한 온도(일반적으로 25~30℃)에서 며칠에서 1주일 정도 배양한다.

배양된 집락을 관찰하여 형태, 색상, 질감, 크기 등을 기록하고, 일부 집락을 슬라이드 글라스에 옮긴 후 적절한 염색법을 사용해 염색한다. Lactophenol cotton blue (LPCB)는 균사와 포자의 구조를 관찰하는 데, Gram stain은 효모와 세균을 구별하고, India ink는 캡슐을 가진 효모를 관찰하는 데 사용된다. 염색된 슬라이드를 현미경으로 관찰하여 효모의 형태학적 특성을 확인한다.

결과 해석 단계에서는 집락의 크기, 모양, 색상, 질감 등을 기록하고, 현미경 관찰을 통해 효모형 세포, 아포(Blastoconidia), 위균사(Pseudohyphae) 등의 특징적인 구조를 확인한다. 추가적으로 생리적, 생화학적 테스트를 통해 효모의 특정 종을 동정할 수 있다. 예를 들어, *Candida albicans*는 크림색, 매끄러운 표면의 집락을 형성하며, 효모형 세포와 위균사를 형성할 수 있다. 이를 통해 효모를 정확하게 식별하고 연구할 수 있다.

6) 사상균의 배양과 집락 및 진균요소 관찰

사상균을 배양하고 집락 및 진균 요소를 관찰하는 과정은 실험실에서 사상균을 동정하고 연구하는 데 중요한 절차이다.

먼저, 필요한 준비물로는 sabouraud dextrose agar (SDA)나 potato dextrose agar (PDA)와 같은 배양 배지, 시험관 또는 페트리 접시, 멸균 루프나 스왑, 알코올 램프나 버너, 멸균 수조, 인큐베이터, 슬라이드 글라스와 커버슬립, Lactophenol Cotton Blue, Gram stain, India ink 등의 염색약이 필요하다.

시료 준비 단계에서는 사상균이 의심되는 조직, 피부, 손톱, 머리카락 등의 시료를 깨끗한 도구로 채취한다. 배지 준비 단계에서는 sabouraud dextrose agar (SDA)나 potato dextrose agar (PDA)를 시험관 또는 페트리 접시에 담아 멸균한 후 식혀서 굳힌다. 그런 다음, 멸균된 루프나 스왑을 사용해 시료를 배지 표면에 고르게 도포하고, 접종된 배지를 인큐베이터에 넣어 적절한 온도(일반적으로 25~30℃)에서 며칠에서 몇 주간 배양한다.

배양된 집락을 관찰하여 형태, 색상, 질감, 크기 등을 기록한다. 예를 들어, *Trichophyton rubrum*은 흰색에서 분홍색까지의 면모상 집락을 형성한다. 배양된 집락의 일부를 슬라이드 글라스에 옮긴 후 적절한 염색법을 사용해 염색한다. Lactophenol Cotton Blue (LPCB)는 균사와 포자의 구조를 관찰하는 데, Gram stain은 사상균과 세균을 구별하는 데, India ink는 캡슐을 가진 균을 관찰하는 데 사용된다.

염색된 슬라이드를 현미경으로 관찰하여 사상균의 형태학적 특성을 확인한다. 예를 들어, *Aspergillus niger*는 분생포자와 분생자경을 형성하며, 검은색의 포자가 특징이다. *Microsporum canis*는 큰 방추형 포자와 짧은 균사를 형성한다.

결과 해석 단계에서는 집락의 크기, 모양, 색상, 질감 등을 기록하고, 현미경 관찰을 통해 균사, 포자 등의 특징적인 구조를 확인한다. 추가적으로 생리적, 생화학적 테스트를 통해 사상균의 특정 종을 동정할 수 있고, 이를 통해 사상균을 정확하게 식별하고 연구할 수 있다.

5. 진균의 동정

학습목표

1) 효모의 슬라이드 배양을 실시한다. (B)
   (1) **발아관(germ tube)시험**
   (2) **후막포자형성시험**
   (3) CHROMagar Candida 배지 시험
   (4) 생화학적 분석(biochemical analysis)
   (5) 멸균수 또는 식염수의 습윤표본(wet mount)
   (6) **먹물표본(India ink preparation) 또는 nigrosin 표본**
   (7) **요소 분해효소(urease) 시험**
   (8) Birdseed agar
   (또는 Niger seed agar 시험 또는 Staib agar) 시험
   (9) Cornmeal-Tween 80 agar
   (10) 카페인산 디스크 시험(caffeic acid disk test)
   (11) **질산염 환원시험(nitratereduction test)**
   (12) **탄수화물 발효와 동화시험**
   (13) 생화학적 분석시험 의한 동정시험

2) 사상균의 슬라이드 배양을 실시한다. (A)

3) 효모를 분리 동정한다.
   (1) *Candida albicans* (A)
   (2) *Cryptococcus neoformans* (A)

4) 사상균의 현미경적 특성을 관찰한다. (A)
   (1) *Rhizopus*
   (2) *Mucor*
   (3) *Aspergillus fumigatus*
   (4) *Aspergillus nigar*
   (5) *Penicillium*
   (6) *Microsporum canis*
   (7) *Microsporum gypsium*
   (8) *Trichophyton rubrum*
   (9) *Trichophyton mentagrophytes*
   (10) *Epidermophyton*

5) 진균 동정을 위한 분자생물학적 기법을 설명하고 실습한다.

1) 효모형 진균의 배양

효모형 진균을 동정해야 하는 정도는 주로 효모형 진균이 분리된 구강, 위장관, 객담, 인두, 기관지 세액 및 변에서 분리되었을 때는 정상균무리(normal flora)이므로 임상적 의의가 없을 때가 많다. 또한 요, 손발톱 및 질 검체에서도 정상균무리가 분리될 수 있는데 이런 경우 임상적 관련성에 따라 의의가 달라진다. 임상적 감염의 징후가 있는 환자의 여러 검체에서 반복해서 효모형 진균이 분리되면 감염의 가능성이 있으므로 동정할 필요가 있다. 무균부위 예를 들면 혈액이나 척수액, 활막강액, 흉막강액, 심낭액 등에서 효모형 진균이 분리되면 필히 동정해야 한다.

전통적으로 *Candida albicans*는 적어도 다른 *Candida* 균종과 구별되지만, 하기도에서 분리하는 경우에는 일반적으로 그러한 수준의 감별이 필요하지 않다. *Candida* 균종은 하기도에서는 임상적으로 의미가 있는 경우가 거의 없으며, *Candida* 폐렴의 진단은 배양이 아닌 조직학적 검사를 기반으로 한다. *Cryptococcus neoformans*와 *Cryptococcus gattii*는 일반적으로 그러한 검체에서 중요시되는 유일한 효모형 진균이다(두형태 진균의 효모 형태는 제외). *C. neoformans* 및 *C. gattii*는 일반적으로 집락과 현미경 형태의 검사에 의해 신속하게 배제(ruled out)될 수 있으며 추가 검사는 종종 필요하다. 또한 결과는 "yeast, not *Cryptococcus*"로 보고한다. 한편 비색소원성 우무(nonchromogenic agar)배지에서 *C. albicans* (*C. dubliniensis*와 *C. albicans*는 두 균주 모두가 후막

포자가 생성되므로 구별되지 않음)만을 검체에서 선별하는 방법으로 신속하게 발아관 시험(germ tube test), 상품화된 색소원성 효소 시험(chromogenic enzyme tests), 또는 일반적으로 "발(feet)"이라고 불리는 균사 돌기(mycerial projection)에 대한 단순히 집락 검사(혈액 우무 또는 초콜릿 우무, 특히 세균학 검사실에서 유용한 방법)를 통해 시험된다.

인후(Throat), 요(Urine) 및 생식기(Genital) 즉 "TUG" 검체 및 효모에 대해 도말 양성인 혈액 배양물을 CHROMagar Candida에 직접 접종한 경우 *C. albicans, Candida Tropicalis* 및 *Candida krusei*의 분리균은 *Candida albicans* 대 *C. dubliniensis*감별이 필요하지 않는다면 48시간 이내에 동정할 수 있다. 한편 CHROMagar 배지에서 자란 *Candida* spp.의 집락은 그림 3-13에서 볼 수 있다.

상품화된 동정용 kit system을 쓰면 효모형 진균의 균종을 정확하게 동정할 수 있게 되었다. 그러나 분리되는 모든 효모형 진균이 임상적으로 의의가 있는 것이 아니고, kit값이 비싸기 때문에 분리된 균주에 대하여 kit를 사용하기 전에 예비동정하는 것이 타당하다. 효모형 진균의 균속은 표 3-4에 따라 추정할 수 있다.

표 3-4. 효모형 진균 균속의 추정

분홍색 집락	거짓균사(가균사, pseudohyphae)	분절 포자	발아관	후막 포자	협막	Urease	Lactose 동화	Niger seed 배지	작은 분아포자	추정 진균
+	+									*Sporobolomyces* spp.
	–									*Rhodotorula* spp.
–	+	+								*Blastoschizomyces* spp. *Geotrichum* spp. *Trichosporon* spp.
		–	+	+						*C. albicans, C. dubliniensis*
			–	–						*Candida* spp..
	–				+/–	+	+			*Cryptococcus* spp.
							–	갈색		*Cryptococcus neoformans*
								–		*Cryptococcus* spp.
					–				+	*Candida glabrata*
									–	*Candida famata,* *Saccharomyces*

한편 CHROMagar에서 증식된 *Candida* spp.영상은 CHROMagar 사이트(http://www.chromagar.com/clinical-microbiology-chromagarcandida-focus-on-candida-species-22.html#.WXYq7tMrJ-U)에서 볼 수 있다. CHROMagar Candida에서 *Candida glabrata*와 유사한 분리주는 trehalose의 신속 동화(RAT) 시험을 통해 1시간 내에 동정하는데, *C. glabrata*는 trehalose동화시험 양성이다.

▶ 집락이 점조성이 아닌 경우(If the colony is not mucoid)

진균 세포의 모양이 발아하는 효모형인 경우, 발아관(germ tube) 시험을 적절히 하면 3시간 안에 동정이 되며 일반적으로 3시간이 지나면 다른 *Candida* 균종도 발아관을 보인다. 발아관 시험이 양성이고, 혈액우무에 생긴 48시간 이내의 집락이 가장자리로 뻗어나가는 소위 별모양(star like)이면 *C. albicans*로 확정한다. 신속 enzyme test (*N*-acetyl-β-D-galactosamide, methylumbelliferyl-*N*-acetyl-β-D-galactosaminide 또는 L-proline-β-naphthylamide)로도 *C. albicans*가 동정(표 3-5) 된다.

표 3-5. ***Candida albicans, C. glabrata*** **및** ***Cryptococcus neoformans*****의 신속**

균종	예비 동정	확정 동정을 위한 추가 시험	비고
Candida albicans	도말 표본에서 발아하는 효모형 진균	1. 48시간 이내 집락이 별 모양 2. 발아관 시험 양성	*C. dubliniensis*와 감별 안됨
C. glabrata	1. 도말 표본에서 작은 효모형 진균이고 균사 없음 2. 초콜릿 우무 증식이 혈액우무에서 보다 좋음.	1. EMB 배지 증식이 혈액우무에서 보다 좋음 2. Trehalose 42℃에서 신속시험 양성	
Cryptococcus neoformans	둥근 모양의 발아하는 효모형 진균. 균사와 거짓균사 (가균사, pseudohyphae) 없고, 넓은 협막있음	1. Urease 양성, 2. Phenol oxidase 양성 3. 질산염 환원 못함 4. Niger seed agar 시험: 적갈색 색소 생성	*Cryptococcus gattii*와 감별 안됨

(1) 발아관 시험

*Candida albicans*와 *C. dubliniensis*만이 3시간 이내에 혈청에서 발아관(germ tube)을생성하며 이 두 균종은 쉽게 감별되지 않으며, 드물게 *C. dubliniensis*는 후천성면역환자에서 근래에 밝혀진 새 균종이다. *C. albicans*는 임상검체에서 가장 흔히 감염을 일으키는 균종이므로 분리된 균주가 *C. albicans*인지 동정해야 한다. Eosin methylene blue (EMB) agar에서 거짓균사(가균사, pseudo hyphae)가 퍼져나가서 소위 거미(spider)같은 모양이거나 Cornmeal-Tween 80 agar에서 후막포자(chlamydospore)를 형성하는지 보는 방법은 동정하기 적당한 방법이지만 시간이 많이 걸리기 때문에 간단한 발아관 법도 많이 쓰인다. 발아관이란 효모형 세포에서 균사형인 구조가 뻗어나온 것을 말하며, 그 크기는 진균세포 반 정도의 너비와 3~4배 정도의 길이이다. 발아관이 시작되는 부위가 *C. albicans*는 잘룩하지 않으나, *C. tropicalis*는 잘룩한 차이가 있다. Odd씨 정의에 의하면 잘룩하지 않은 발아관은 진정한 균사이고, 잘룩한 발아관은 분아포자가 분아 과정 중에 생기는 거짓균사(가균사, pseudohyphae)(pseudohypha)이다. 발아관이 관찰되면 *C. albicans*로 예비동정할 수 있다(그림 3-10). 모든 *C. albicans* 균주가 발아관 시험 양성을 보이지는 않으며, 숙련된 검사자도 *C. tropicalis*의 발아관을 잘못 판단하기도 한다. 따라서 필요하면 후막포자 생성 시험으

로 확인시험을 진행한다.

발아관시험

① 시험할 효모형 진균 아주 적은 양을 토끼나 사람의 혈청 0.5 ㎖가 들어있는 시험관에 넣어서 부유시킨다.
② 시험관을 37°C의 항온기에 3시간 넘지 않게(대개 2시간 정도) 넣어둔다.
③ 효모형 진균과 혈청 혼합액 한 방울을 슬라이드 유리 위에 놓고 덮개 유리를 덮는다.
현미경으로 먼저 100배 확대로 관찰하고, 400배 확대로 확인한다.

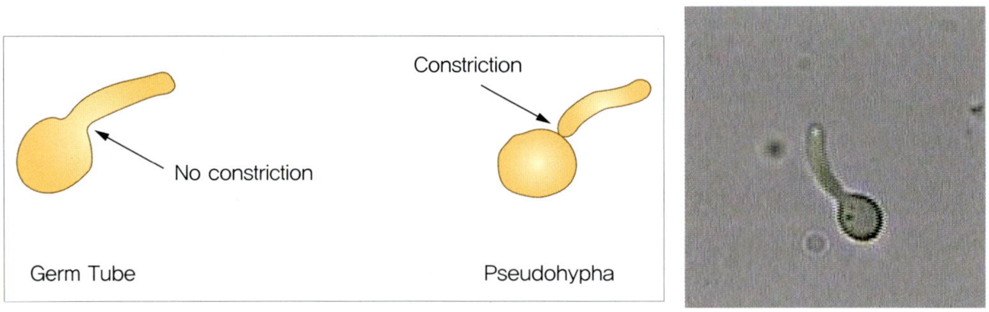

그림 3-10. 혈청에 넣어 37℃, 2시간 배양한 *Candida albicans* 발아관(좌와 우, 잘룩하지 않다)과 *C. tropicalis*의 거짓균사(가균사, pseudohyphae)(잘룩하다, 중앙)비교.

(2) 후막포자 생성 시험

발아관이 음성이면 cornmeal Tween 80 agar 평판배지 또는 Christensen urea agar 사면 배지에 접종한다(그림 3-11). Tween 80을 0.002% 농도로 cornmeal agar에 넣으면 표면장력이 낮아져서 균사와 분아분생자의 형성이 촉진된다. Cornmeal Tween 80 agar배지는 다양한 효모 균속과 *Candida* 균종을 구별하는데 사용되며 많은 진균의 분생자 형성(conidiation)을 자극하므로 슬라이드 배양에도 유용할 수 있다. 특히 *Candida albicans*의 말단 후막포자(chlamydospore)는 종종 덮개 유리 가장자리 근처에서 관찰되며, 이외에도 거짓균사(가균사, pseudohyphae)(거짓균사 pseudohyphae), 분아분생자 및 분절분생자(athroconidium)가 있는지 관찰한다.

*Trichosporon*과 *Geotrichum*은 이 배지에서 분절포자를 형성한다. *Trichosporon*은 urease양성이고, *Geotrichum*은 음성이므로 이들을 구별할 수 있다. 분절포자와 후막포자가 없고, 거짓균사(가균사, pseudohyphae)와 분아분생자가 있으면 *Candida* 균종(그림 3-12)이며, 여기에 후막포자가 있으면 *C. albicans*이다. 또한 많은 분아분생자가 거짓균사(가균사, pseudohyphae) 주변에 일정 간격으로 무리를 이루고 있으면 *C. albicans*로 추정할 수 있다. *C. albicans*는 후막포자와 분아분생자 생성을 위한 대조균주도 포함되어야 한다.

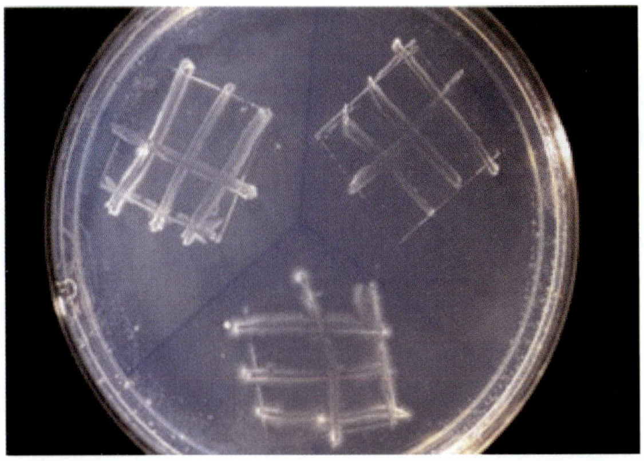

그림 3-11. **Cornmeal-Tween 80 agar배지에 후막포자 등을 보기 위한 효모형 진균의 접종법.** 백금침을 45° 각도로 쥐고 접종균이 바닥까지 깊숙이 들어가게 효모형 진균을 위에서 아래로 획선하여 접종하고(이때 배지가 갈라지면 안된다) 가로로 3개 접종한다. 덮게 유리를 불꽃을 통과시키고 식힌 덮게유리를 접종한 위치에 놓고 25℃, 3일간 배양한다.

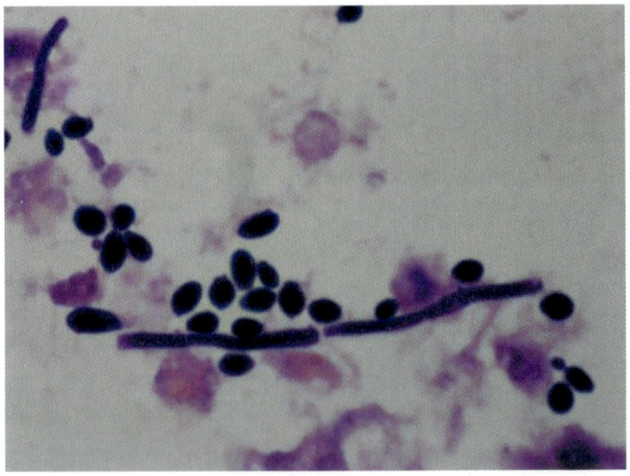

그림 3-12. **객담 검체에서 *Candida* spp.의 그람염색(×1,000).** 현미경 소견에서와 같이 분아 분생자(blastoconidium)와 거짓균사(가균사, pseudohyphae)가 보이기 때문에 *Candida* spp.라고 한다.

후막포자 생성 시험

① 시험균주를 그림 3-11처럼과 같이 Cornmeal Tween 80 agar 중앙에 위에서 아래쪽으로 한 줄로 획선하여 접종하고, 배지를 갈라지지 않은 상태에서 배지에 깊숙하게 접종균이 바닥까지 들어가게 한다. 깊숙하게 접종은 45° 각도로 쥐고 한다. 접종균을 희석하기 위해 첫 번째 줄에 가로로 3~4줄을 획선한다.
② 불꽃을 통과시킨 22×22 mm 덮개 유리를 접종한 위치에 놓는다.
③ 배양은 실온(25℃) 어두운 곳에서 4일까지 배양한다. 덮개 유리 위에서 현미경으로 관찰한다.
④ 24~48시간 후에 일차로 뚜껑 없이 평판배지에 있는 덮개 유리 위를 현미경 재물대에 놓고 저배율(×100) 및 고배율(×430) 확대를 사용하여 관찰한다.

(3) CHROMagar Candida 배지 시험

인후(Throat), 요(Urine 및 생식기(Genital) 즉 "TUG" 검체 및 효모에 대해 도말 양성인 혈액 배양물을 CHROMagar Candida에 직접 접종한 경우 집락의 색과 형태로 10종 이상의 효모형 진균을 구별할 수 있고, *C. albicans, Candida Tropicalis* 및 *Candida krusei*의 분리균은 *Candida albicans* 대 *C. dubliniensis*감별이 필요하지 않는다면 48시간 이내에 예비동정 할 수 있다. 한편

CHROMagar 배지에서 자란 *Candida* spp.의 집락은 그림 3-13에서 볼 수 있다. *C. albicans*는 거의 모두 연한 초록색의 집락으로 대부분 중등도 크기로서 평활한 모양이다. 다른 *Candida* spp. 중 이런 초록색을 보이는 균종은 거의 없다. *C. tropicalis*의 집락은 중등도 크기의 평활한 모양으로서 청색이나 청회색으로 집락주변은 약한 분홍색을 보인다. *C. krusei*는 크고, 낮게 퍼지는 거친 집락의 모양이 특징이며, 색은 연한 분홍색이다. *C. glabrate*는 작거나 중등도 크기의 자주색 집락으로 보인다(신종희 등, 1997). 이러한 소견은 상품화된 제품으로 동정을 시행한 후 확인 동정에 보조적으로 이용할 수 있다.

상품화된 동정용 kit system을 쓰면 효모형 진균의 균종을 정확하게 동정할 수 있게 되었다. 그러나 분리되는 모든 효모형 진균이 임상적으로 의의가 있는 것이 아니고, kit값이 비싸기 때문에 분리된 균주에 대하여 kit를 사용하기 전에 예비동정하는 것이 타당하다. 효모형 진균의 균속은 표 4-4에 따라 추정할 수 있다.

한편 CHROMagar에서 증식된 *Candida* spp.영상은 CHROMagar 사이트(http://www.chromagar.com/clinical-microbiology-chromagarcandida-focus-on-candida-species-22.html#.WXYq7t-MrJ-U)에서 볼 수 있다. CHROMagar Candida에서 *Candida glabrata*와 유사한 분리주는 trehalose의 신속 동화(RAT) 시험을 통해 1시간 내에 동정하는데, *C. glabrata*는 trehalose동화시험 양성이다.

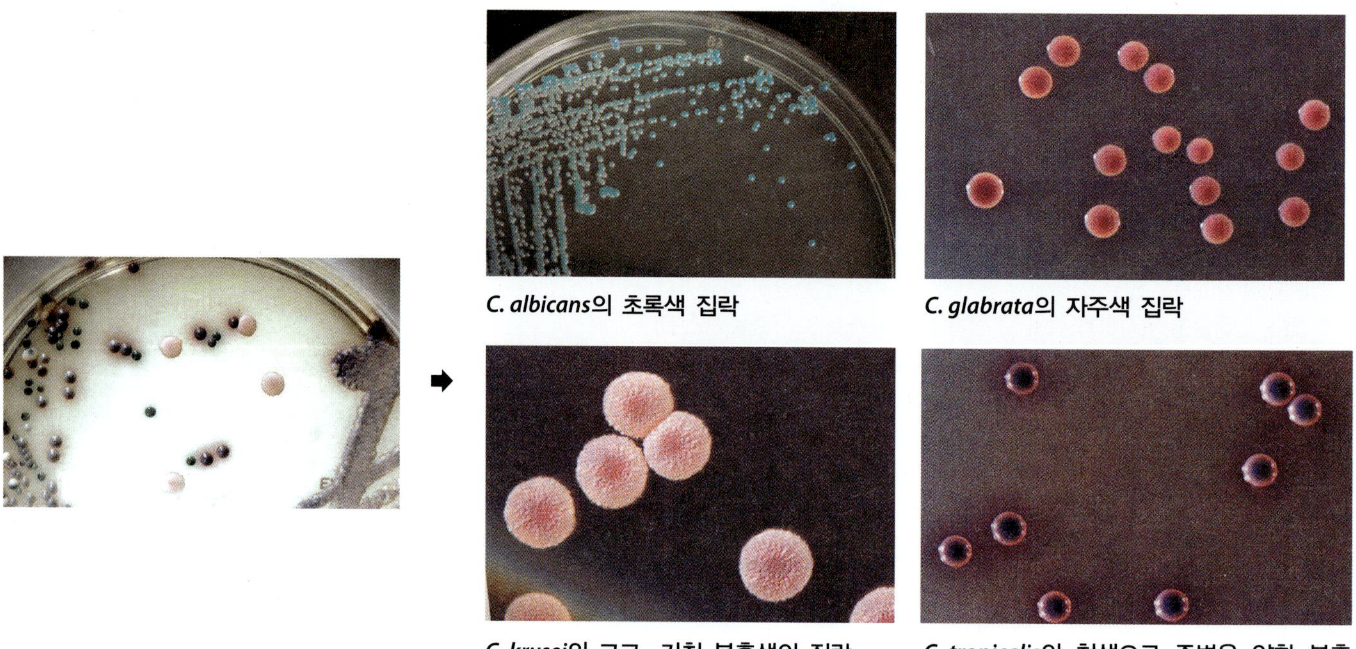

*C. albicans*의 초록색 집락
*C. glabrata*의 자주색 집락
*C. krusei*의 크고 거친 분홍색의 집락
*C. tropicalis*의 청색으로 주변은 약한 분홍색 집락

그림 3-13. CHROMagar 배지에서 *Candida* spp.의 집락

(4) 생화학적 분석(biochemical analysis)

분리균주가 *C. albicans* 또는 *C. glabrata*가 아니고 추가 감별이 필요한 경우 순수 배양을 하여 효모 감별을 위한 생화학적 시험 또는 단백질체학 분석(proteomic analysis)을 시험한다. 다음과 같이 상품적으로 준비된 시스템을 사용하여 가장 일반적으로 시행한다. Dalmau 방법 사용하여 Cornmeal-Tween 80 우무배지 또는 다른 효모 형태의 우무배지에 접종하고 모든 생화학적 동정 시스템과 함께 시험해야 한다.

- API 20C AUX (bioMérieux, Hazelwood, MO)
- API ID32 C (bioMérieux, Marcy l'Etoile, 프랑스, 미국에서는 사용할 수 없음)
- RapID ID (Beckman Coulter, Brea, CA)
- RapID Yeast Plus (Thermo Fisher, Scientific Remel Products, Lenexa, KS)
- Sherloc Micorbial System (MIDI, Newark, DE)
- Uni-Yeast Tek (Thermo Fisher, Scientific Remel Products, Lenexa, KS)
- Vitek Yeast Biochemical Card (bioMérieux, Hazelwood, MO)
- Vitek 2 ID-YST (bioMérieux, Hazelwood, MO)
- Proteomic analysis: BD Bruker MALDI Biotyper (Bruker Daltonics, Billerica, MA)
- Vitek MS (bioMérieux, Marcy l'Etoile, 프랑스)

▶ 집락이 점조성인 경우(If the colony is mucoid)

***Cryptococcus* spp.**: Cornmeal-Tween 80 agar배지에서 효모형 진균의 집락이 점조성(mucoid)이고, 균사나 거짓균사(가균사, pseudohyphae)를 형성하지 않으며 협막(capsule)이 있을 때는 *Cryptococcus* spp.일 가능성이 크다. 분리균이 *Cryptococcus neoformans/gattii*일 수 있는지 여부를 즉시 결정해야 하며, 다음을 통해 알 수 있다.

참고 Canavanine glycine bromthymol blue (CGB)우무시험에서 *C. gattii*는 양성반응이고, *C. neoformans*는 CGB시험 음성으로 감별할 수 있다.

(5) 멸균수 또는 식염수의 습윤표본(wet mount)

*C. neoformans*와 *C. gattii*는 다양한 크기의 둥글고 출아하는 효모형 진균이며, 균사가 없다.

(6) 먹물표본(India ink preparation) 또는 nigrosin 표본

먹물염색(India Ink) 법은 주로 *Cryptococcus neoformans*와 같은 협막을 형성하는 진균을 검출하는 데 사용되는 진균학적 염색 기법이다. India Ink는 이 협막을 염색하지 못하고, 진균 세포 주변에 있는 염료가 협막을 둘러싸는 형태로 나타난다. 이로 인해 협막이 어두운 배경에서 밝은 투명한 할로(halo) 형태로 보이게 된다. *Cryptococcus*의 다른 균종과 달리 두꺼운 협막이 있으며, 이것은 먹물 표본이나 nigrosin 표본으로 쉽게 관찰할 수 있다. 환자 검체(in vivo) 중의 *C. neoformans/gattii*에는 두꺼운 협막이 있지만, 배양된(in vitro) 균주에서는 협막이 있어도 대단히 작기 때문에 동정에 이용되기 어려우나 1% peptone용액에서는 협막이 증가되는 것으로 알려졌다.

1. 시료 준비

뇌척수액(CSF), 혈액 또는 다른 임상 시료에서 *Cryptococcus* 의심 균을 채취한다.

2. 염색

1) 깨끗한 슬라이드 글라스에 한 방울의 India Ink(먹물)를 떨어뜨린다.
2) 준비된 시료를 먹물 한 방울과 혼합한다.
3) 커버글라스를 덮는다.

3. 현미경 관찰

1) 슬라이드를 현미경 스테이지에 올리고 40배 또는 100배 배율에서 관찰한다.
2) 협막을 가진 진균 세포가 어두운 배경에 밝은 할로 형태로 보인다.
   * 이는 *Cryptococcus neoformans* 와 같은 협막 형성 진균의 존재를 나타낸다.
   * 협막 형태의 할로가 관찰되지 않으면, 협막 형성 진균이 없거나 검출되지 않은 것으로 간주한다.

4. 장점과 한계

장점: 빠르고 간단한 검사 방법으로, 특수한 장비나 복잡한 준비가 필요하지 않고, 진균의 협막을 직접 관찰할 수 있어 신속한 예비 진단이 가능하다.

한계: 민감도가 낮아 시료 내 진균 농도가 낮을 경우 검출되지 않을 수 있으며, *Cryptococcus neoformans* 와 같이 협막을 형성하는 진균에만 특화되어 다른 진균류를 동정하는데 활용도가 낮다.

단, India Ink 염색법은 특히 *Cryptococcus neoformans* 뇌수막염이 의심되는 환자의 뇌척수액 검체에서 신속한 진단을 위해 많이 사용된다. 이 방법은 초기 진단에 매우 유용하나, 정확한 진단을 위해 배양, 항원 검사, 또는 분자생물학적 기법과 같은 추가적인 진단 방법이 필요한 경우가 많다.

(7) 요소 분해효소(urease) 시험

요소배지 사면 위쪽에 특히 많이 접종한다. 위에 나열된 시험 중 하나라도 *Cryptococcus*가 의심되는 경우 분리주를 확인해야 한다. Urease 양성도 *C. neoformans/gattii*의 특성이지만, 이 시험은 *Rhodotorula*도 양성이다.

요소분해시험(Urease Test)은 요소(urea)를 분해하여 암모니아(ammonia)와 이산화탄소(carbon dioxide)를 생성하는 효소인 우레아제(urease)의 존재를 확인하는 실험이다. 보통 사용하는 지시약 phenol red이며 배지의 색상이 황색에서 빨간색으로 변하면 양성으로 간주한다. 이 시험은 특정 진균 및 세균의 동정에 유용하며, 특히 *Cryptococcus neoformans*와 *Trichophyton* 과 같은 진균의 식별에 사용된다.

1. 배지 준비

1) 요소와 pH 지시약(예 페놀레드)가 포함되어 있는 요소 한천 배지(Urea agar)를 준비한다.

2. 시료 접종

1) 테스트할 진균을 무균적인 방법으로 배지에 접종한다. 고체 배지의 경우, 루프나 백금이로 진균을 도말한다.

3. 배양

1) 접종된 배지를 25~30°C에서 24시간에서 최대 7일 동안 배양한다.

* *Cryptococcus neoformans* 와 같은 진균은 일반적으로 몇 시간 내에 양성 반응을 보이지만, 다른 진균의 경우 더 긴 시간이 필요할 수 있다.

4. 결과

배지의 색상이 핑크색 또는 빨간색으로 변하면 양성 반응을 나타내는 것으로 이는 우레아제를 생산하는 진균이 요소를 분해하여 암모니아를 생성했음을 나타낸다. 보통 *Cryptococcus neoformans* , *Trichophyton* , *Histoplasma capsulatum* 등의 진균에서 양성반응이 관찰된다. 만일 배지의 색상이 변하지 않거나 황색을 유지할 경우는 우레아제를 생산하지 않는 진균임을 나타낸다.

한계

일부 진균은 우레아제를 생산하지 않기 때문에, 이 시험만으로는 완전한 동정을 할 수 없고, 결과 판독이 주관적일 수 있다.

(8) Birdseed agar(또는 Niger seed agar 시험 또는 Staib agar) 시험

*C. neoformans/gattii*의 검출과 동정에 유용하다. 평판에 시험할 진균을 진하게 접종하고 37℃에 최소한 1주일간 배양한다. 적갈색 색소를 생성하는 것이 *C. neoformans/gattii*의 특성이다. Birdseed Agar도 페놀옥시다제 활성을 검출하는 데 사용될 수 있지만 디스크 시험의 장점은 속도와 향상된 신뢰성이다.

(9) Cornmeal-Tween 80 agar(또는 현미경적 형태를 볼 수 있고, 포도당이 없는 유사한 우무배지)에 접종한다.

(10) 카페인산 디스크 시험(Caffeic acid disk test) 또는 페놀옥시다제 시험(phenoloxidase test)

카페인산은 페놀옥시다제(phenoloxidase) 효소 활성을 검사하기 위한 여러 가지 좋은 기질 중 하나이다. 페놀옥시다제가 존재하면 카페산이 멜라닌으로 분해되어 짙은 갈색에서 검은색으로 변한다. *Cryptococcus neoformans*와 *Cryptococcus gattii*는 임상적으로 분리되는 유일한 효모형 진균으로서 페놀옥시다제 시험은 이러한 진균 동정 및 또는 확인시험에 매우 유용하다.

카페인산 디스크 시험(Caffeic acid disk test)

① 분리된 효모를 cornmeal-Tween 80 agar에 배양한다. 페놀옥시다아제 때문에 포도당 에 의해 억제되기 때문에 성장 배지에 포도당이 없는 것이 필수적이다.
Cornmeal-Tween 80 agar는 일반적으로 이 요구 사항을 충족하는 가장 쉽게 사용할 수 있는 배지이다.
② 카페인산 디스크(Remel[Lenexa, KS] 및 Hardy Diagnostics[Santa Maria, CA]에서 구입 가능)를 유리 슬라이드 위에 놓는다. 30~40 μl의 물을 사용하여 디스크를 적신다.
③ 분리된 효모의 여러 집락을 디스크에 접종한다.
④ 디스크를 습한 항온기에서 22~35°C로 배양한다.
⑤ 갈색에서 검은색 색소로 변하는 지를 판독한다. 대부분의 양성 반응은 30분 이내에 나타나지만, 음성으로 판정하기 전에 최소 4시간 동안 검사를 실시해야 한다.

(11) 질산염 환원시험(nitrate reduction test)

*C. neoformans/gattii*는 질산염(nitrate)을 환원하지 못하며, 이 성상이 선별시험에 쓰일 수 있다. 색소생성(phenol oxidase) 시험 양성과 함께 urease 시험 양성으로 *C. neoformans/gattii*를 확정동정하는 CLSI 간이동정법을 위에서 설명하였다. 그러나 이들 시험으로 결과가 불분명할 때는 탄수화물의 동화시험을 해야 한다(표 3-6).

(12) 탄수화물 발효와 동화시험

Cornmeal agar로 동정이 안될 때는 탄수화물의 동화(assimilation)나 발효(fermentation)시험으로 동정할 수 있다. 동화(이용능)시험은 미생물이 산소의 존재하에서 배지에 넣은 탄수화물 공급원을 이용해서 진균이 증식할 수 있는지를 보는 것이다. 양성 반응은 탄수화물이 들어있는 배지에서 증식이나 또는 pH 변화에 의해 나타난다. 탄수화물 동화시험에는 Wickerham에 의한 액체배지법과 디스크법 및 상품화된 API 20C AUX (bioMerieux) kit법 등이 있다.

탄수화물 발효의 의미가 책에 따라서는 가스를 생성하는 것 또는 산을 생성하는 것 등 다를 수 있다. 표 3-6에서 발효 (F)는 당에서 산과 가스를 생성함을 뜻하고, --는 산만을 생성하는 것과 산도 생성하지 않는 것을 뜻한다. 예를 들면 *Cryptococcus* spp.는 glucose, maltose 및 sucrose에서 가스 없이 산만을 생성하는데 --로 표시되어 있다.

표 3-6. 임상검체에서 분리되는 주요 효모형 진균의 성상[a]

균종	37℃ 증식	거짓균사/균사	후막포자	발아관	협막	탄수화물 동화												탄수화물 발효						19 U
						1 Gl	2 Ma	3 Su	4 La	5 Ga	6 Me	7 Ce	8 In	9 Xy	10 Ra	11 Tr	12 Du	13 Gl	14 Ma	15 Su	16 La	17 Ga	18 Tr	
Candida albicans	+	+	+	+	−	+	+	+	−	+	−	−	−	+	−	+	−	F	F	−	−	F	F	−
C. auris	+	v	−	−	−	+	+	+	−	−	+	−	−	−	+	+	ND	ND	ND	ND	ND	ND	ND	ND
C. dubliniensis	+	+	+	+	−	+	+	+	−	+	−	−	−	+	−	+	−	F	F	−	−	F	F	−
C. famata	+	−	−	−	−	+	+	+	+	+	+	+	−	+	+	+	+	W	−	W	−	−	W	−
C. glabrata	+	−	−	−	−	+	+	−	−	−	−	−	−	−	−	+	−	F	−	−	−	−	F	−
C. guilliermondii	+	+	−	−	−	+	+	+	−	+	+	+	−	+	+	+	+	F	−	F	−	F	F	−
C. kefyr (신종명 *Kluyveromyces marxianus*)	+	+	−	−	−	+	−	+	+	+	−	+	−	+	+	−	−	F	−	F	F	F	−	−
C. krusei	+	+	−	−	−	+	−	−	−	−	−	−	−	−	−	−	−	F	−	−	−	−	−	+
C. parapsilosis	+	+	−	−	−	+	+	+	−	+	−	−	−	+	−	+	−	F	−	−	−	−	−	−
C. rugosa	+	+	−	−	−	+	−	−	−	+	−	−	−	+	−	−	−	−	−	−	−	−	−	−
C. tropicalis	+	+	−	−	−	+	+	+	−	+	−	+	−	+	−	+	−	F	F	F	−	F	F	−
Cryptococcus neoforans	+	−	−	−	+	+	+	+	−	+	−	+	+	+	+	+	+	−	−	−	−	−	−	+
C. albidus	−	−	−	−	+	+	+	+	+	+	+	+	+	+	+	+	+	−	−	−	−	−	−	+
C. laurentii	+	−	−	−	+	+	+	+	+	+	+	+	+	+	+	+	+	−	−	−	−	−	−	+
C. luteolus	−	−	−	−	+	+	+	+	−	+	+	+	+	+	+	+	+	−	−	−	−		−	+
C. terreus	−	−	−	−	+	+	+	−	+	+	−	ND	+	+	+	+	−	−	−	−	−	−	−	+
C. uniguttulatus	−	−	−	−	+	+	+	+	−	−	−	−	+	+	+	−	−	−	−	−	−	−	−	+
Rhodotorula glutinus	+	−	−	−	−	+	+	+	−	+	−	+	−	+	+	+	−	−	−	−	−	−	−	+
R. rubra	+	−	−	−	−	+	+	+	−	+	−	+	−	+	+	+	−	−	−	−	−	−	−	+
Geotrichum candidum	−	+	−	−	−	+	−	−	−	+	−	−	−	+	−	−	−	−	−	−	−	−	−	−
Blastoschizomyces capitatus	+	+	−	−	−	+	−	−	−	+	−	−	−	−	−	−	−	−	−	−	−	−	−	−
Naganishia albida	−	−	−	−	+	+	+	+	+	+	+	+	+	+	+	+	+	−	−	−	−	−	−	+
Sporobolomyces salmonicolor	+	+	−	−	−	+	+	+	−	+	−	+	−	W	−	+	−	−	−	−	−	−	−	+
Trichosporon spp.	+	+	−	−	−	+	+	+	+	+	+/−	+	+	+	−/+	+	−/+	−	−	−	−	−	−	+

[a] 동화는 그 탄수화물이 있으면 증식함을 뜻하고, 발효(F)는 그 탄수화물에서 가스를 생성함을 뜻함. *Naganishia albida*와 *Cryptococcus albidus*임.기호: +, 양성; −, 음성;W, 약한 양성; V, 균주에 따라서 다름; ND, 시험자료 없음. 구 속명이 *Cryptococcus*이었던 균종의(신 균종명임) : *C. laurentii(Papilotrema laurentii)*; *C. luteolus(Hannaella luteola)*; *C. terreus(Solicoccozyma terrea)*.

탄수화물 동화 배지(Carbohydrate assimilation medium) : Wickerham의 액체 배지법

Yeast nitrogen base .... 6.70 g
Approximately carbohydrate .... 5.00 g
증류수 .... 100.00 ㎖

필요한 경우 열을 가해 녹인 후, Seitz 또는 membrane 여과기로 여과 멸균한다. 멸균된 나사마개 시험관에 멸균 증류수 4.5 ㎖에 탄수화물 동화배지 용액 0.5 ㎖를 넣어준다.이 배지들은 냉장고에 1개월 동안 보관되어 사용할 수 있다.

참고

탄소화합물이 순수하고 다른 탄수화물과 섞이지 않도록 주의해야 한다. 동화시험을 하기 전에 동화시험 양성과 음성의 대조 효모균주를 사용하여 각각의 새로운 많은 탄수화물을 확인하는 것이 좋다.

탄수화물 동화시험

탄수화물 동화 배지는 150 ㎕씩 96-well microplate에 분주할 수 있다. 광학밀도(optical density)가 0.21~0.29가 되도록 효모 부유액을 준비하고 부유액 50 ㎕를 각 well에 접종한다(최종 접종은 2×10^5 ~ 2×10^6 CFU/㎖). 25~30℃에서 24~48 시간 배양한다. 탄수화물 동화시험에서 well에 진한 혼탁(dense turbidity)이 보이면 양성반응이고, 탄수화물이 없는 음성대조 well은 투명하게 보이며, 증식이 없는 것을 의미한다.

(13) 생화학적 분석시험 의한 동정시험

효모형 진균 동정용 생화학적 시험 또는 단백질체학 분석(proteomic analysis)을 시험하기 위해서는 다음과 같이 상품적으로 준비된 시스템(표 3-7)을 사용하여 신속한 결과를 얻을 수 있다.

표 3-7. 효모형 진균 동정용 상품화된 제품의 예

이용	시약명
한 가지 균종만 동정	
C. albicans	*C. albicans* CA50(Murex), BactiCard Candida (Remel)
C. krusei	Bichrolate krusei (Fumouze)
C. neoformans	Caffeic acid disk (Remel)
Candida 여러 균종을 동정	CandiSelect (BioRad), Brilliance *Candida* (Oxoid), CHROMagar *Candida* (CHROMagar)
효모 여러 균종을 동정	Vitek 2 Yeast (bioMerieux, Hazelwood, MO) RapID Yeast Plus (Thermo Fisher, Scientific Remel Products, Lenexa, KS) API 20C AUX (bioMerieux, Hazelwood, MO) Phoenix Yeasyt ID(BD Diagnostics) Proteomic analysis: BD Bruker MALDI Biotyper (Bruker Daltonics, Billerica, MA)

① API 20C AUX kit system을 **이용하는 방법**

상품화된 kit를 이용하는 동정방법은 전통적 방법의 시험을 소형화하여 사용하기 편리하게 개량한 것이다. 이 방법에 있어서는 여러 생화학적 반응을 시험하여 그 양성을 database와 비교하여 균종을 동정한다. 이러한 방법에 사용되는 기질은 동정하려는 미생물에 따라 다르다. 대부분의 kit가 이용하는 반응은 ① 기질의 이용으로 인한 pH의 변화 ② 효소작용에 의한 색이나 형광의 출현 ③ 탄수화물 대사에 의한 tetrazolium 지시약의 변화 ④ 증식여부의 육안 관찰이다.

Kit방법에는 자동화 방법과 수작업 방법이 있다. 수작업 방법은 검사자가 익힌 전통적 방법을 이용하여 시험 결과를 판독하고 그 해석은 database를 이용하는 것이 장점이다. 자동화 방법은 검사자의 시간을 절약시키는 것이 장점이다. 어느 kit에 있어서나 정확성은 database의 수준에 달려 있다. Database의 수는 kit에 따라 소수인 것부터 1,900이 넘는 것이 있다.

상품화된 kit의 종류는 대단히 많다. 여기에서는 증식여부의 육안적 관찰을 이용(탄수화물 동화시험)하는 효모형 진균 동정에 대해서 API 20C AUX kit system을 설명한다.

API 20C AUX kit system의 strip은 건조된 기질을 함유하고 있는 20개의 microtube로 되어있다. 48~72시간까지 배양(glucose가 48시간 이후 분명하게 증식이 보이지 않으면) 한 후 '0' 큐풀(cupule)을 음성(-)대조군으로 해서 혼탁도가 있는 큐풀을 양성(+)으로 결과지에 기록한다. 결과지 위에 테스트를 3개씩 묶어서 양성일 경우에 차례로 1, 2, 4 값으로 계산하여 7자리 숫자로 만든 후 프로그램에 입력하여 동정 결과를 얻는다(그림 3-14).

API 20C AUX kit system 사용 방법

① Sabouraud dextrose agar (SDA, pH5.6)배지에 30℃에 24~48시간 배양된 효모형 진균의 집락으로 suspension medium이나 멸균식염수 2 ㎖에 McFarland 제2의 탁도로 균부유액을 만든다.
② C medium의 앰플을 열고 탁도를 맞춘 균액 100 ul를 넣은 후 기포가 생기지 않게 잘 혼합한다.
③ 멸균 피펫으로 C medium의 균액을 큐풀(cupule)까지 채운다. 이때 기포가 생기지 않게 조심하고, 넘치지도 모자라지도 않게 분주한다.
④ 접종된 스트립(strip)을 수분유지를 위해 증류수 5 ㎖를 넣은 tray위에 올려놓고 30℃ 항온기에 48~72시간 배양 후 혼탁유무의 증식을 판독한다.
⑤ 배양 후 '0' 큐풀을 음성(-) 대조군으로 해서 혼탁도가 있는 큐풀을 양성(+)으로 결과지에 기록한다. 결과지 위에 테스트를 3개씩 묶어서 양성일 경우에 차례로 1, 2, 4 값으로 계산하여 7자리 숫자로 만든 후 프로그램에 입력하여 동정한다.

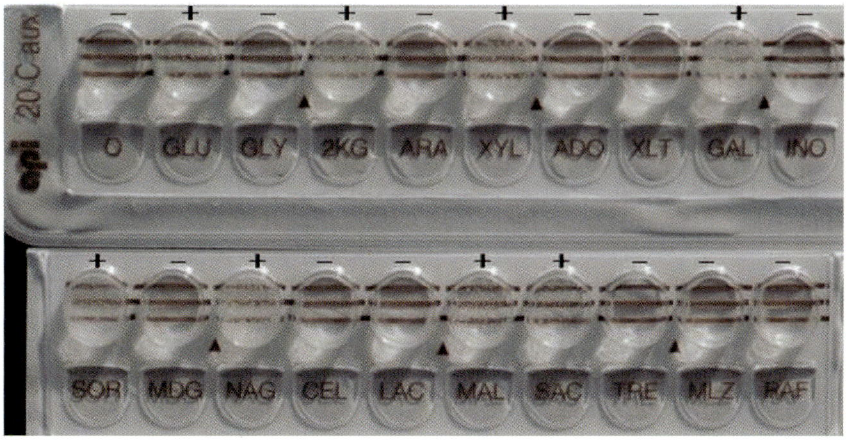

그림 3-14. **효모형 진균의 동정 목적으로 탄수화물 동화시험을 이용한 API 20C AUX kit system 동정 결과.** '숫자 프로필(Numerical profile) 2542134를 입력한 후 동정 결과는 *C. albicans* %ID 97.3%로 동정되었다.

▶ 만족할 만한 동정결과를 얻지 못할 경우(If an acceptable identifrication is not obtained).

순수분리를 다시 확인한 후 추가 시험이 필요하다. Cornmeal-Tween 80 agar에서 균사나 거짓균사(가균사, pseudohyphae)를 형성하지 않고 효모형 세포(yeastlike cell)만 있고, urease시험 음성인 효모형 진균은 *Candida glabrata*(구명 *Torulopsis glabrata*), *Rhodotorula*, *Saccharomyces*, Wickerhmomyces anomalus(구명 *Pichia anomala* 또는 *Hansennula anomala*), *Malassezia* spp. 등이 있다.

(1) *Candida glabrata*

Cornmeal-Tween 80 agar에 배양하면 세포의 크기가 작고(2~3×3~4 um), 단일 말단 발아(single terminal budding)의 난형 세포가 보이면 *C. glabrata*가능성이 있다. 발아관과 거짓균사(가균사, pseudohyphae) 형성하지 않고, glucose와 trehalos 동화시험 양성이기 때문에 동정에 이용된다(그림 3-15).

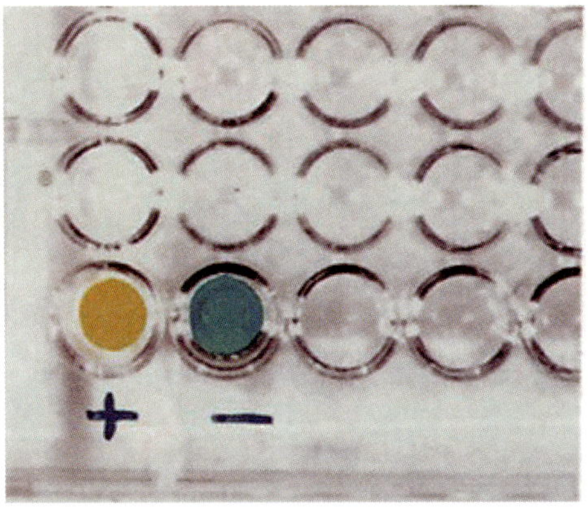

그림 3-15. **신속 treahalose 동화시험.** (Mayo clinic법). *Candida glabrata*(양성), *C. tropicalis*(음성)

(2) *Saccharomyces*

Cornmeal-Tween 80 agar에 25℃로 72시간 배양하면 세포가 크게 보이며, 특수배지 V-8 medium, acetate ascospoe agar 또는 Gorodkowa 배지에 30℃로 10일까지 배양한다. 자낭포자 염색이나 Kinyoun 염색하면 자낭포자는 항산성으로 염색되어 분홍색이며, 크고 두꺼운 세포막을 가진 구조를 보인다.

(3) *Rhodotorula*

Cryptococcus spp.와 같이 urease양성 효모형 진균으로 분홍색에서 산호색(coral)집락이지만 더 붉은 색도 보인다. 드물게 퇴화한 듯한 거짓균사(가균사, pseudohyphae)도 보이며, 때때로 협막도 형성한다.

(4) *Malassezia*

Cornmeal-Tween 80 agar에서 30~35℃(25℃와 37℃에서는 잘 증식하지 않음)로 5일 배양 후 성숙된 집락을 보인다. *Malassezia* spp.는 균사나 거짓균사(가균사, pseudohyphae)가 없고 효모형 세포만 있는 병(bottle) 모양인 분아형 효모이므로 동정에 도움이 된다. 즉, 모세포의 한쪽 넓은 밑면(base)에서 작은 칼라(collarette)를 가진 작은 소병자(phialide)를 통해 자세포가 분리되는 것이 특징이다(그림 3-16).

이 진균은 상품화된 효모동정 제품으로 동정이 잘 안되고, *Candida lipolytica*로 잘못 동정될 수 있다. *M. furfur*와 *M. pachydermatis*를 비롯한 *Malassezia* spp.는 urease 시험 양성이며, 간단한 형태 윤곽을 볼 수 있는 safranin염색과 선명하게 세포벽과 뚜렷한 형태의 윤곽을 볼 수있는 calcofluor white 염색은 동정에 도움이 된다. *Malassezia furfur*는 성장을 위해 장쇄(긴 사슬)지방산을 필요로 하므로(지방 친화성 효모형 진균) 배지 표면에 올리브유나 Tween 80를 바르고 배양을 해야 증식되지만, *Malassezia pachydermatis*는 보통 배지에서도 자란다(비지방 친화성). 이러한 지질 의존성인 *Malassezia*는 중심정맥 도관을 통해 지질 투여를 받는 환자에서 혈류감염을 일으킬 수 있다(류남희 등, 2002). 일반적으로 *Malassezia* spp.의 동정은 필요하지 않지만 진균혈증(fungemia)인 경우에는 유용할 수 있다.

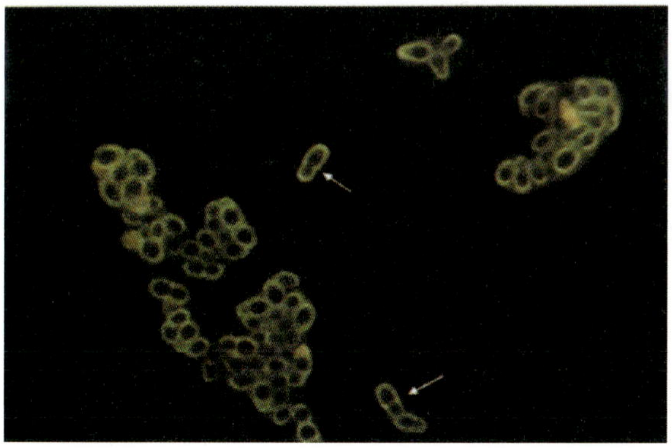

그림 3-16. ***Malassezia furfur* spp**. 배양된 집락으로 calcofluor white 염색표본. 병모양인 분아형 효모인 분생자 지점(←)에서 뭉툭하게 잘린 목 모양이 특징이다.

(5) ***Wickerhamomyces anomalus*** [구명, *Pichia (Hansenula) anomala*]

Cornmeal-Tween 80 agar에서 25℃로 배양하면 분아형 세포(2~4 um × 2~6 um)를 볼 수 있다. 일부 균주에서는 거짓균사(가균사, pseudohyphae)가 형성한다. 자낭포자 배지에 배양했을 때 Kinyoun 염색시 1개의 자낭 속에 1~4개의 자낭포자는 빨간색으로 염색된다. 자낭포자 아래에 테두리가 생겨 헬멧이나 모자모양이다(그림 3-17).

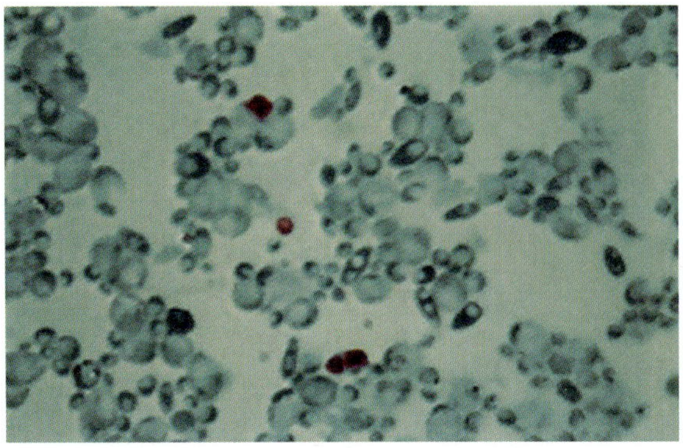

그림 3-17. *Wickerhamomyces anomalus*. (구명, *Pichia anomala* 또는 *Hansenula anomala*). Ascospore agar에 배양 후 자낭포자의 Kinyoun 염색. 자낭포자는 빨간색으로 염색된 챙모자 모양의 자낭포자.

(6) *Trichosporon*과 *Geotrichum*

Cornmeal-Tween 80 agar에서 25℃로 5~7일 배양시 성숙된 집락으로 자란다. *Trichosporon* spp.과 *Geotrichum candidum*은 모두 균사와 분절포자를 가지고 있으며, urease시험으로 *Trichosporon*(urease 시험 양성)과 *Geotrichum*(urease시험 음성)을 감별할 수 있다.

또한 *Trichosporon* spp.은 균사와 거짓균사(가균사, pseudohyphae)를 가지고 있고, 분절포자 모서리에 분아포자를 형성하는 특성(그림 3-18)이 있다. 그러나 *Geotrichum*은 균사는 가지고 있으나 거짓균사(가균사, pseudohyphae)와 분아포자를 형성하지 않기 때문에 *Trichosporon*과 차이점이며, 또한 분절포자 공간이 없이 연결된 것이(not alternating with empty cells) *Coccidioides immitis*와의 감별점이 된다(그림 3-19). 현미경 소견으로는 감별하기가 어렵기 때문에 탄수화물 동화시험과 발효시험 그리고 상품화된 제품을 이용하여 동정하는 것이 정확하다.

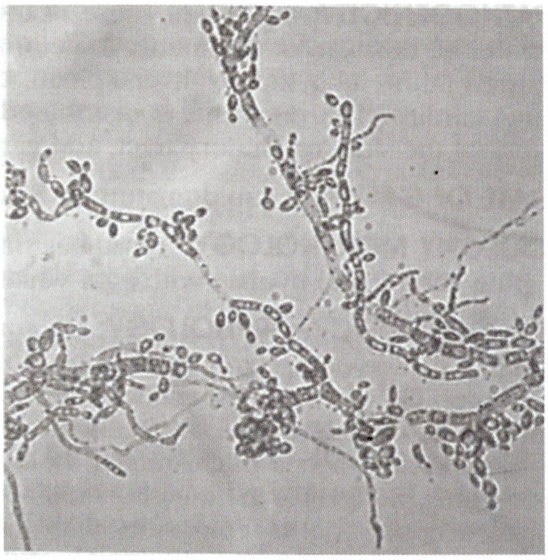

그림 3-18. ***Trichosporon*** spp. Cornmeal agar(25℃)에서 72시간 배양된 현미경 소견. 분절포자의 모서리에 분아포자가 보이며, 균사와 거짓균사(가균사, pseudohyphae)도 있다.

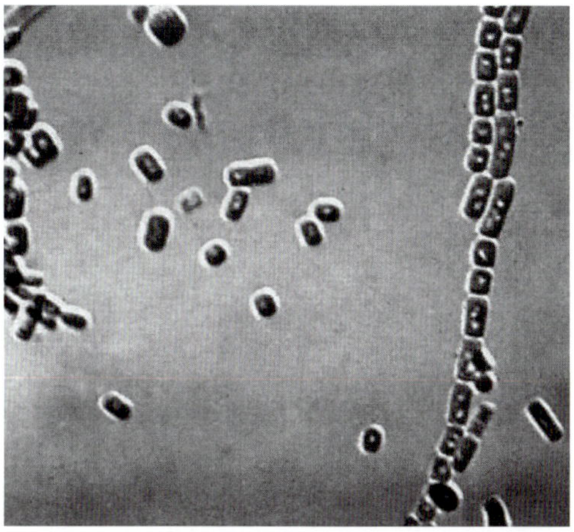

그림 3-19. ***Geotrichum candidum.*** 균사를 따른 분아포자는 없다. 직사각형모양의 분절포자 사이에 공간없이 연결되어 있는 것이 *Coccidioides immitis*와의 차이점이다.

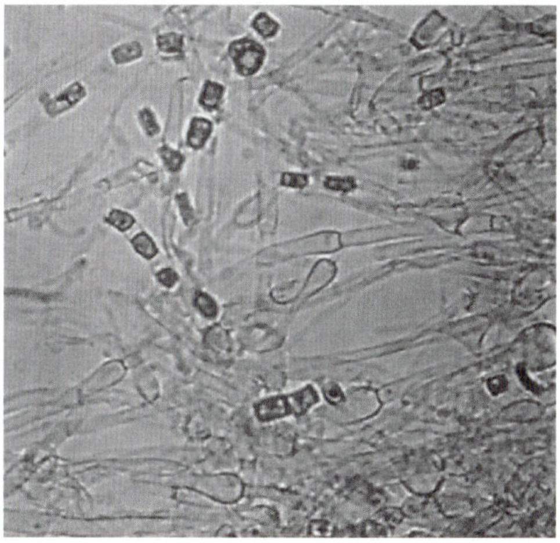

그림 3-20. ***Coccidioides immitis.*** 술통모양의 분절포자 사이에 공간이 있는 것이 특성이다.

2) 사상형 진균의 배양

진균을 집락 형태에 따라 크림모양의 집락을 보이는 ① 효모형 진균(효모균, yeast-like fungua)과 실 같은 균사(hyphae)가 풍부한 ② 사상균형 진균(사상균, mold)의 두가지로 분류한다.

사상균은 균사에 격벽(septum)이 있는 것과 없는 것 즉 무격벽균사(aseptate hyphae), 격벽이 있는 것은 균사의 색이 갈색인 갈색진균(dematiaceous fungus)과 무색의 격벽이 있는 초자양 진균(hyaline fungus), 그리고 균사의 색이 무색인 것은 균사나 분생자의 색이 연하지만 있는 초자양 진균(moniliaceous fungus), 두형태인 두형태 진균(dimorphic fungua), 피부감염을 일으키는 피부사상균(dermatophytes)으로 구별하여 진균 동정에 이용하였다(그림 3-21).

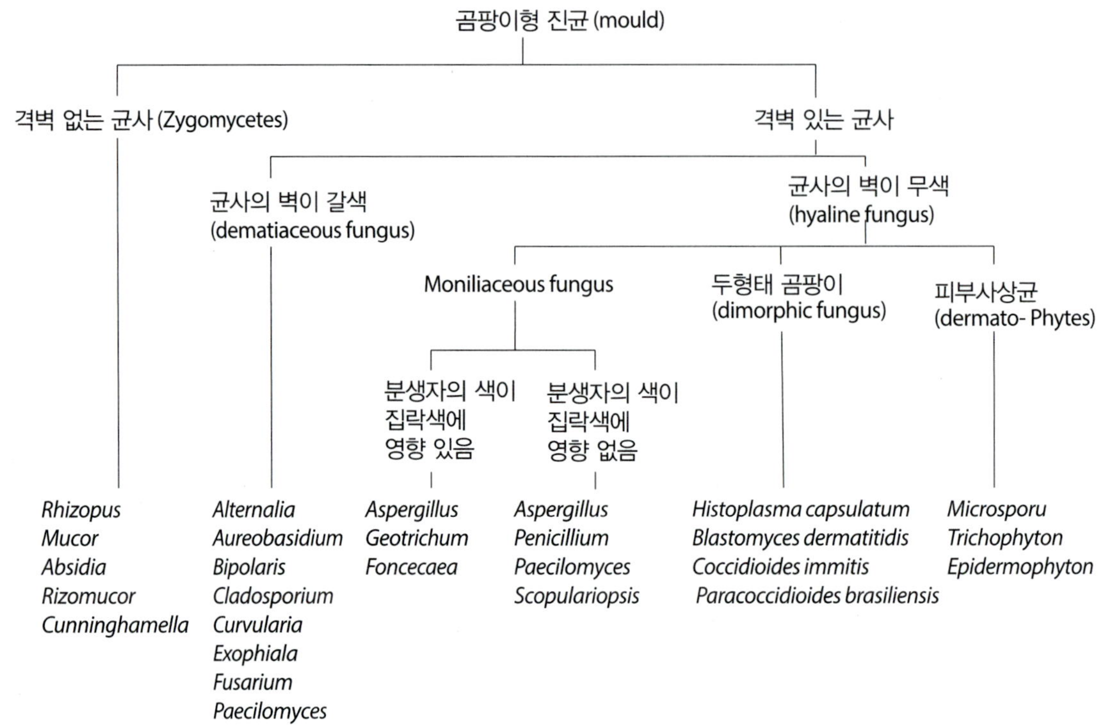

그림 3-21. 사상형 진균 동정 진행의 개요. Kwon-Chung과 Benenett (1992, P. 44)에서 인용.

현재의 진균 분류에서는 분자방법을 기본으로 사람에게 주요진균을 Kingdom Fungi(균계)와 Subkingdom(아계)는 생략하고 하위 분류만을 보면 ① 털곰팡이문(*Mucormycota*), ② 자낭균문(*Ascomycota*), ③ 담자균문(*Basidiomycota*), ④ 바시디오볼균문(*Basidiobolomycota*)으로 분류하는데, 이들 분류에서 특이한 점은 과거 분류 방법에서 볼 수 있었던 불완전 균강(*Deuteromycota*)을 삭제하고 여기에 속하였던 효모형인 *Candida*, 균사가 있는 *Aspergillus*는 등이 함께 자낭균문에 속하고, 효모형인 *Cryptococcus*가 담자균문(버섯도 이문에 속함)에 속하였다는 것이다.

진균의 집락이 생기면 그것이 효모형인지 사상형인지를 감별해야 한다. 이 결과에 따라 동정을 진행한다. 효모형균의 집락은 둥글거나 매끄러우며(smooth) 점액성 혹은 밀가루 반죽같거나, 거칠어보이기도 하는데, 산소성 균사(aerobic hyphae) 등의 솜털 구조는 없다. 한편 사상형 진균의 집락은 주로 솜털 혹은 양털 같은 모양으로 자란다. 균사형 진균의 동정은 집락으로 표본을 만들어 lactophenol cotton blue(LPCB)로 염색하고 균사와 분생자의 모양의 형태학적 특징을 현미경으로 관찰함으로써 이루어진다.

(1) 배양에 유관적 검사(macroscopic examination of cultures)

초기 접종 및 배양 후 첫 주 동안은 2~3일마다, 그 이후에는 적어도 매주 배양의 증식을 관찰해야 한다. 빠르게 자라는 진균 배양을 첫 번째나 또는 두 번째로 확인할 때 나타나는 반면, 천천히 자라는 진균은 2~3주 이상 동안 나타나지 않을 수 있다. 1차 배지에서 자라는 모든 효모균(yeast), 사상균(mould) 또는 방선균강(actinomycete)을 즉시 계대배양하여 진균의 생존과 분리를 유지하는 것이 필수적이다. 성숙한 증식이 이루어지면 집락의 구성(texture)과 표면 색상을 주의 깊게 관찰해야 한다. 집락의 뒷면(밑면)의 색상도 배지에 확산되는 색소와 함께 기록해야 한다. 시클로헥시미드(cycloheximide)가 포함된 배지에서 진균이 자라는지 관찰하는 것도 도움이 된다.

검체 내 모든 진균(특히 느리게 자라는 병원균)의 배양을 확실하게 하려면 일부 진균이 분리되었더라도 많은 경우 최소 한 달 동안 배양물을 보관하는 것이 좋다. 일차 배양에서 하나 이상의 진균이 발견되면 일반적으로 분리를 위해 조심스럽게 평판배지에 획선하여 접종한다. 뚜껑은 안전과 탈수 방지를 위해 여러 곳에 테이프로 밀봉하며, 무산소성 상태가 발생하지 않도록 한다. 수축 밀봉(shrink seal)은 이러한 상황에 적합하다. 앞서 언급한 바와 같이 평판배지의 탈수를 방지하려면 평판배지에 40 ㎖의 우무가 있는 것이 가장 좋으며 배양기(incubator)에 작은 물 그릇을 놓아야 한다. *Coccidioides*가 의심되는 경우 슬라이드 배양과같은 평판배지를 사용하면 공기 전파로 감염될 수 있으므로 이러한 슬라이드 배양과 평판 배지를 사용해서는 안 된다.

(2) 표본제작: 증식에 대한 현미경 검사(microscopic examination of growth)

배양에 처음 증식하였을 때 분생자(conidia) 또는 포자(spore)를 형성하기 때문에 며칠 후 다시 진균을 현미경으로 검사하는 것이 가장 좋다. 많은 경우 동정에 매우 중요한 분생포자 형성 또는 포자 형성 방식이 오래된 배양에서는 모호하다. Potato flake (PF)나 potato potato dextrose agar(SDA)배지는 종종 SDA보다 분생자 형성 또는 포자 형성을 더 잘 촉진한다. 진균 증식에 대한 조작은 항상 Class II 생물 안전 작업대(biological safety cabinet)에서 수행되어야 한다.

집락의 형태만으로 흔히 분리되는 진균을 감별할 수 있을 때가 있지만, 집락의 형태는 배양조건과 배지 종류에 따라 크게 달라질 수 있다. 따라서 현미경 관찰이 필요하게 된다.

진균 배양을 현미경으로 검사하는 방법에는 흔히 표본 제작방법으로 하는데 ① 티즈 표본법(tease mount), ② 셀로판 테이프 표본법(cellophane tape mount, Scotch tape mount) 및 ③ 슬라이드 배양법(slide culture)의 3가지가 있다.

① 티즈 표본법

깨끗한 유리 슬라이드에 lactophenol cotton blue (LPCB) 한 방울을 올려 놓는다. 멸균 구부러진 해부용 바늘이나 멸균 백금이를 사용하여 우무 표면에서 집락의 작은 부분을 옮겨서 LPCB 한 방울을 올려 놓은 슬라이드 유리 위에 넣는다. 두 개의 해부용 바늘 또는 멸균 면봉 스틱(날카로운 뾰족한 끝을 제공하기 위해 각도로 부러진 후)을 사용하여 슬라이드에 있는 집락의 균사체 덩어리를 부드럽게 펴고, 덮게 유리로 덮고 저배율(100×)로 관찰하고 의심되는 부분을 고배율(430×) 현미경으로 관찰한다. 불행하게도 이 방법은 분생자, 포자 및 기타 특징적인 요소의 원래 위치와 구조를 감별할 수는 없지만 빠른 방법이므로 항상 시도해 볼 가치가 있다. 슬라이드 배양을 시도하기 전에 모든 사상균을 티즈표본으로 검사해야 한다.

② 셀로판 테이프 표본법

사상균형의 현미경적 형태를 시험하는 또 다른 빠른 방법은 투명 셀로판 테이프를 사용하는 것이다. 루프백 자체 4 cm 투명 테이프를 끈끈한 면이 바깥쪽으로 향하게 하고 집게로 백금이 끝을 단단히 잡는다. 아래쪽의 끈적끈적한 면을 진균 집락의 표면에 아주 단단히 누른 다음 테이프를 부드럽게 잡아당긴다. 산소성 균사는 테이프에 부착된다. 그런 다음 테이프 스트립을 연 상태에서 유리 슬라이드 위의 LPCB 작은 방울 위에 끈적한 면 전체가 슬라이드에 접착되도록 놓고 현미경으로 검사한다. 이 방법은 일반적으로 특징적인 균류 구조의 원래 위치를 유지하는 데는 성공적이지만 진균을 평판 배지에서 증식시켜야 한다는 단점이 있다.

최근에 변법 방법이 알려졌다. 그것은 반투명 테이프를 사용한다. 면봉, 반투명 테이프는 일반적으로 투명 테이프보다 더 쉽게 구할 수 있고 더 유연하며 쉽게 찢어진다. 면봉을 사용하면 시험관형 배양에서 진균 채취가 더 좋다(Harris, 2000 참조). 간단하면서도 대개의 경우 동정이 가능하다.

③ 슬라이드 배양법

위의 어느 방법으로도 동정이 안될 때나, 영구표본을 만들 때는 슬라이드 방밥(그림 3-22)을 쓴다. 방법이 복잡하지만 진균의 실제 포자와 균사의 구조를 보존하고 관찰하는 가장 좋은 방법은 슬라이드 배양법이다. 이는 빠른 기술은 아니지만 진균의 미세한 형태를 검사하는 일상적인 수단으로서 타의 추종을 불허한다. 슬라이드 배양 전에 항상 티즈표본법을 시험한다. *Histoplasma*, *Blastomyces* 및 *Coccidioides* spp. 등의 두형태 진균과 또는 *Cladophialophora bantiana*로 의심되는 진균은 공기중으로 전파되어 감염될 수 있기 때문에 슬라이드 배양을 해서는 안된다.

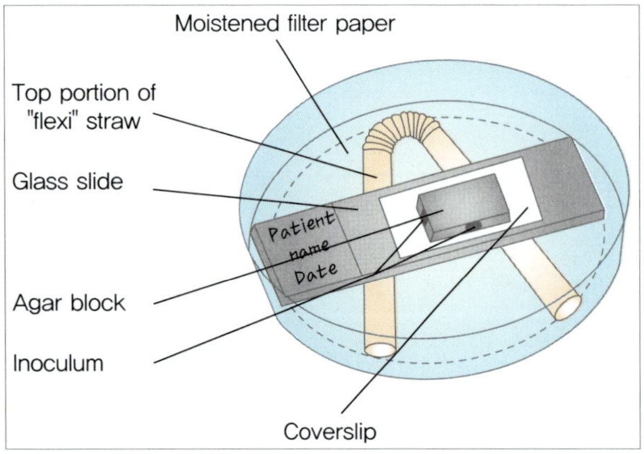

그림 3-22. **슬라이드 배양법** (slide culture method). Potato dextrose agar(PDA) 또는 Sabouraud dextrose agar(SDA)배지를 1×1 cm 크기로 칼로 떼어다 슬라이드 유리에 놓고 네 모서리에 천자 접종한다. 덮개 유리를 덮고 배양한다.

슬라이드 배양법(slide culture method)

1. 4 mm두께의 Potato dextrose agar (PDA) 또는 Sabouraud dextrose agar (SDA) 평판배지를 작은칼(scalpel)을 사용하여 1 x 1 cm 크기의 배지를 잘라내서 무균인 슬라이드 유리 중앙으로 올려 놓는다.
2. 백금침 (22 게이지 크기)을 써서 배지의 네 모서리 중앙에 소량의 집락을 천자 접종한다(천자 접종은 공중균사와 영양균사를 보기 위함).
3. 덮개 유리를 불꽃에 통과시켜 멸균 한 후 배지 위에 올려 놓는다.
4. 증류수에 적신 여과지를 Petri 접시에 넣고, V자 유리막대를 놓은 위에 슬라이드 유리를 얹는다.
5. Petri접시 뚜껑을 닫고, 실온이나 30℃에 3~5일간 배양한다.
6. 주기적으로 증식을 관찰하고, Petri접시가 마르기 시작하면 물을 추가한다. 진균은 일반적으로 슬라이드 표면과 덮개 유리 아래쪽 표면에서 자란다. 닫힌 Petri접시를 현미경 재물대에 놓고 슬라이드 배양물을 저배율(10×) 대물렌즈로 관찰한다.
7. 약확대(100x) 현미경으로 관찰하여 포자가 생겼으면 집게를 사용하여 덮개 유리를 떼어 LPCB를 놓은 두 번째 슬라이드 유리에 덮는다.
8. 백금침을 사용하여 우무 블록을 조심스럽게 원래의 슬라이드에서 떼어내어 항진균제 소독제에 버린다. 우무블록을 제거한 슬라이드에 LPCB한 방울을 놓고 새로운 덮게 유리를 올려놓는다
9. 덮개 유리 가장 자리를 매니큐어 등으로 봉하면 슬라이드 표본은 오래 보존할 수 있고, 추가 연구나 교육보조 자료로 사용할 수 있다.

3) 효모균 분리 동정법

(1) *Candida albicans*

① 검체

객담, 인두, 기관지 세액, 분변, 요, 손발톱 및 질검체에서 분리되는데, 이때는 임상적 의의는 환자상태에 따라 해석해야 한다. 감염의 징후가 있는 환자의 여러 검체에서 반복해서 효모형 진균이 분리되면 감염의 가능성이 있으며, 이때는 동정이 필요하다. 정상균 무리(normal flora)가 없는 부위, 즉 혈액, 골수, 척수액, 활막강액, 흉막강액, 심낭액 및 조직 등에서 효모형 진균이 분리되면 반드시 동정을 해야 한다. 상품하된 동정용 kit를 쓰면 어떤 검사실이나 효모형 진균을 상당히 정확하게 동정할 수 있게 되었다.

② 직접검사

임상검체의 직접검사는 현미경으로 직접 진균 유무를 관찰하여 예비동정할 수 있다. 또한 이 결과에 배양에 쓸 배지를 선택할 수 있고, 배양검사 이전에 항진균제 치료 여부를 결정하는데 중요한 역할도 한다.

a. KOH표본법과 그람염색

검체에서 조직 등 단백질 성분인 각질(keratin)을 녹여 배경을 깨끗하게 하므로 현미경으로 진균이 잘 보이게 한다. 진한 점액이나 각질화된 검체 즉 표피, 손톱, 모발 등의 진균검사에 사용한

다. 슬라이드 유리에 10% KOH 한 방울 놓는다. 그 위에 검체를 놓고 덮게유리를 덮고 실온에 1시간 놓아둔다. 약하게 가열을 가하면 더욱 빨리 조직이 녹는다. 세균염색에 쓰는 그람염색도 임상검체에서 진균을 검출하는데 상당한 도움을 준다. 일반적으로 효모균과 거짓균사(가균사, pseudohyphae)는 그람양성으로, 균사는 그람음성으로도 염색될 수 있다. 100배나 400배 확대로 균사나 포자가 있는지 경검한다.

③ 진균배양과 동정

효모형 진균의 일차배양을 위해 시험관을 쓸 것인지, Petri접시를 쓸것인지를 결정해야 한다. 검체수가 적고, 전문가가 없는 검사실에서는 시험관을 쓰는 것이 좋다. 시험관법은 오래 마르지 않고, 검사자가 진균에 감염될 위험이 적다. 15×125 mm의 나사마개 시험관을 쓰는 것이 좋다. 배지를 많이 넣어서 사면을 만든다. 접종한 뒤에는 나사마개를 헐겁게 막아서 공기가 잘 통하게 해야 한다. 진균검사가 많은 검사실에서는 대개 Petri접시를 써서 배양한다. 접시 속 배지에는 공기가 충분히 공급되어서 진균이 잘 자라고 배지 표면이 넓어서 관찰하기 좋으며, 계대배양을 하기가 쉬우나, 배지가 마르기 쉽다. 배지를 6~8 mm 두께로 붓고, 뚜껑 두 곳에 테이프를 붙이며, 비닐주머니에 넣어 공기가 통하게 봉하고, 적어도 30~40%의 습도 배양기에서 배양하면 건조를 막을 수 있다. 외부로부터 배지의 오염을 막고, 검사자가 병원성 사상균에 감염되는 것을 막기 위해서 공기가 투과할 수 있는 테이프나 Shrink-Seals (Remel)로 배양접시 뚜껑을 봉한다.

일차 분리배지와 배양

Sabouraud dextrose agar(pH 5.6)와 brain hearyt infusion (BHI) agar에서는 대분분의 진균이 자란다. 30℃에서 최소 4주간 배양한다. 첫 7일 동안은 배지를 매일 관찰하고, 그 이후는 일주일에 두 번 관찰한다. *Candida* spp. 검출을 위한 생식기 부위나 점막표면 검체는 7일간만 배양한다. 두형태진균이 의심될 때는 6~8주일간 배양해야 한다.

- **집락판독** : SDA배지(30℃)에서 2일 배양시 집락은 크림색이며 매끄럽고(그림 3-23), 혈액우무 또는 초콜릿 우무배지에서 집락(그림 3-24)은 일반적으로 집락이 가장자리로 벋어나가는 소위 별모양(star like)이면 *C. albicans*로 동정한다.

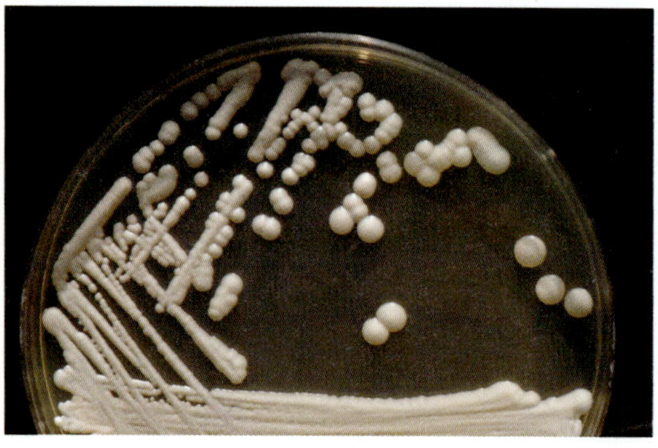

그림 3-23. ***Candida albicans*집락.**
SDA(30℃)배지에서 2일간 배양한 집락. 크림색이고, 매끄러운 집락.

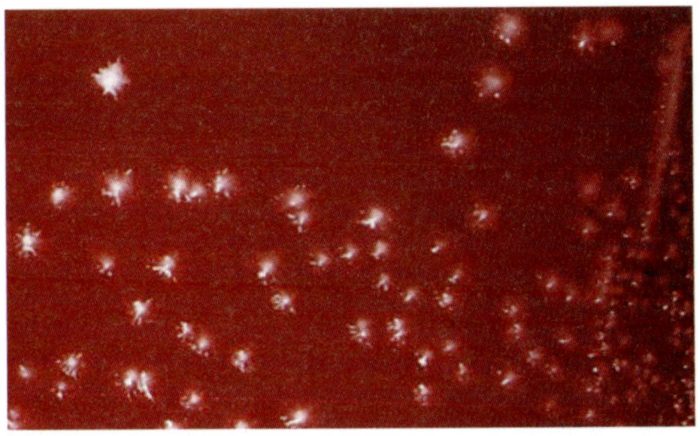

그림 3-24. ***Candida albicans*집락.**
면양 혈액우무(35℃)배지에서 2일간 배양. 집락이 가장자리로 뻗어나가는 소위 별모양이 *C. albicans*의 특성이다.

④ 집락의 효모균 확인

효모형 진균으로 의심되는 집락으로 lactophenol cotton blue(LPCB)염색, 그람염색, methylene blue염색 등으로 염색하여 효모형 진균임을 확인한다.

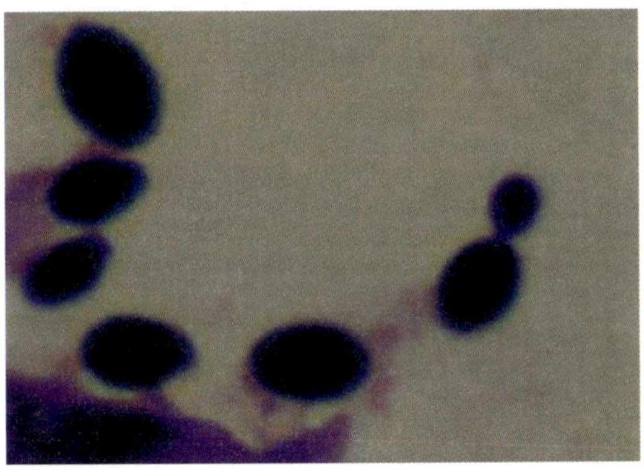

그림 3-25. ***Candida* spp.의 그람염색**
SDA(30℃)배지에 2일간 배양한 집락의 그람염색에서 거짓균사(가균사, pseudohyphae)는 보이지 않고, 분아분생자가 난형이며, 출아하는 효모형을 보인 *Candida* spp.이다.

⑤ 효모형 진균의 간이 동정법

발아관 시험(germ tube test)

*Candida albicans*의 예비동정시험. *Candida* spp.로 의심되는 집락 소량(10^5~10^6/mℓ)을 토끼나 사람 혈청 0.5 mℓ가 들어 있는 시험관(12×75 mm)에 부유시킨다. 35~37℃의 항온기서 3시간 이상 넘지 않게 둔다. *Candida* spp.와 혈청 혼합액이 들어있는 시험관의 부유액 한 방울을 슬라이드 유리에 놓고 덮게 유리로 덮는다. 100배와 400배의 현미경으로 발아관을 관찰한다. 발아관이 있으며, 부착점이 잘룩하지 않은면 양성이고, *C. albicans*로 예비동정한다(그림 3-26). 그러나 발아관의 시작점이 잘룩하면 거짓균사(가균사, pseudohyphae)이며, *C. tropicalis*일 가능성이 있다(그림 3-27).

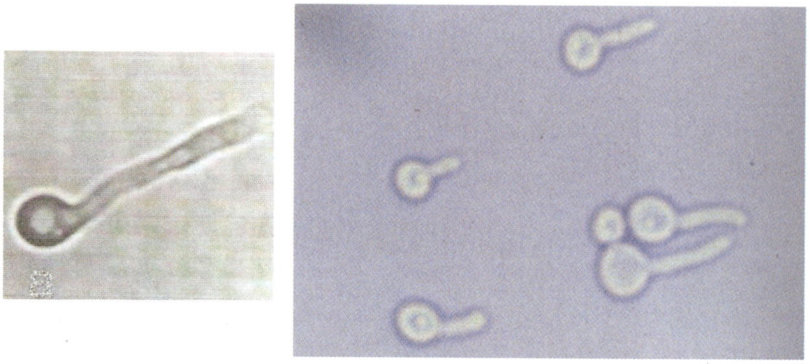

그림 3-26. ***Candida albicans*의 발아관.** 토끼 혈청에 효모균을 넣어 37℃, 2시간 배양한 *C.albicans*의 발아관은 부착점이 잘룩하지 않는 것이 특징이다.

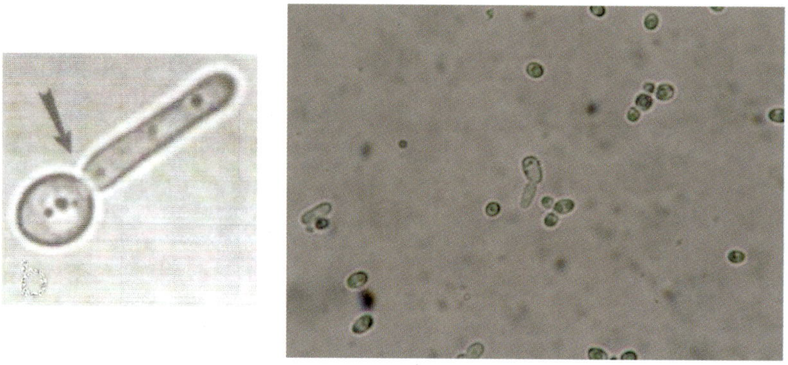

그림 3-27. ***Candida tropicalis*의 거짓균사(가균사, pseudohyphae).** 토끼 혈청에 효모균을 넣어 37℃, 2시간 배양한 *C.tropicalis*의 거짓균사(가균사, pseudohyphae)는 부착점이 잘룩한 것이 특징이다.

후막포자 생성시험(Chlamydospore production test)

*Candida albicans*의 확인 동정시험. Cornmeal-Tween 80 agar에 *Candida* spp.균주를 획선하여 천자 접종하는 데 배지를 자르지 않고 접종균이 바닥까지 들어가게 한 줄을 세로로 접종한다. 천자 접종은 백금침을 45° 각도로 쥐고 한다. 첫 번째 줄에 3줄로 가로로 접종한다. 한 개의 평판배지에 3개의 균주까지 접종할 수 있다. 불꽃을 통과시키고 식힌 덮게 유리를 접종한 위치에 놓는다. 25℃로 3일간 배양한다. 24~48시간 후에 1차로 덮게 유리 위에서 100배로 거짓균사(가균사, pseudohyphae), 균사, 분아포자, 후막포자 혹은 분절포자가 있는지 관찰한다.

분절포자가 없고 거짓균사(가균사, pseudohyphae)와 분아포자가 있으면 *Candida* spp.이고, 여기에 후막포자가 있으면 *C. albicans*로 동정한다. 또한 많은 분아포자가 거짓균사(가균사, pseudohyphae) 주변에 일정한 간격으로 포도송이처럼 무리를 이루고 있으면 역시 *C. albicans*로 추정할 수 있다.

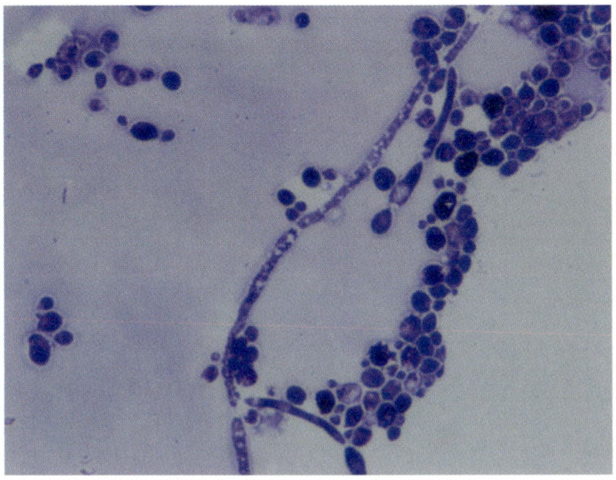

그림 3-28. Cornmeal-Tween 80 agar에 배양한 후 그람염색한 *C. albicans*의 후막포자. 크고 막이 두꺼운 후막포자와 작은 분아포자 및 잘룩한 거짓균사(가균사, pseudohyphae)가 보인다(1,000×).

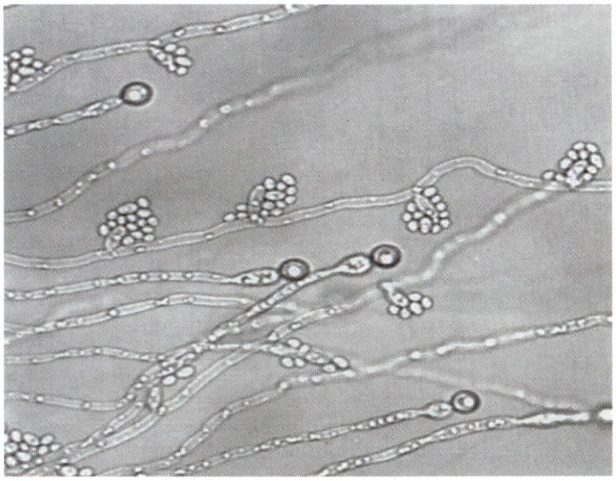

그림 3-29. Cornmral-Tween 80 agar에 배양한 후 *C. albicans.* 크고 두꺼운 후막포자, 포도송이처럼 보이는 작은 분아포자 및 거짓균사(가균사, pseudohyphae)가 보인다.

CHROMagar Candida

집락의 색과 형태로 *Candida* spp.의 10종 이상의 효모형 진균을 구별할 수 있고, *C. albicans, C. auris, C. krusei* 및 *C. tropicalis*를 예비동정할 수 있다.

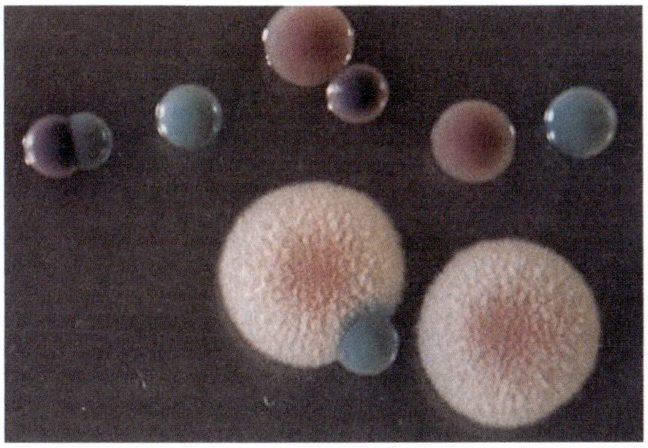

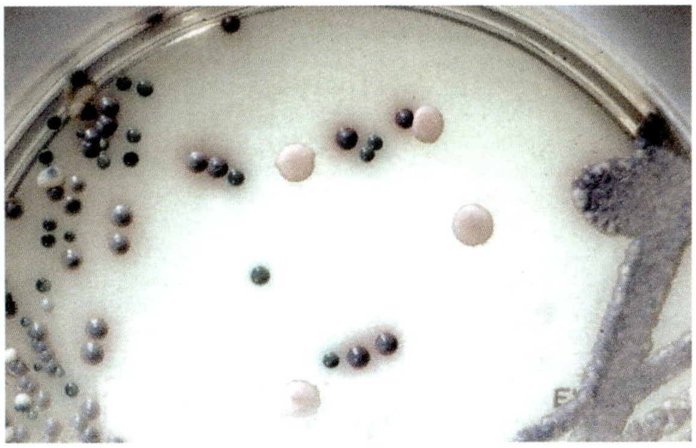

그림 3-30. CHROMagar Candida 배지에 배양한 *Candida* spp.집락. *C. albicans* 녹색으로 중등도 크기. *C. tropicalis*는 중등도 크기의 청색이며 집락주변이 연한 분홍색, *C. krusei*는 크고 거친 집락이며 분홍색, *C. glabrata*는 중등도크기의 분홍색.

Kit system에 의한 동정

효모형 진균 동정용 상품화된 kit에는 여러 가지가 있고, 신속한 결과를 얻을 수 있는 것도 있다. 이들 중 재래식 방법과의 동정 일치율이 API 20C AUX system (bioMerieux)은 97%이고, 저동화 system인 Vitek Yeast Identification system(bioMerieux Vitek)은 89.7%의 정확성이 보고되었다.

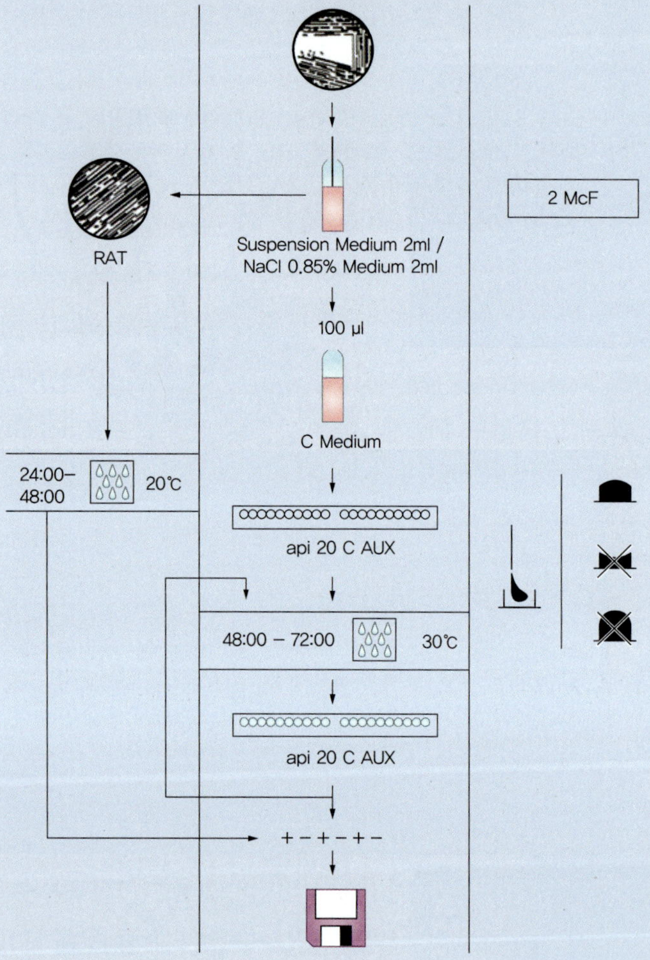

시험방법

1. 스트립의 준비

Incubation box를 준비하고 증류수 5㎖를 tray에 부어서 수분을 유지하도록한다. Tray 끝에 균주의 정보를 기록한다. 스트립을 tray 위에 올려놓는다.

2. 접종액의 준비

식염수 0.85% medium을 준비한다. 시험할 효모양 진균을 백금이로 McFarland 제2번 탁도를 준비한다.

RAT medium에 접종하여 균사나 거짓균사(가균사, pseudohyphae) 형태를 관찰한다. C. medium의 앰플을 열고 탁도를 맞춘 균액 100 ul를 넣은 후 기포가 생기지 않게 잘 혼합한다.

3. 스트립의 접종

멸균피펫으로 C. medium 균액을 큐풀까지 채운다. 이때 공기방울이 생기지 않게 조심하고, 넘치지도, 모자라지도 않게 분주한다. 스트립을 tray위에 올려놓고 30℃에서 48~-72시간 배양한다.

4. 스트립의 결과 판정

48시간에서 72시간까지 배양(glucose가 48시간 이후 분명하게 보이지 않으면) 한 후 "0"큐풀을 음성대조군으로 해서 혼탁도가 더 있는 큐풀을 양성반응으로 결과지에 기록한다.

5. 미생물 동정

얻어지는 반응을 numerical profile로 코드화 한다. 결과지 위에 테스트를 3개씩 묶어서 양성일 경우에 차례대로 1,2,4의 값으로 계산하여 7자리의 숫자로 만든 후 프로그램에 입력하여 결과를 얻는다.

NOTE :

Hyphae(Mycelium)가 존재하면 21번 test는 양성으로 판독하여 4의 값을 갖는다.

그림 3-31. API 20C AUX system 사용방법

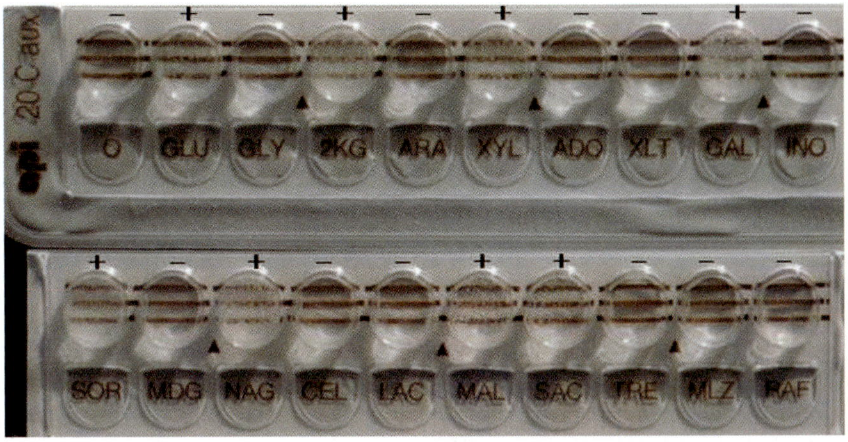

그림 3-32. **효모형 진균의 동정 목적으로 탄수화물 동화시험을 이용한 API 20C AUX kit system 동정 결과.** '0' 큐풀을 음성(-)대조군(음성반응은 갈색선이 뚜렷하게 보임)으로 해서 혼탁도가 있는 큐풀을 양성(+)으로 결과지(양성반응은 갈색선이 흐릿하게 보임)에 기록한다. 숫자 프로필(Numerical profile) 2542134를 입력한 후 동정 결과는 *C. albicans* %ID 97.3%로 동정되었다. RAT medium에서 균사나 거짓균사(가균사, pseudohyphae)가 보이면 21번 시험은 4의 값을 갖는다.

(2) *Cryptococcus neoformans*

① 검체

Cryptococcus spp.를 분리동정하기 위해서는 객담, 척수액, 혈액, 골수, 피부, 요, 비강 등이 사용되며, 이외에도 비들기 등의 조류의 배설물이나 배설물로 오염된 토양에서도 분리된다. 이 균주는 주로 호흡기를 통하여 일차적으로 폐를 침범하고, 이곳으로부터 피부, 중추신경계 등 내부 장기에 감염을 일으킨다.

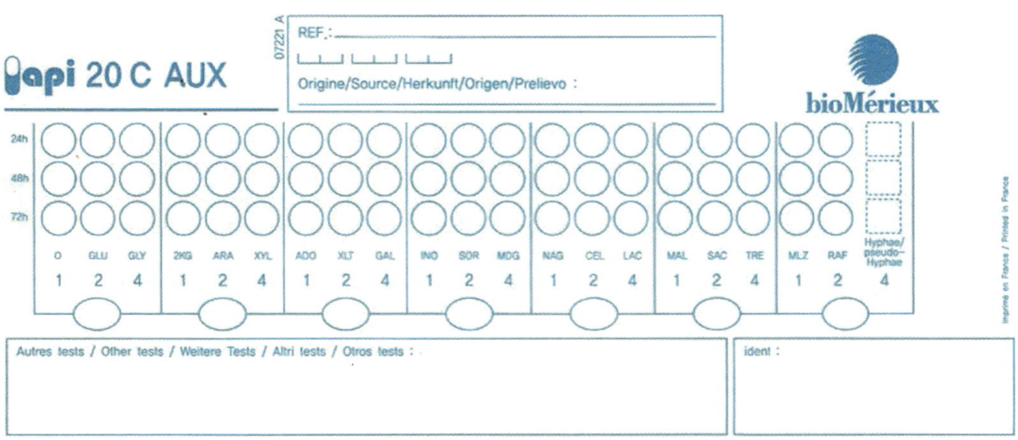

그림 3-33. **API 20C AUX system의 판독용 결과지.** 결과지 위에 3개씩 묶어서 양성일 경우에 차례대로 1, 2, 4값으로 계산하여 7자리 숫자로 만든 후 프로그램에 입력한다. 21번은 RAT배지로 균사나 거짓균사(가균사, pseudohyphae)가 보이면 양성으로 판독하고 4의 값을 갖는다.

② **도말과 습윤표본**

10% KOH 표본에서 큰 단세포성 출아성 효모형 세포가 보인다. 균사나 거짓균사(가균사, pseudohyphae)는 형성되지 않는다. 특히 척수액이나 객담 등의 분비물에서 먹물(India ink)표본 또는 nigrosin 표본에 배경은 검게 하여 뚜렷한 협막은 희게 보인다. 환자 검체 중에서는 *C. neoformans*에는 두꺼운 협막이 있지만 배양된 균주에서는 그 폭이 대단히 좁으므로 동정에 이용되기 어렵다. 경검에서는 먼저 100배 확대로 관찰하고, 400배 확대로 확인한다.

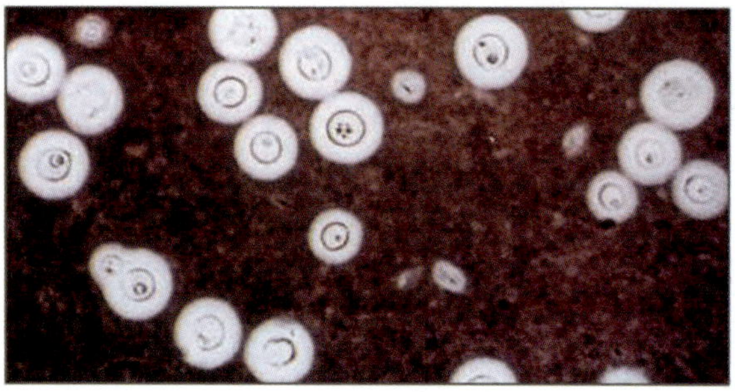

그림 3-34. **척수액과 먹물(India ink)을 섞은 먹물표본에서 *C. neoformans*.** *C. neoformans*는 둥근모양이고, 넓은 협막으로 둘러싸여 있으며, 흰색으로 보이며 배경은 검은색이다. 작은 세포가 모세포에 붙어서 눈사람 모양인 것도 있다.

③ **배양과 동정**

SDA, BHI agar 및 혈액우무배지에서 25℃와 37℃에 모두 잘 발육하며, cycloheximide가 들어 있는 배지에서는 발육하지 않으며, 특히 37℃ 배양은 *C. neoformans*는 발육하나 이외의 *Cryptococcus* spp. 일부균주는 발육하지 않기 때문에 감별하는데 참고가 된다. 집락은 처음에 크림색이지만 나중에 황갈색으로 변하고, 대개 점조성과 광택을 보인다. Cornmeal-Tween 80 agar에서 효모형 진균이 균사나 거짓균사(가균사, pseudohyphae)를 형성하지 않을 때는 협막이 있는지 시험해야 한다. 협막이 있고 urease양성이면 *Cryptococcus* spp. 가능성이 크지만 *Rhododorula*도 urease 양성이다. 그러나 *Rhodotorula* 집락이 주황색이므로 감별된다. *C. neoformans*는 질산염(nitrate)환원시험에 음성이므로 이 성상이 선별시험에 쓰일 수 있다.

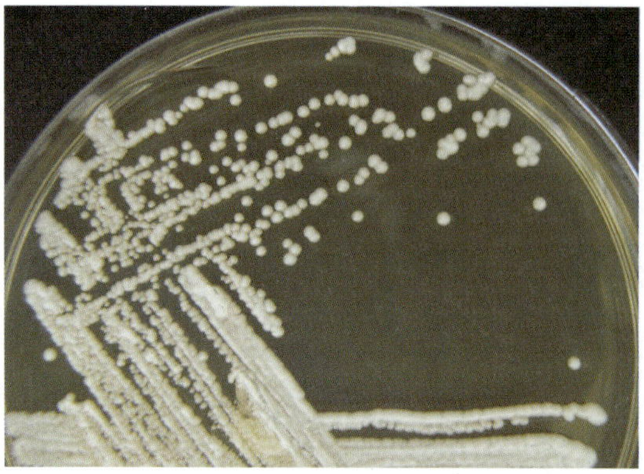

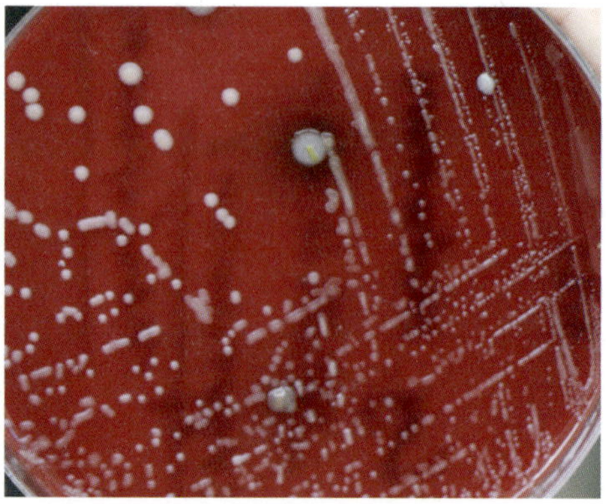

그림 3-35. **SDA배지(좌)와 혈액우무배지(우)에서 37℃로 3일간 배양한 *C. neoformans*.의 집락.** 크림색이며 광택이 있는 점조성 집락이 보인다.

Staib와 Senka의 niger seed agar시험은 *C. neoformans*의 검출과 동정에 유용하다. 이 배지에 진하게 접종하고 37℃에 최소한 1주일간 배양한다. 적갈색을 생성하는 것이 *C. neoformans*의 특성이다. *C. neoformans*는 phenol oxidase가 양성이며, Remel caffeic acid disk를 사용하여 *C. neoformans*는를 신속하게 예비동정할 수 있다.

색소 생성(phenol oxidase)시험양성과 함께 urease시험 양성으로 *C. neoformans*는를 확정 동정하는 간이 동정법이나 이들시험으로 결과가 불분명할 때는 탄수화물의 동화시험을 해야 한다.

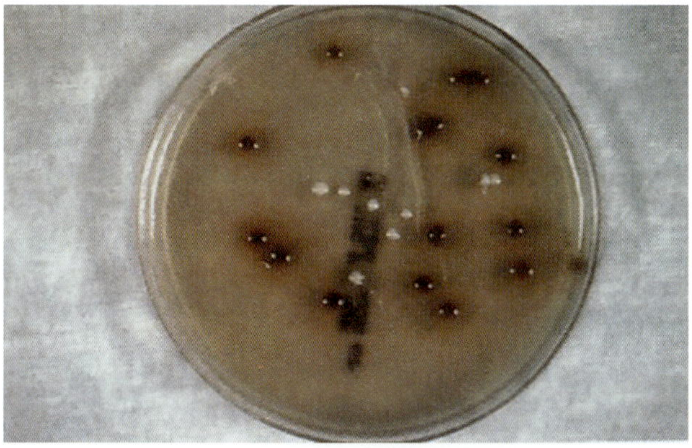

그림 3-36. Bird seed agar에서 ***C. neoformans.*의 색소**. 실온에서 3배양 후 *C. neoformans*.의 적갈색 색소가 보인다.

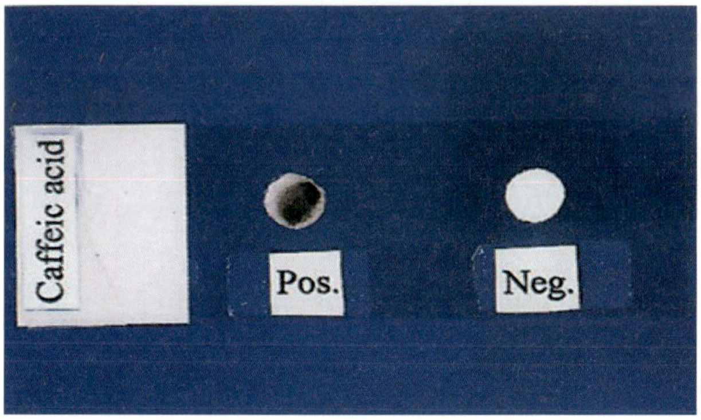

그림 3-37. Caffeic acid disk **시험(phenoloxidase의 신속법)**. 30℃에서 4시간 후 *C. neoformans*.는 검은색으로 양성반응(좌)이나, 다른 *Cryptococcus* spp.는 무색으로 음성반응이다.

4) 사상균의 현미경적 특성

(1) *Rhizopus*

- **균모 형태**: *Rhizopus*는 강한 분지를 가진 성형 균모를 형성한다. 이 분지는 토양, 과일, 채소 등 유기물에 빠르게 성장한다.
- **진균 형태**: *Rhizopus*의 진균은 간단한 분지를 가지며, 세포벽은 진한 색상을 띤다. 진균은 급속하게 성장하여 대규모로 번식할 수 있다.
- **포자 형성**: *Rhizopus*는 성숙한 균모에서 수많은 흡수기 포자를 생성한다. 이러한 포자들은 공기 중으로 퍼져 확산된다.

- **해부학적 특징**: *Rhizopus*의 효모 형태는 단일한 원형의 효모로 나타난다. 이러한 효모는 각각의 분기에서 생성된다.

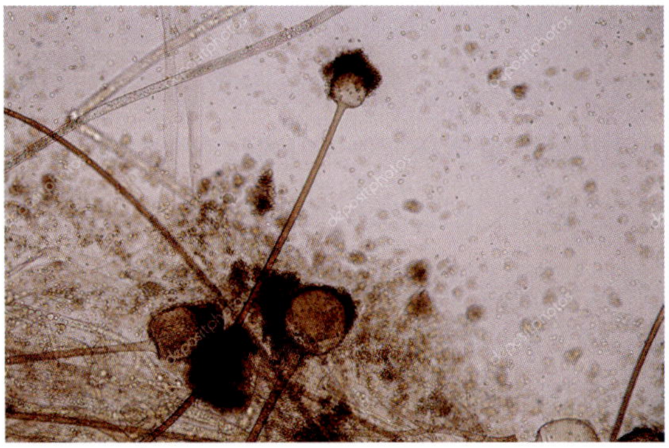

그림 3-38. ***Rhizopus*의 현미경 이미지**

(2) *Mucor*

- **균모 형태**: *Mucor*는 *Rhizopus*와 비슷한 형태의 균모를 형성하지만, *Rhizopus*보다 더 미세하고 섬세한 구조를 가진다.
- **진균 형태**: *Mucor*의 진균은 보다 단순한 구조를 가지며, 진균의 크기가 상대적으로 더 크다.
- **포자 형성**: *Mucor*는 균모에서 포자를 생성한다. 이러한 포자는 대부분 공기 중에 떠다니며, 환경에서 빠르게 퍼져 전염병을 유발할 수 있다.
- **해부학적 특징**: *Mucor*의 효모 형태는 *Rhizopus*와 비슷하지만, 보다 작고 둥근 형태를 가진다. 효모는 일반적으로 진균의 가장자리에 위치한다.

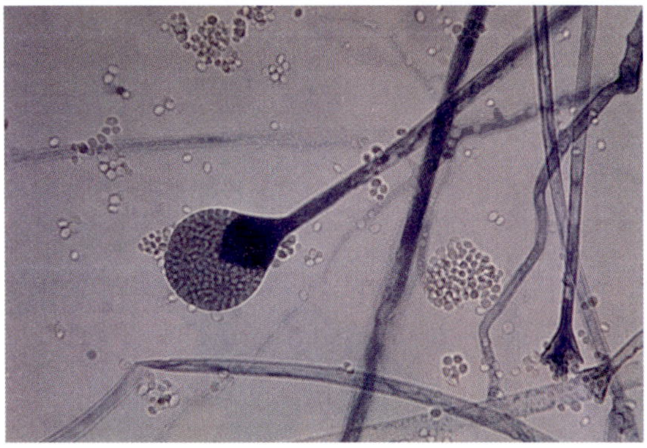

그림 3-39. **Mucor의 현미경 이미지**

(3) *Aspergillus fumigatus*

- **형태**: *Aspergillus fumigatus*는 분생하는 진균으로서, 굵은 균사와 흡인구를 형성한다.
- **색상**: 균사는 보통 흰색이지만, 흡인구는 짙은 검은색을 띤다.
- **질감**: 균사는 털이 많고 촘촘하여 덩어리를 이룬다.
- **포자**: 황갈색을 띠는 작은 포자를 형성한다.
- **모양**: 포자는 거의 구형이나 조금 길쭉한 모양을 가진다.

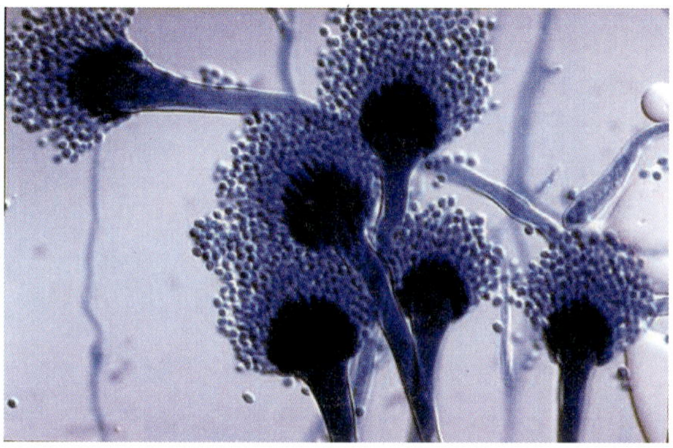

그림 3-40. ***Aspergillus fumigatus*의 현미경 이미지**

(4) *Aspergillus niger*

- **형태**: Aspergillus niger는 균사가 굵고 풍성하며, 검은색을 띤다.
- **포자**: 검은색 포자를 형성하는데, 이는 종종 검은색 먼지를 발생시킨다.
- **모양**: 포자는 구형이며, 균사는 조밀하고 덩어리를 이룬다.

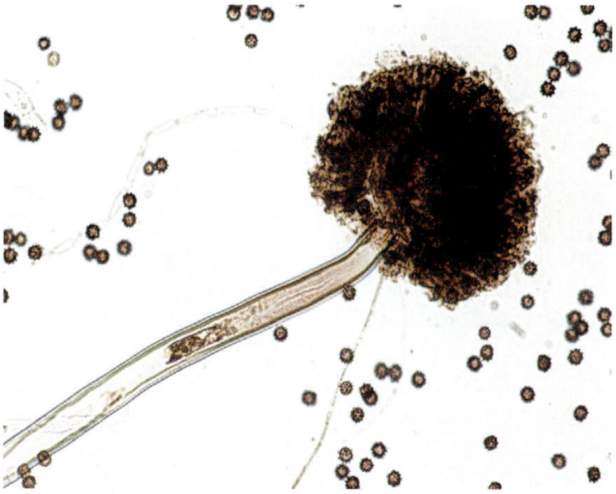

그림 3-41. ***Aspergillus niger*의 현미경 이미지**

(5) *Penicillium*

- **형태**: *Penicillium*은 균사가 미세하고 파란색을 띠며, 펜슬 꼬리 모양으로 포자를 형성한다.
- **포자**: 푸른 색의 포자를 형성하는데, 이는 먹물법 염색에서 특히 잘 관찰된다.
- **모양**: 포자는 펜슬 꼬리 모양이며, 균사는 비교적 가늘고 부드럽다.

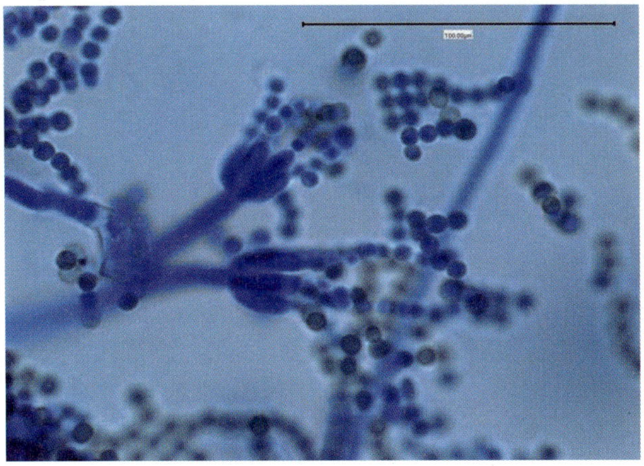

그림 3-42. ***Penicillium*의 현미경 이미지**

(6) *Microsporum canis*

- **형태**: *Microsporum canis*는 진균으로서, 균사와 포자를 형성한다.
- **색상**: 현미경 염색에 따라 색이 달라지며, 보통 무색에서 약간의 노란빛을 띤다.
- **모양**: 포자는 방추형 또는 타원형이며, 균사는 분기되어 있다.

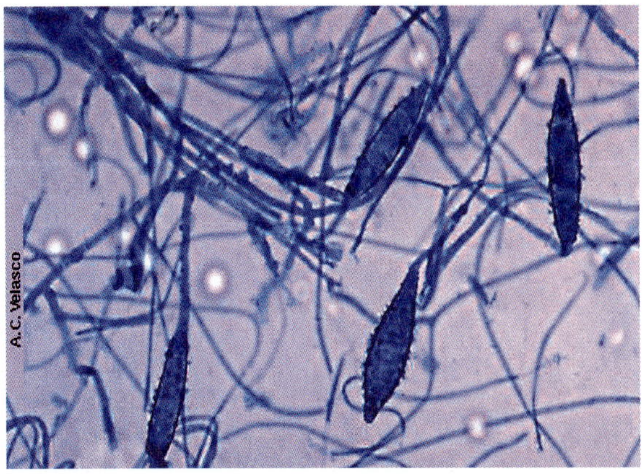

그림 3-43. ***Microsporum canis*의 현미경 이미지**

(7) *Microsporum gypseum*

- **형태**: *Microsporum gypseum*은 진균으로서, 균사와 포자를 형성한다. 주변에 미세한 포자를 형성하며, 균사는 굵고 분기되어 있다.
- **색상**: 현미경 염색에 따라 색이 달라지며, 보통 무색에서 약간의 노란빛을 띨 수 있다.
- **모양**: 포자는 방추형 또는 타원형이며, 균사는 분기되어 있다.

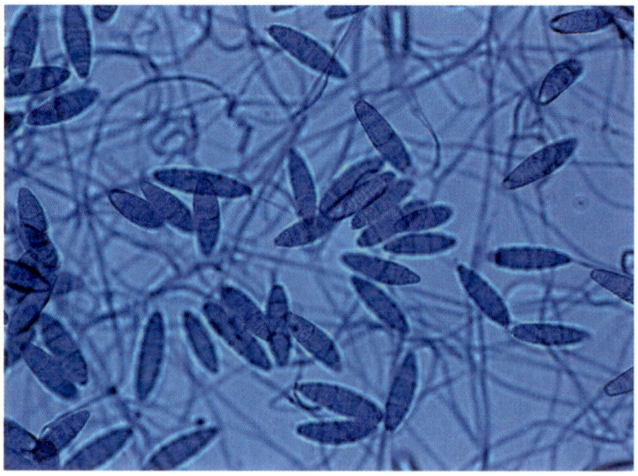

그림 3-44. Microsporum gypseum **현미경 이미지**

(8) *Trichophyton rubrum*

- **형태**: *Trichophyton rubrum*은 감염을 유발하는 종류의 진균으로, 균사와 효모를 형성한다.
- **색상**: 균사는 백색이거나 연한 노란색을 띠며, 효모는 밝은 노란색을 띠고 덩어리를 이룬다.
- **모양**: 효모는 둥근 형태이며, 균사는 갈래 형태를 보인다.

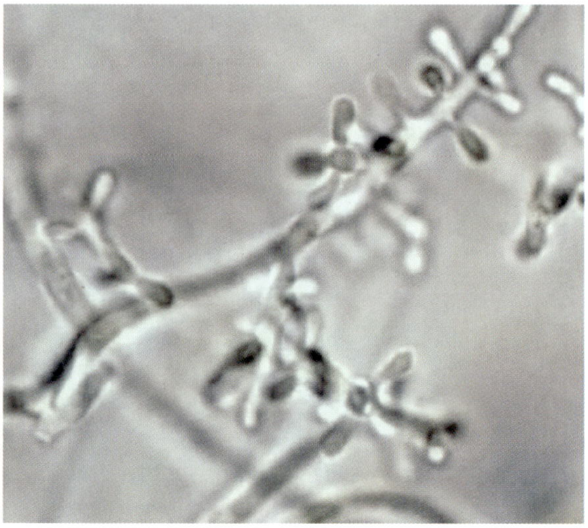

그림 3-45. ***Trichophyton rubrum*** **현미경 이미지**

(9) *Trichophyton mentagrophytes*

- **형태**: *Trichophyton mentagrophytes*는 다양한 형태의 균사와 효모를 형성하는 진균이다.
- **색상**: 균사는 백색 또는 연한 노란색을 띠며, 효모는 더욱 연한 노란색을 띤다.
- **모양**: 효모는 원형이며, 균사는 섬세하게 갈라지며 털이 많다.

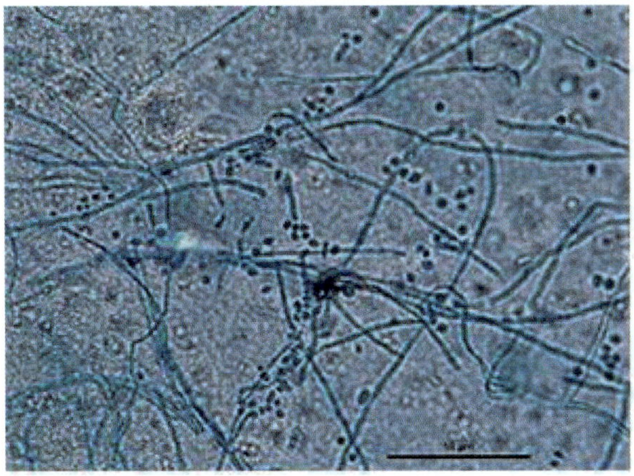

그림 3-46. ***Trichophyton mentagrophytes*** **의 현미경 이미지**

(10) *Epidermophyton*

- **형태**: *Epidermophyton*은 피부에 감염을 유발하는 진균으로서, 균사와 효모를 형성한다.
- **색상**: 균사는 백색이거나 연한 노란색을 띠며, 효모는 노란색을 띤다.
- **모양**: 효모는 둥근 형태이며, 균사는 갈래 형태를 보인다.

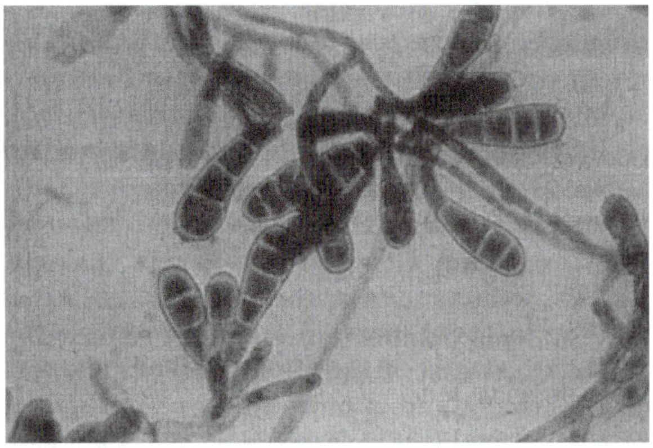

그림 3-47. ***Epidermophyton*****의 현미경 이미지**

5) 진균 동정을 위한 분자생물학적 기법

진균의 동정을 위한 분자생물학적 기법은 진균의 형태나 생화학적 반응에 기반하고 있지는 않으나, 기존의 표현형적 방법이 가지는 한계점들을 극복하고, 보다 정확한 동정기법으로서 인정받아 현재 임상 진균학분야에서 중요한 역할을 하고 있다. 진균 동정에 있어 분자생물학적 접근은 현미경으로 직접 관찰 시 상당한 양이 보이지만 배양되지 않는 유기체를 식별하거나, 현미경적으로 생식 구조(분생자 또는 포자)를 생성하지 않거나, 인식되지 않는 구조를 가지는 진균을 분리해 낼 수 있다. 그리고 비교적 신속하고 객관적인 방식을 따르기 때문에 기존 현미경적 직접 검경방식에 비해 전문적인 지식이 필요하지 않는다. 무엇보다도 역학적 분석의 매우 중요한 요소인 분리된 균주의 정확한 유전자형을 결정할 수 있기 때문에 효모, 진균 그리고 사상균간의 유사점과 차이점을 보다 정확하게 평가하고, 그에 따라 분류와 명명법을 조정할 수 있다

▶ MALDI-TOF MS (Matrix-Assisted Laser Desorption/Ionization Time-Of-Flight Mass Spectrometry)

MALDI-TOF MS는 진균 및 기타 미생물을 식별하는 데 사용되는 강력한 도구로서 레이저를 사용하여 샘플을 이온화한 후, 이온화된 분자들의 질량을 측정하는 방법으로 병원성진균의 식별과 항균제 저항성 등을 식별할 수 있다. 또한 분석이 신속하고 정확하며, 비용이 효율적인 방법으로, 기존의 생화학적 방법보다 진단 시간을 약 24시간 이상 단축시킬 수 있다.

MALDI 질량 분석을 위한 미생물 시료의 처리법에는 smear 법과 extraction 법, 2가지가 있다. 일반적으로 Gram 음성균, Gram 양성균 등 대부분의 미생물 시료는 smear 법으로 처리한다. 그러나 세포벽이 두꺼운 일부 Gram 양성균과 효모, 진균등은 Smear 법으로 분석이 어려운 경우가 있어 이러한 경우에 extraction 법을 사용한다. Extraction 법에는 세포파쇄 과정이 포함되어 있고, 경우에 따라 bead beater와 같은 세포파쇄기의 사용이 요구되기도 한다.

원리

세균이나 진균의 집락(혹은 환자 검체)을 매트릭스라고 부르는 낮은 질량의 유기화합물과 섞어서 금속판에 한 방울 놓고 건조시키면 결정이 생성되나. 이 결정체에 UV 레이저 광선을 쪼이면, 레이저의 광자와 매트릭스 분자들이 상호작용하여 검체 중의 단백질이 이온화 된다. 생성된 이온들은 TOF 튜브를 통과하여 검출기에 도달하게 되는데, 이온들이 검출기에 도달하는 시간은 질량이 작으면 짧고, 크면 길기 때문에 검출기는 질량(mass)과 전하(charge)의 비율(m/z)을 측정하여 결과를 그래프로 표시한다. 이러한 결과를 표준과 비교하여 균종을 동정할 수 있다. 균종마다 단백질의 구성이 다르기 때문에 이러한 방식으로 균종을 동정할 수 있다.

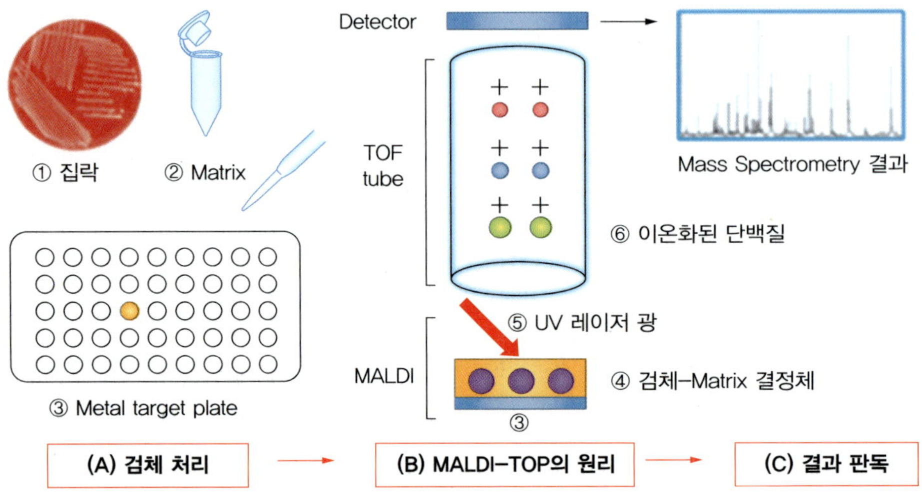

그림 3-48.

준비물

- 진균의 배양 샘플
- MALDI-TOF MS 기기
- CHCA 매트릭스 용액
- 실험용 플레이트
- 샘플 처리 용액
- Formic acid
- Acetonitrile (ACN)
- Ethaol (EtOH)
- Trifluoroacetic acid (TFA)
- 용매의 보관은 polypropylene 또는 teflon 재질의 용기를 이용해야 한다.

용액의 제조

A. CHCA Matrix 용액

1. α-Cyano-4-hydroxycinnamic acid(CHCA)를 10 mg/mℓ 농도로 standard solvent와 섞어 준 후 5분간 sonication을 2회 반복하여 완전히 용해시킨다. Sonication 장비가 없을 경우 vortex mixer 장비로 대체할 수 있다

   * Standard solvent

   Acetonitrile (ACN) .... 5 mℓ (50%)

   Trifluoroacetic acid (TFA) .... 2.5 mℓ (2.5%)

   Distilled water .... 2.5 mℓ

2. Matrix 용액을 0.2 μm 여과기를 사용해 여과하여 불순물을 제거한다
3. 준비된 Matrix 용액은 갈색 유리병에 담아 차광하고 냉장 보관한다.

〈 Smear 법 〉

① 이쑤시개로 배양된 미생물 colony를 채취하여 MALDI plate의 원하는 spot 위에 얇게 펴 바른 후 건조시킨다(이때, 배지가 섞이지 않도록 주의한다).

② 시료 위에 70% formic acid 1.5 μL를 떨어뜨린 후, 자연건조시킨다.

③ 완전 건조된 시료 위에 Matrix 용액 1.5 μL를 올린 뒤 완전히 건조시킨다(매트릭스와 샘플이 결정으로 형성).

④ MALDI-TOF MS 기기로 로딩된 시료를 분석한다.

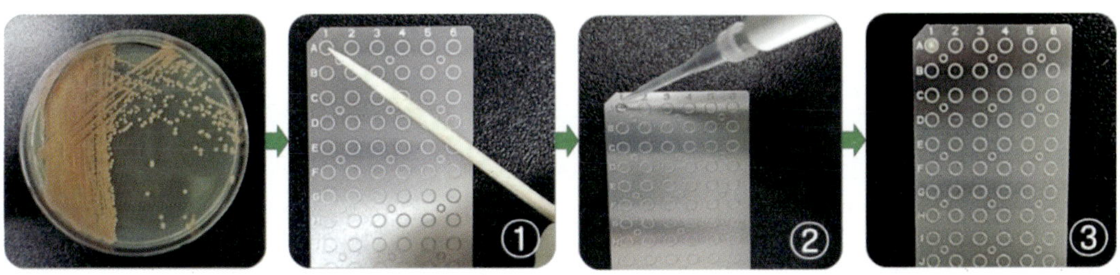

그림 3-49. Smear method

〈 Extraction법 〉

① 배양된 균체로부터 약 20 μL의 시료를 채취하여 1.5 mℓ tube에 넣는다(배지가 포함되지 않도록 주의한다.).

② 300 μL water를 넣고 1분간 vortex한다.

③ 700 μL EtOH를 넣고 5분간 vortex한다.

④ 13,000 rpm으로 5분간 원심분리 한 뒤, 상층액을 모두 버린다.

⑤ Tube의 뚜껑을 열고 pellet을 5분간 자연건조시킨다.
⑥ Tube의 Pellet에 70% formic acid 50 μL를 넣고 1분간 pipette up-down하여 섞는다(70% Formic acid의 양은 pellet의 양에 따라 조절할 수 있다).
⑦ Tube에 95% ACN 50 μL를 넣고 5초간 vortex 한다(60~70% formic acid 와 동일한 부피로 넣는다).
⑧ 13,000 rpm으로 5분간 원심분리 한다.
⑨ 상등액 1.5 μL 를 MALDI plate의 원하는 spot 에 로딩하고 자연 건조시킨다.
⑩ 건조된 시료 위에 CHCA Matrix 용액 1.5 μL 를 올린 뒤 자연 건조시킨다(매트릭스와 샘플이 결정으로 형성).
⑪ MALDI-TOF MS 기기로 로딩된 시료를 분석한다.

〈 결과의 분석 〉

① 스펙트럼 획득: MALDI-TOF MS 분석 후 획득된 스펙트럼을 확인한다.
② 스펙트럼 비교: 획득된 스펙트럼을 데이터베이스와 비교하여 최적의 일치를 찾는다
③ 동정: 최적의 일치 결과를 바탕으로 진균을 동정한다. 동정은 주어진 데이터베이스에 따라 수행되며, 일치하는 분자의 질량 패턴을 기반으로 이루어진다.
④ 추가 검증: 필요한 경우, 동정된 결과를 추가적으로 확인하고 검증한다.

NGS (Next-Generation Sequencing)

NGS는 다양한 진균 유전자를 한 번에 분석할 수 있는 고도화된 시퀀싱 기술로서. 진균의 유전체를 대량으로 해독하여, 종 수준까지 정확하게 식별할 수 있다. NGS는 환경 샘플에서 다양한 진균을 동시에 분석하는 데 유리하며, 병원성 진균의 유전적 다양성과 진화 경로를 연구하는 데 중요한 역할을 한다.

NGS 기반 유전자 분석 과정

① 검체의 핵산 분리

검체로부터 핵산을 분리하는 방법은 Extration buffer를 이용하는 전통적인 manual 방식과, 자동화 장비 및 키트를 이용한 방법으로 구분될 수 있다. 핵산 추출을 위한 manual 방식은 extraction buffer에 검체를 녹인 후 100℃에서 20분간 Incubation 후 13,000 rpm에서 5분간 원심 분리 후 상층액을 핵산으로 사용할 수 있으며, 자동화 장비의 경우 상업용 키트를 이용하거나(예:QIAamp DSP DNA mini Kit), 전용 핵산 추출 장비를 사용할 수 있다(예: QIAGEN QIAcube).

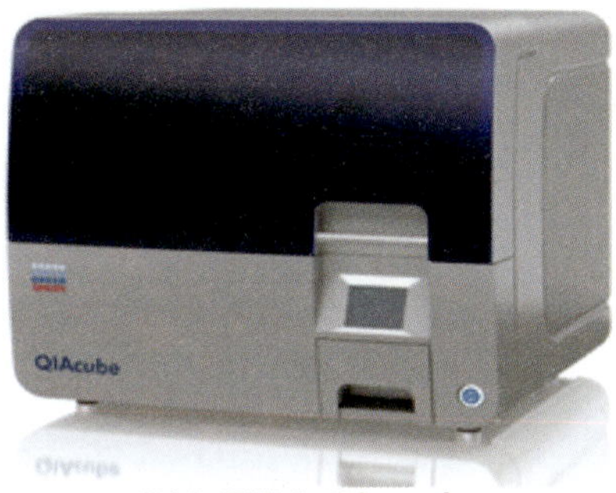

QIAGEN Qiacube

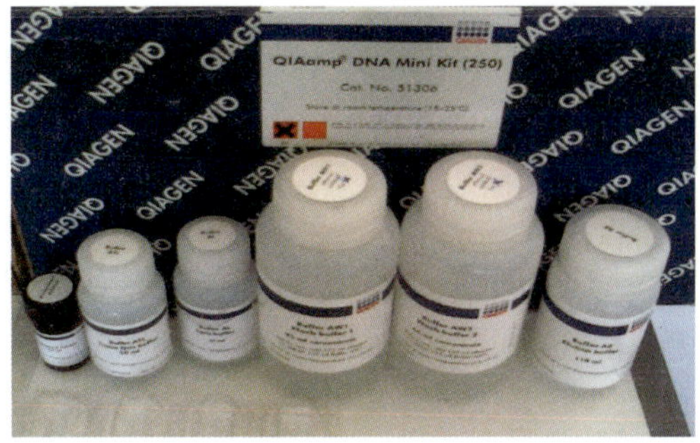

QIAamp DSP DNA mini Kit

그림 3-50.

② **핵산의** amplification

검체로부터 추출된 핵산은 분석인 가능할 정도의 충분한 양을 확보하기 위하여 증폭과정을 거치며, 이 과정에서 특정 유전자를 타겟으로 한 PCR 반응을 통해 진균의 DNA가 존재하는지 여부를 확인할 수 있다. 중합효소 연쇄반응(PCR)은 상업적으로 이용 가능한 ACCUPOWER HOTSTRAT PCR PREMIX와 추출한 Template DNA (핵산), 그리고 DW을 혼합하여 PCR 장비 Thermocycler (예: GeneAmp PCR System 9700)를 통해 증폭한 후 PCR 산물을 전기영동하여 DNA의 각 exon 별로 특이적인 PCR 산물을 확인한다.

③ pre-sequencing

표적 DNA (PCR 산물)를 Pre-sequencing enzyme treatment와 CLEAN SWEEP PCR PURIFICATION과 혼합하여 PCR 반응한다.

④ Cycle sequencing reaction

BigDye Terminator Cycle Sequencing Kit v.3.1에 포함되어 있는 BigDye Terminator Sequencing Buffer와 exon 별 primer (3.2pmol/μl)을 DW에 혼합하여 반응한다. sequencing 반응이 충분히 이루어지고 나면 BIGDYE X TERMINATOR PURIFICATION KIT를 이용하여 잔여 염료(BIGDYE) 및 불순물들을 제거하여 DNA의 purification을 높여준다.

⑤ Sequencing

sequencing 분석 장비 (예: 3500xL)를 이용하여 sequencing을 진행한다.

결과의 분석

① sequencing 분석 장비로부터 얻은 결과를 sequncher 프로그램에 대입하여 분석하면, 아래와 같은 염기서열(GTAACCCGCG....)과 이에 따른 히스토그램이 아래에 표현된다.

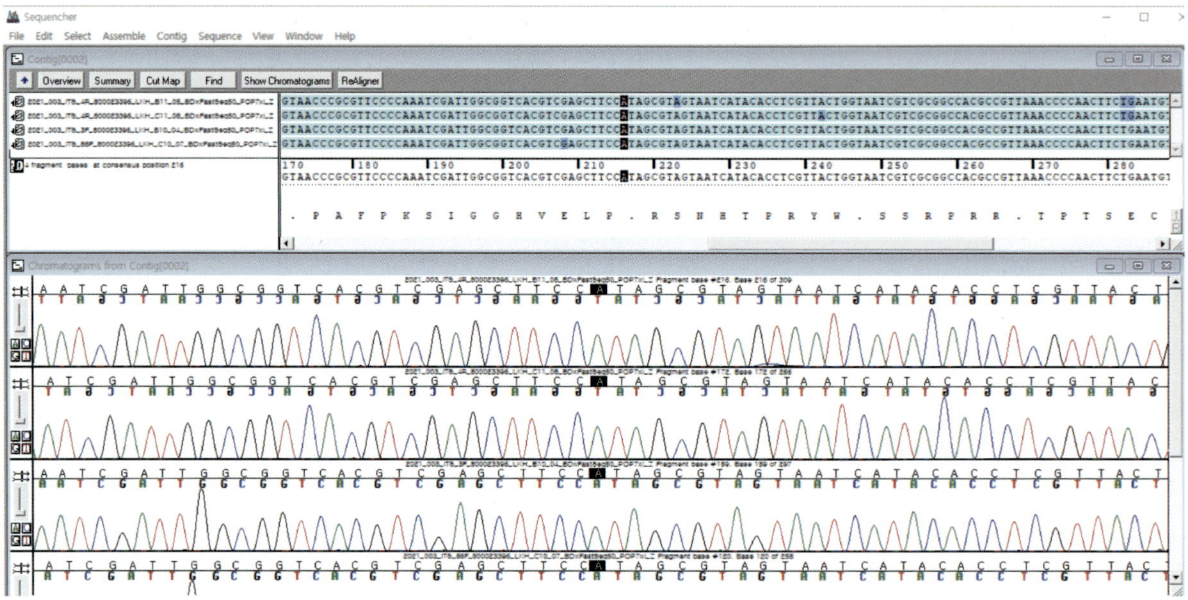

② 도출된 염기서열을 아래와 같이 NIH 홈페이지 (https://blast.ncbi.nlm.nih.gov/Blast.cgi?PROGRAM=blastn&PAGE_TYPE=BlastSearch&LINK_LOC=blasthome)에 입력한 후 하단의 blast 버튼을 클릭한다.

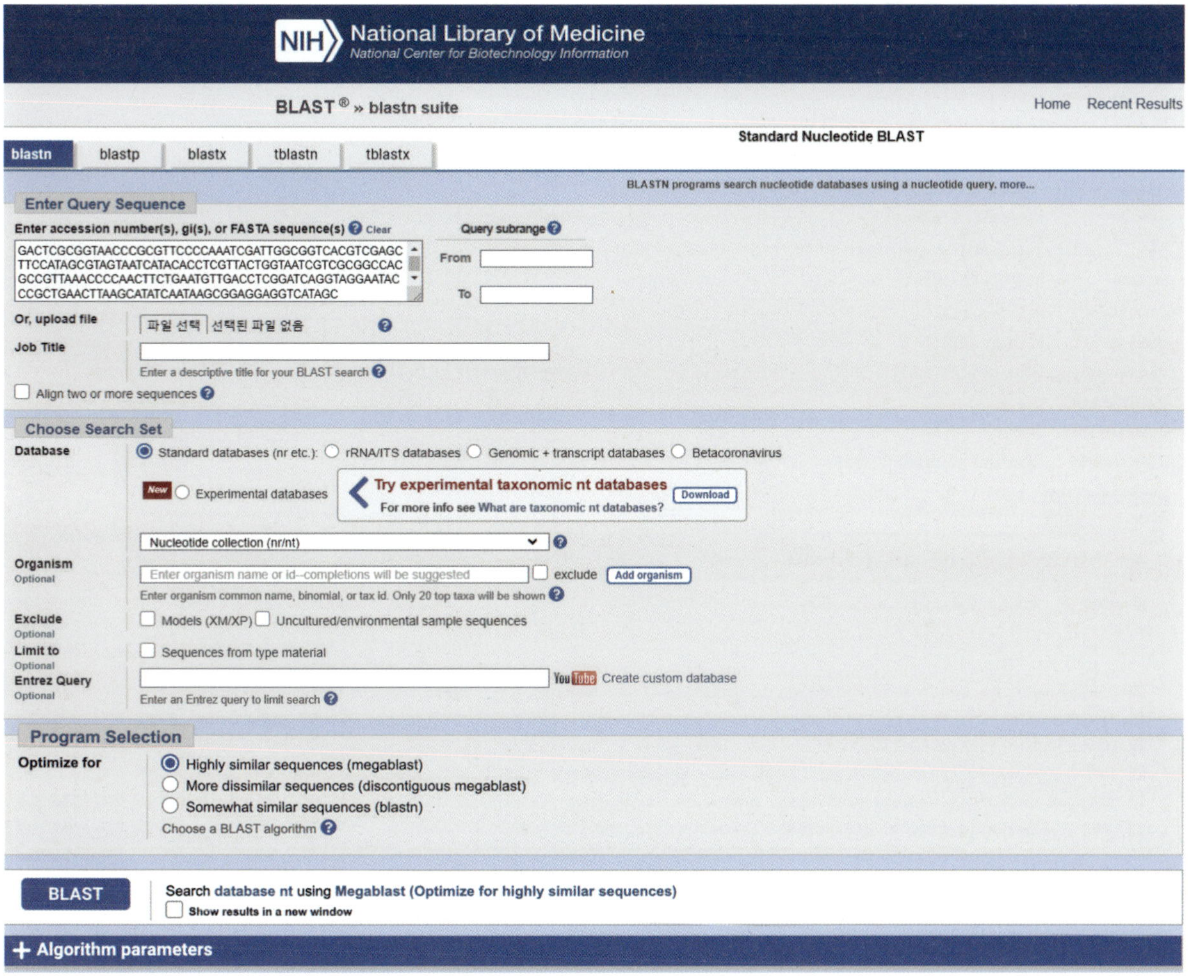

③ 분석이 완료되면 NIH의 염기 library를 바탕으로 대상 샘플의 염기서열이 일치하는 진균이 종류별로 확률 순으로 정렬되어 나타나며, 대부분 가장 상단에 표기된 품목이 일치율이 높은 것을 간주한다.

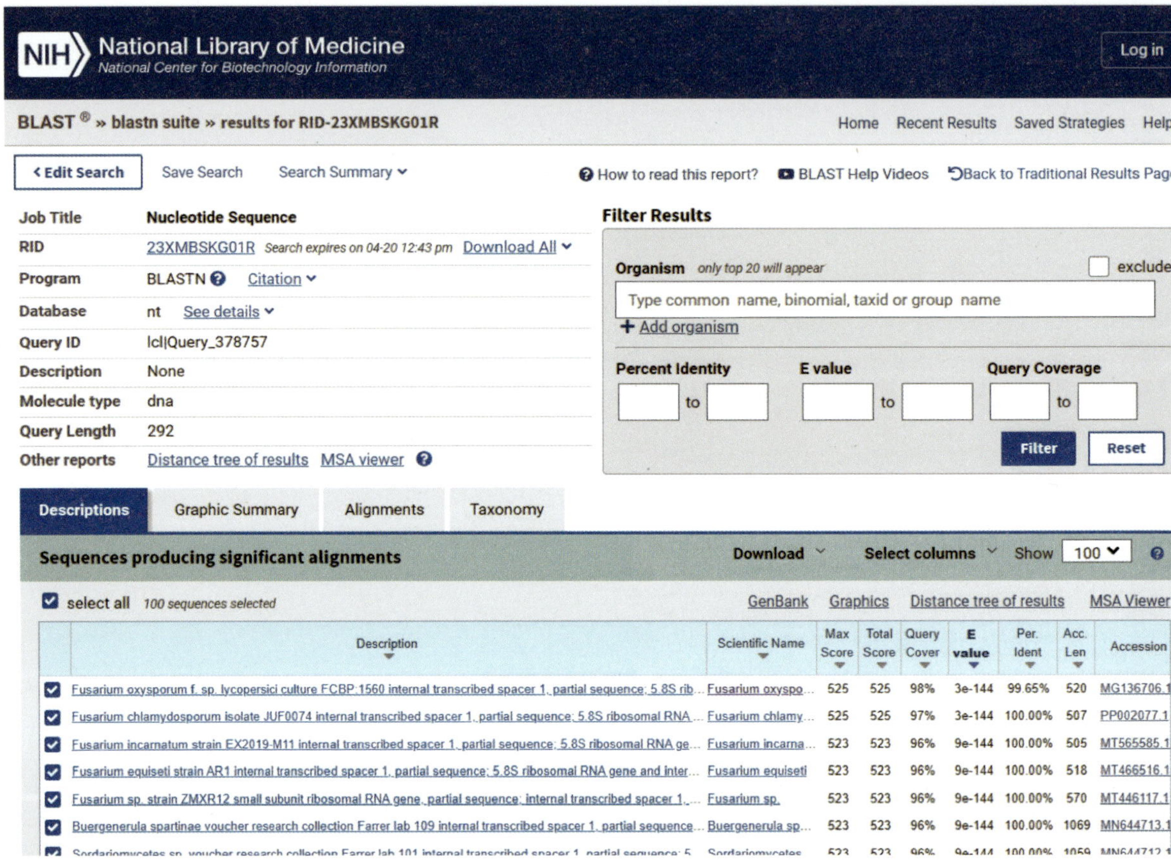

진균의 배양과 동정실습 핵심요약

1. 진균의 현미경적 검사

1) 10% KOH 습윤표본법 : 검체에서 이물질을 제거함으로써 진균요소를 신속, 뚜렷하게 관찰
Keratin을 녹여 진균관찰에 용이
(검체가 피부, 모발, 또는 각질, 손톱, 발톱, 단단한 피부, 찰과물)

2) 먹물표본(india ink) 제작법 : CSF에서 Cryptococcus neoformans의 검출
수막염환자의 50%에서 양성반응
효모의 협막관찰에 용이
why? india ink가 세포벽침투X, 배경만 검정색

3) LPCB 염색법 : phenol - 사포사멸
Lactic acid - 각질이나 조직용해, 진균의 구조를 보존
Cotton blud - 진균의 세포벽의 키틴을 염색, 영구보존

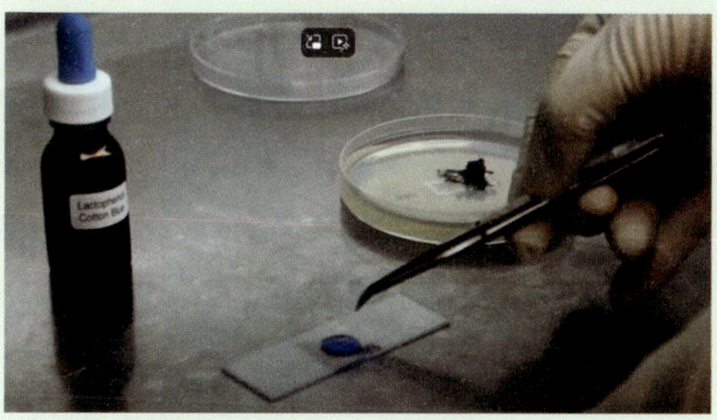

출처: https://www.youtube.com/watch?v=ot-4CB1y4W4

4) 균사형 진균을 위한 슬라이드법
Slide culture 법 : 습윤표본, 스카치테이프법으로 동정되지 않은 경우 사용
진균만 증식하며 형태학적으로 진균을 동정하기에 용이
장점 - 한 개의 배양으로 두 개의 슬라이드 표본제작 가능
단점 - 슬라이드 배양시간 동안 기다려야 한다는 점
전문적인 기술이 요구된다는 점

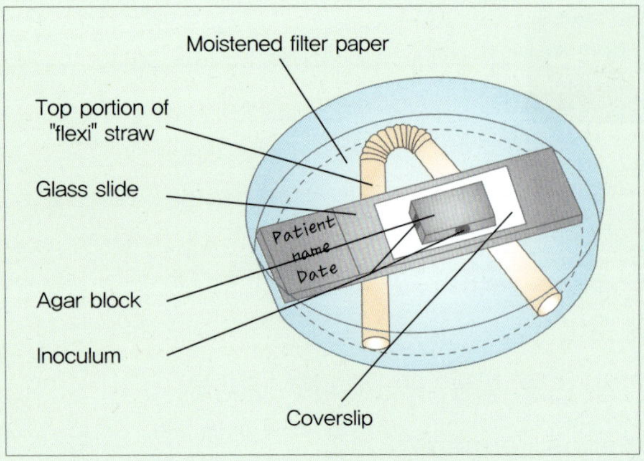

슬라이드 배양법 (slide culture method)
Potato dextrose agar(PDA) 또는 Sabouraud dextrose agar(SDA)배지를 1 x 1 cm 크기로 칼로 떼어다 슬라이드 유리에 놓고 네 모서리에 천자 접종한다. 덮게 유리를 덮고 배양한다.

5) *Candida albicans, Cryptococcus neoformans*의 분리동정과 현미경적 진단

Candida albicans	*Crypryptococcus neoformans*	*Geotricum candidum*
발아관 (+) 가성균사 (+) 후막포자 (+) Sucrose (+) Urea (–)	발아관 (–) 가성균사 (–) Urea (+) carotene 색소 (–) caffeic acid agar niger seed agar 갈색색소(+)	발아관 (–) 가성균사 (+) 후막포자 (–) 분절포자 (+) Urea (–)
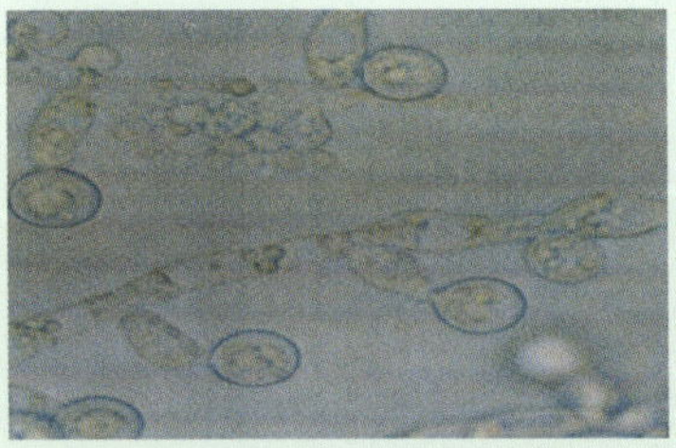	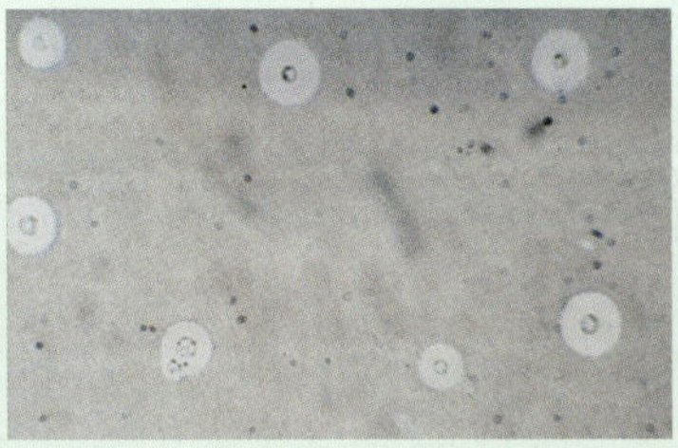	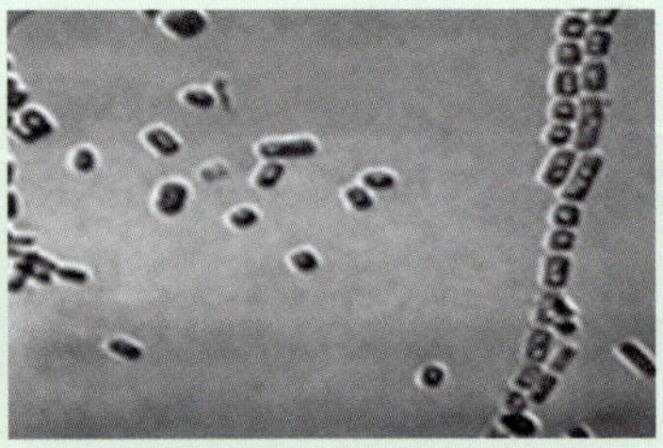

2. 피부사상균의 현미경적 진단

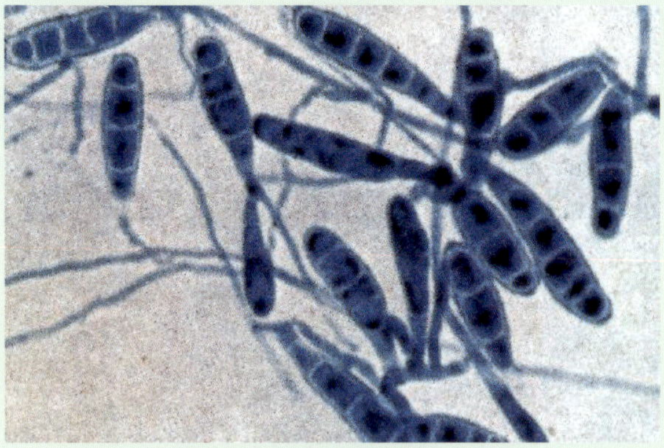

Epidermophyton floccosum

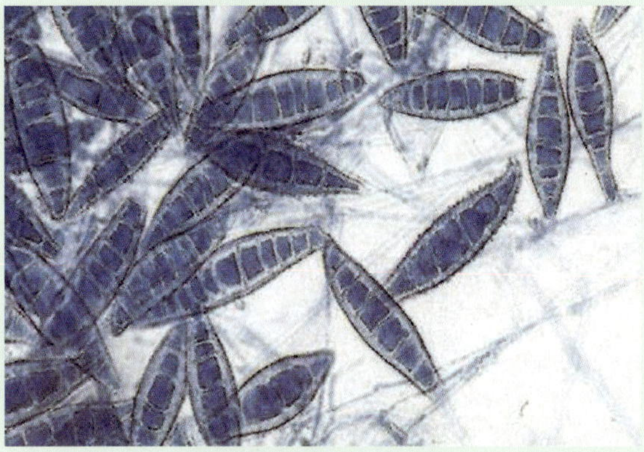

Microsporum canis

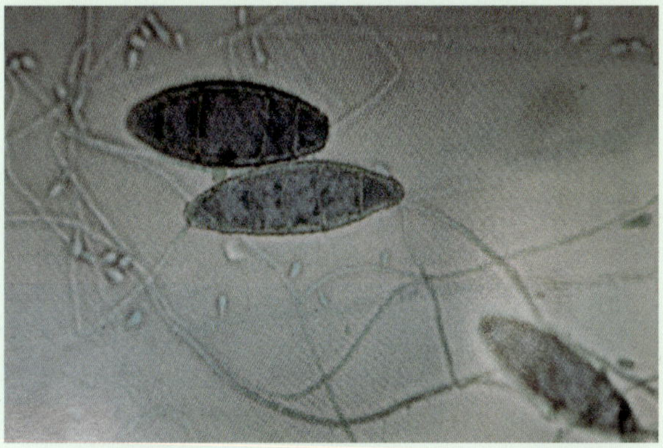

Nannizzia gypsea(구명, *Microsporum gypseum*)

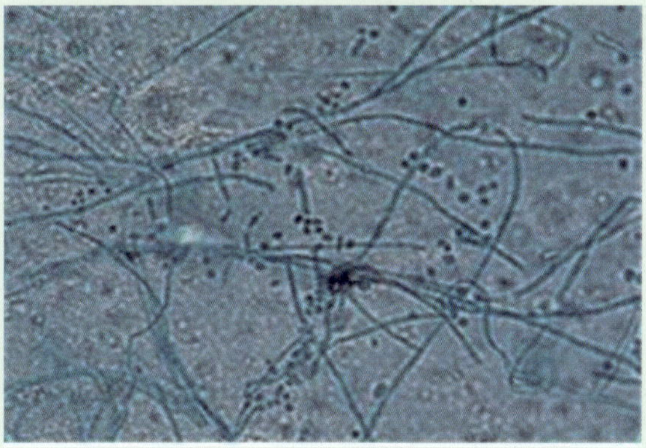

Trichophyton mentagrophytes

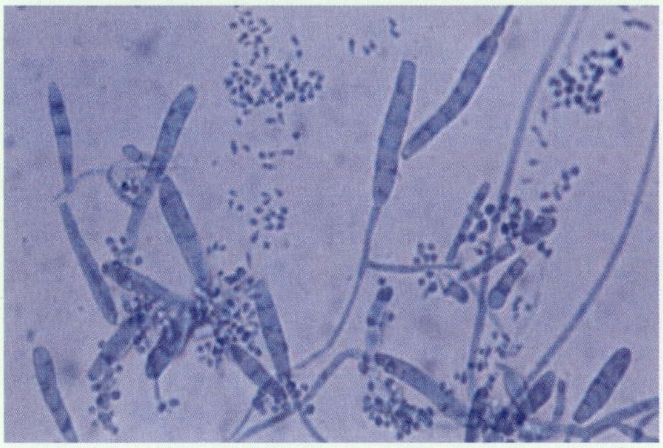

Trichophyton rubrum

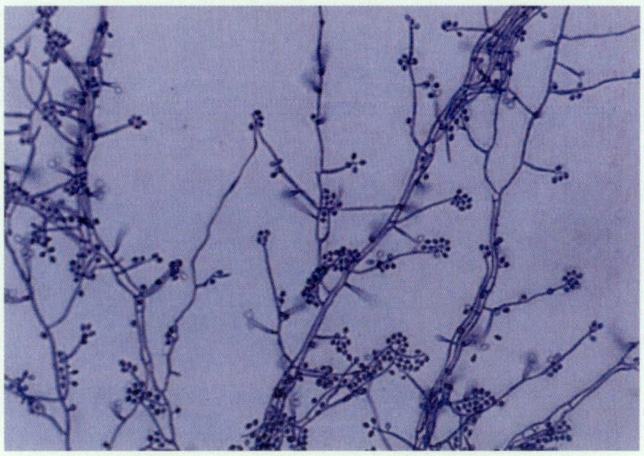

Sporothrix schenckii(dimorphic fungi)

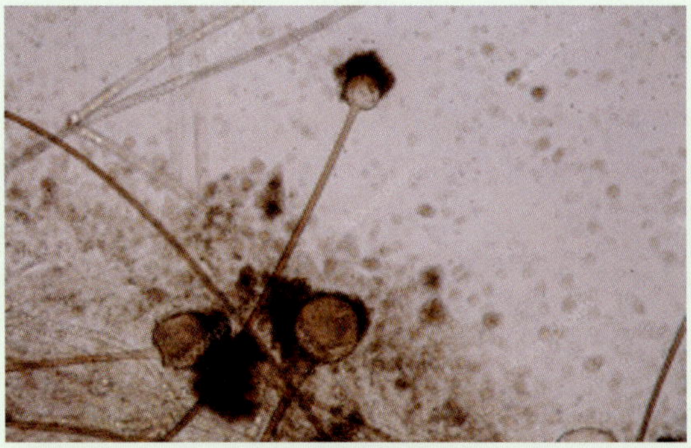

Rhizopus spp.

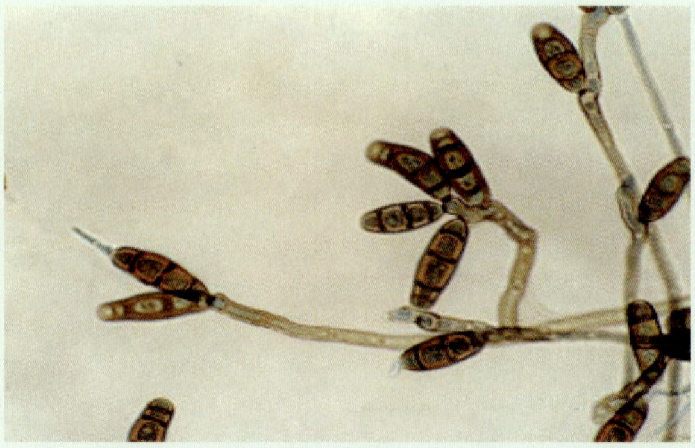

Alternaria

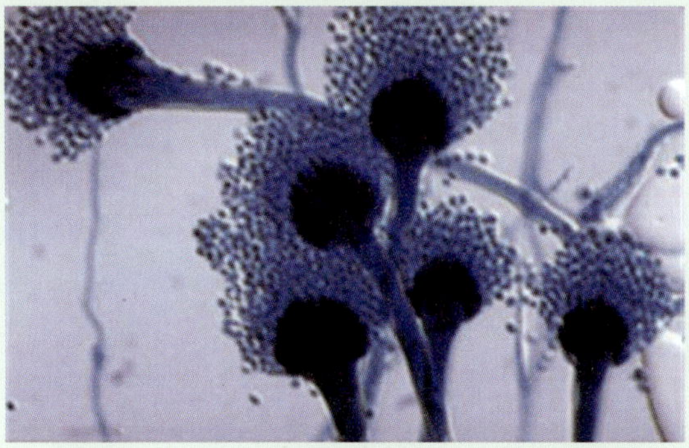

Aspergillus

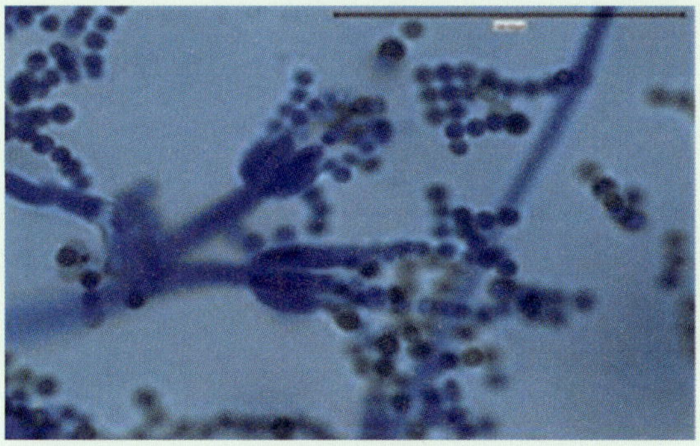

Penicillium

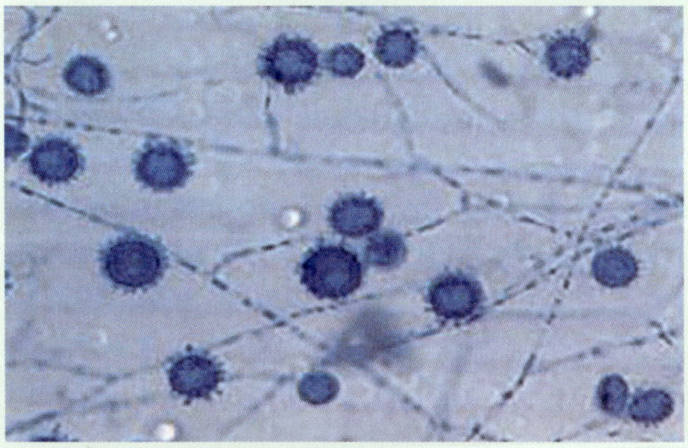

Geotricum capsulatum

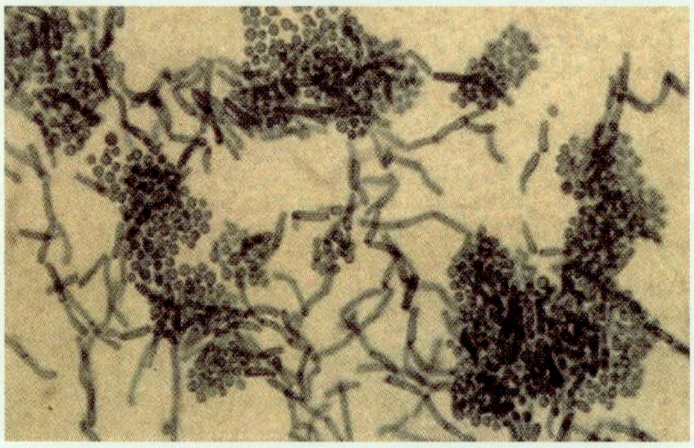

Malassezia furfur

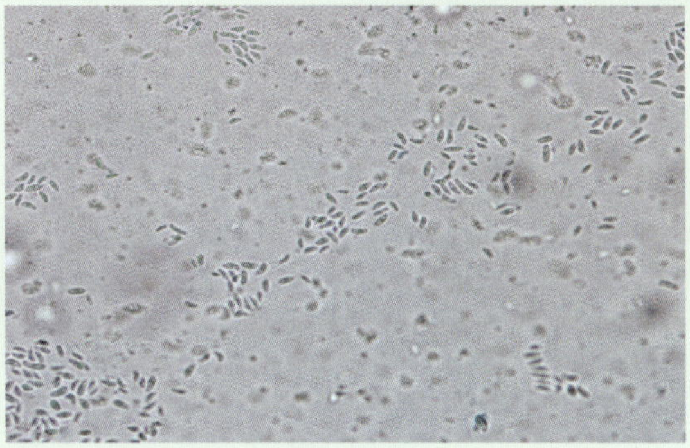

Fusarium

부록

용어해설

약어

AFB	Acid fast bacillus, 항산성 막대균(항산균 抗酸菌)
AIDS	Acquired immune deficiency, 후천성 면역 결핍증
ATCC	American Type Culture Collection, 미국 표준 균주 은행
BAP	Blood agar plate 혈액 우무평판 배지
BHI agar	Brain heart infusion agar 까다로운 병원성 진균배양에 사용
CSF	Cerebrospinal fluid, 뇌척수액
DTM	Dermatophyte test medium, 피부사상균 분리배지
GMS	Gomori methenamine silver (stain, 염색)
H&E	Hematoxylin and Eosin (stain, 염색)
ID	Infectious disease, 감염증, 또는 Identification (동정, 同定)
IMA	Inhibitary mold agar, chloramphenicol 등의 항균제가 들어있는 증균 선택배지
PAS	Periodic acid–Schiff (stain, 염색)
PDA	Potato dextrose agar, 진균 배양에 사용하는 1차 배지
PFA	Potato flake agar, 진균 배양에 사용하는 1차 배지
RAT	Rapid assimilation of trehalose broth, *Candida glabrata* 신속동정에 사용
RSM	Rapid sporulation medium, 피부사상균 분리와 동정에 사용
SDA	Sabouraud dextrose agar, 진균배양용 배지로 특히 피부사상균 분리에 쓰임

용어해설

Abscess (농양) 국소에 농이 고인 것

Aerial hyphae (공기균사) 우무배지 표면 위에 생긴 균사들로 주로 생식에 관여한다.

Aerobic (산소성) 대기 중 산소가 존재하는 경우에 증식이 가능한 경우

Aleurioconidium (복수형, aleurioconidia, 분상포자) 분생자가지(conidiophore)의 가장자리 또는 부착면이 파열되어 분리된 균사조직으로부터 떨어진 분생자(conidium).

Anaerobic (무산소) 유리산소나 대기 중 산소가 존재하지 않는 경우에 증식이 가능한 경우

Anamorph (무성생식형) 진균의 무성생식형.

Annellide (환절자, 안넬리드) 분생포자를 밀어내어 만드는 세포: 그 끝은 얇고, 길며, 분생포자를 방출할 때 목걸이(ring)형태의 세포벽을 형성한다. 유침유(oil immersion)확대로 목걸이모양을 관찰할 수 있다.

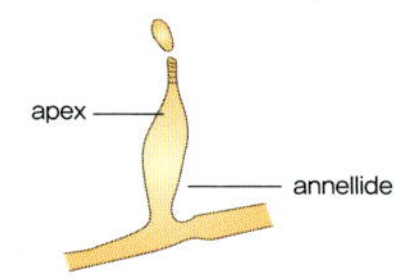

Anthropophilic (인간 기호성) 인간에게 선택적으로 번식하고 감염시키는 피부사상균(dermatophytes)의 특성.

Apex (복수, apices) 끝 또는 꼭대기(흔히 분생자를 생성하는 윗부분을 일컫는다).

Apophysis (부푼홀씨) 털곰팡이에서 코기둥(축주, 콜루멜라 columella)아래 부풀은 포자낭가지(sporangiophore). 즉 포자낭가지 끝에 샴페인 잔 모양으로 부푼 곳.

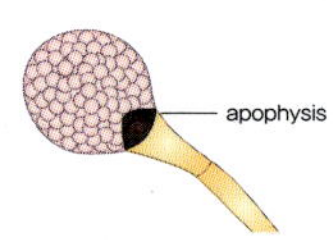

Arthroconidium (분절분생자) : 균사의 격벽부위가 끊어져 형성된 무성포자(asexual spore); 그 결과 세포는 직각 모양 또는 술통모양이며 두껍거나 얇은 벽을 가지지만 속(genus)에 따라 다르다.

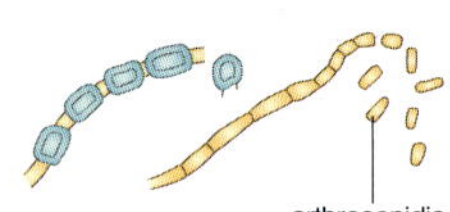

Ascospore (자낭포자): 자낭(ascus)으로 알려진 주머니 구조의 유성 포자(sexual spore).

Ascus (복수형, asci)(자낭): 둥글거나 긴 주머니 구조로 보통 2개에서 8개의 자낭포자가 들어있다. 자낭은 종종 폐쇄자낭과(cleistothecium) 또는 피자기(perithecium)와 같이 자실체 내에서 형성된다.

Asexual (무성): 핵융합을 제외한 핵분열 또는 핵의 재분포에 의한 생체의 생식으로, 즉, 2 개의 양립하는 반배체(haploid) 핵의 결합에 의해 이루어지는 것은 아니다. 또한 이는 불완전한 상태(imperfect state)라고도 알려져 있다. 이러한 진

균의 방식은 무성생식(anamorph)이라 불린다.

Assimilation (동화): 성장에 필요한 특정 탄소 또는 질소원을 이용하는 진균의 특성: 동화는 성장의 유무에 의해 판별된다. 예) 탄수화물 동화시험: 배지에 넣은 탄수화물을 이용해서 진균이 증식할 수 있는지를 보는 일종의 이용능시험으로 효모형 진균의 동정에 사용한다.

Ballistospore (사출포자): 진균세포로부터 강제적으로 방출된 포자. 담자균류와 효모형 진균인 *Sporobolomyces* 등에서 생성된다.

Basidiospore (담자포자): 담자기라고 알려진 구조에 형성된 유성포자. *Tremellomycetes* (담자균강)의 특징이다.

Biseriate (2층 세포의): *Aspergillus*속을 참조하여, 소병자(phialide)는 1층(uniseriate) 소병자와는 반대로 메툴라(기저경자, metula)에 의해 지지된다. 그리고 소병자는 소포(vesicle) 위에 직접적으로 만들어진다.(그림참조. "Uniseriate"). *A. fumigatus*의 소병자는 1층으로, *A. terreus*의 소병자는 2층(biseriate)으로 배열된다.

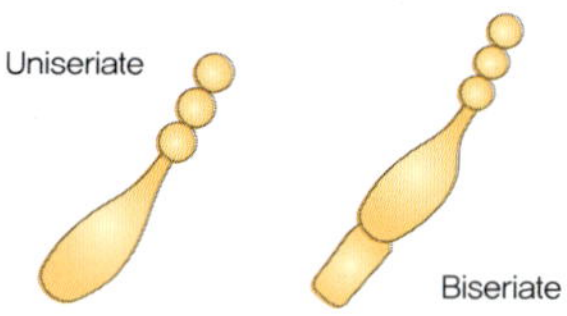

Blastoconidium (분아분생자, 분아포자): ① 균사, ② 거짓균사(pseudohypha, 가성균사) 또는 효모와 같은 ③ 단세포(single cell)를 따라 분아(budding)에 의해 형성되는 분생자(conidium).

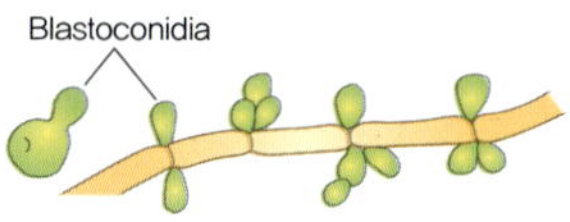

Budding (분아, 출아): 오래된 모 세포로부터 새로운 세포로 분화하는 과정 중에서의 무성생식(asexual reproduction)의 과정. 이는 효모(yeast) 또는 효모형 진균(yeastlike fungi)의 특징이다. 즉 세포의 일부분이 성장하여 모세포와 똑같이 새로운 세포를 만드는 것을 의미한다. 예) *Candida, Cryptococcus* 등.

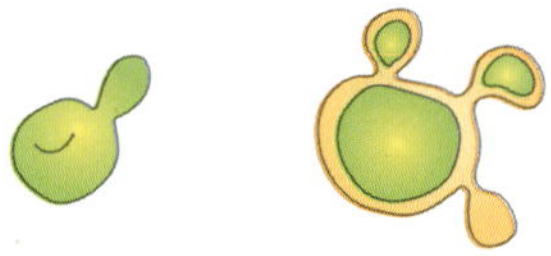

Capsule (협막): 세포벽에 있는 무색 투명한 점액 다당류막. 협막은 백혈구의 탐식작용을 억제시키는 작용을 한다. 먹물표본에서 *Cryptococcus neoformans*의 넓은 협막이 보인다(우측 그림).

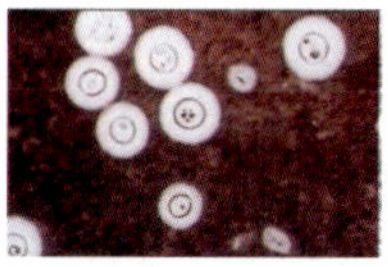

Chlamydoconidium (후막포자, 가균사, 비후막포자): 크고 둥근 분생포자로 두꺼운 벽을 가지고 있으며, 저장된 영양분을 함유하고 있어서 생존증식체로서 기능을 수행할 수 있다. 후막포자(chlamydoconidium)는 ① 균사의 끝(말단)에 위치(말단후막포자)하거나 ② 단독 또는 ③ 사슬 안의 균사(사이)를 따라 삽입된다(중간후막포자). 특징적으로, 후막포자는 기존의 균사보다 지름이 더 크다. 다른 분생포자와는 다르게 후막포자는 쉽게 균사로부터 분리되지 않는다. 후막포자는 불리한 환경에서 생긴다. *Candida albicans*와 *Candida dubliniensis*가 이 후막포자를 가지고 있다.

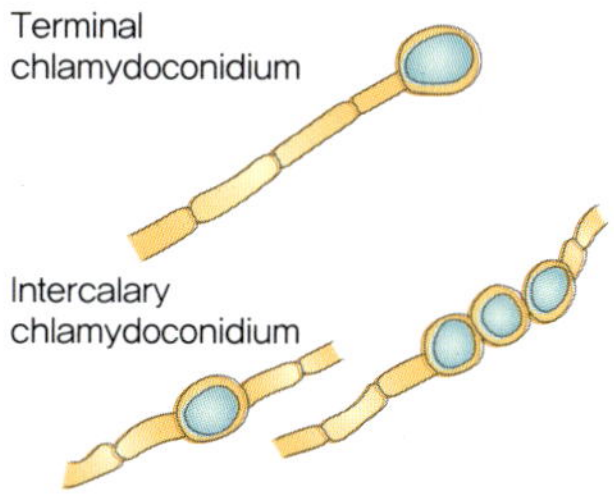

Chlamydospore (후막포자): 후막포자(chlamydospore)가 *Candida albicans*와 *Candida dubliniensis*에 의해 형성된 두꺼운 벽을 가진 소포라는 것은 잘못된 명칭(misnomer)이다. Chlamydospore보다 Chlamydoconidium에 의해 형성된 포자라는 것이 더 적합한 명칭이다. 예전부터 chlamydospore 단어가 많이 사용되었으나, chlamydoconidium이 더 추천된다.

Chloramphenicol (클로람페니콜): *Streptomyces venezuelae*에 의해 생성되는 항생제이지만 보통 합성되어 만들어진다. 이것은 배양에서 오염을 일으키는 많은 세균들의 성장을 억제하는 첨가물로 진균학 배지에 유용하게 사용된다.

Clade (계통군): 공통의 조상으로부터 유전되어 유사한 특징을 가진 생물들의 집단

Clamp connection (꺽쇠연결): 담자균강(*Basidiomycetes*)에서 균사 격막 위의 특수한 다리. 새로운 세포가 만들어지는 동안, 유사분열 후 핵의 이동이 이루어진다. *Filobasidiela neoformans*의 유성생식에서 꺽쇠 연결을 볼 수 있다.

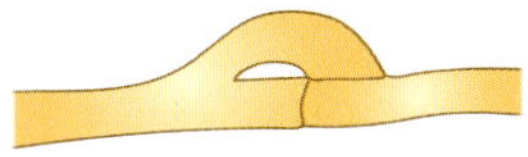

Cleistothecium (폐자기, 閉子器 폐쇄자낭과): 크고, 상당히 둥글며, 닫혀있는 많은 세포로 구성된 구조로, 그 안에는 자낭(ascus)과 자낭포자(ascospore)가 형성되고, 이는 구조가 파괴될 때까지 소유하고 있다. *Pseudallescheria boydii* 유성포자를 싸고 있는 폐자기.

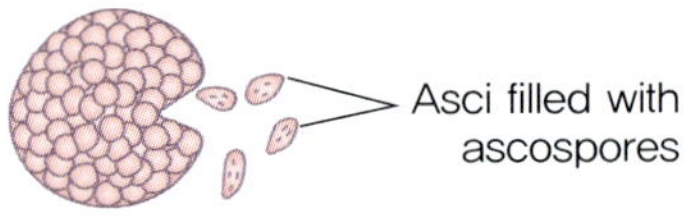

Coenocytic (무격벽균사): 세포질 내에 다핵을 포함하는 무격벽(pauciseptate) 균사이며, 무격벽균사는 *Mucor* 등이 속하는 털곰파이강(*Mucormycetes*)의 특성이다.

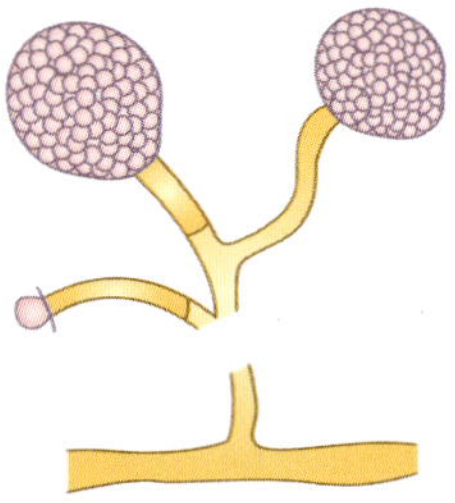

Columella (축주 軸柱, 콜루멜라): 포자낭으로 뻗어나가는 크고, 반구형 모양의 끝을 가진 포자낭가지(sporangiophore). 종종 포자낭이 터지면, 주축이 드러나게 되고 현미경 관찰을 통해 쉽게 관찰이 가능하다.

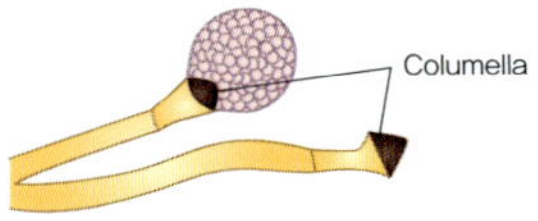

Columnar (원주 圓柱): 기둥과 같은 배열형성: 이 용어는 몇몇 *Aspergillus* 종에서 여러 방향으로 방사되는 것보다 분생자가지의 축과 꽤 평행한 형태를 지닌 소병자(phialide)들을 묘사하는데 가장 흔히 사용되고 있다.

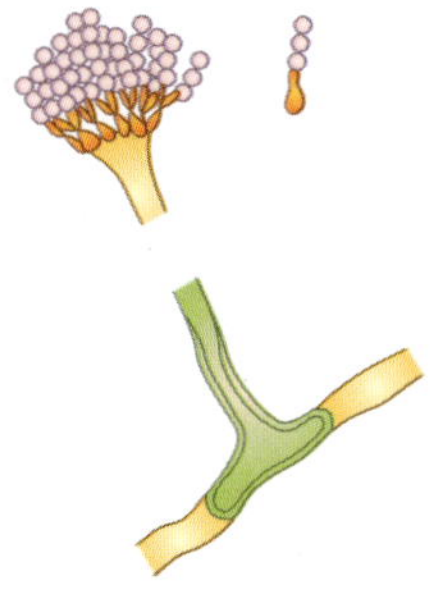

Conidiogenous cell (분생자 생산세포): 분생포자를 만들어 내는 세포

Conidiophore (분생자가지): 분생포자가 형성된 줄기 역할을 하는 특수한 균사의 구조. 분생자가지와 분생포자의 형태와 배열은 일반적으로 한 속(genus)의 특징이다. 접미사 phore는 "bearer" 또는 "producer"을 뜻하며 전달자 또는 생산자를 의미한다. 즉, 분생자가지는 분생자를 생산하며, 포자낭가지는 포자낭(sporangium)을 생산한다.

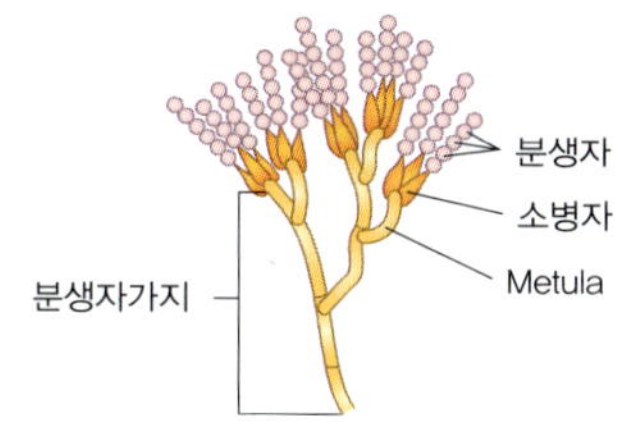

Conidium (복수형 conidia, 분생자): 균사 또는 분생자가지의 옆 또는 끝에 형성되는 무성 번식체(propagule). 분생자는 한가지 이상의 세포로 구성되어 있으며, 분생자의 크기와 모양 그리고 배열은 일반적으로 가지는 진균의 특성이다. 즉, 다시 말하면 포자낭과 같은 주머니 구조로 둘러싸여 있지 않는다. 만약 진균이 2 가지 형태의 분생자를 만든다면, 이 중 작고 보통처럼 단세포인 분생자를 소분생자(microconidium)라고 한다. 반면, 이 중에서 더 큰 분생자를 대분생자(macroconidium)라고하며 일반적으로 두 가지 이상의 세포들로 나뉘어져있다.

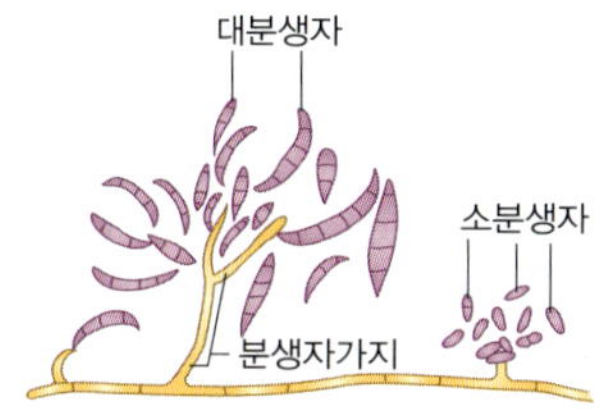

Contaminant (오염원): 환자의 검체를 배양함으로써 증식하는 환경미생물, 하지만 이는 감염에 직접적으로 관여하지는 않는다고 생각 된다. 오염원의 출처는 실험실이지만 감염 부위 또는 그 부근에서 검체를 채취할 때 환자로부터 있었을 가능성이 훨씬 더 높다.

Cryptic species (잠재종): 형태학적으로 다른 종과 동일하지만 분자적인 방법으로 구별이 가능한 유기체

Cutaneous (피부): 피부(Skin)에 관함

Cycloheximide (시클로헥시미드): 부패(비병원성, saprophytic)진균의 증식을 억제하기 위한 선택진균배지에 사용되는 항생제(상품명, Actidione 악티디온). 선택진균배지에서 어떤 병원성 진균은 억제되는 것으로 알려졌기 때문에 항균제 첨가 없는 배지와 함께 사용해야 한다. 예 Cycloheximide와 chloramphenicol을 함유한 Sabouraud dextrose agar(SDA-C&C)

Dematiaceous (유색): 갈색에서부터 검은색의 구조물을 가지고 있다. 이는 세포벽의 멜라닌(melanin) 색소 때문이다. 진균의 균사나 포자에 멜라닌 색소가 있기 때문에 이러한 진균은 집락이 갈색이나 검은색 집락을 보인다.

Denticle (작은이, 소치 小齒): 분생자가 있는 짧고 좁은 돌출부위.

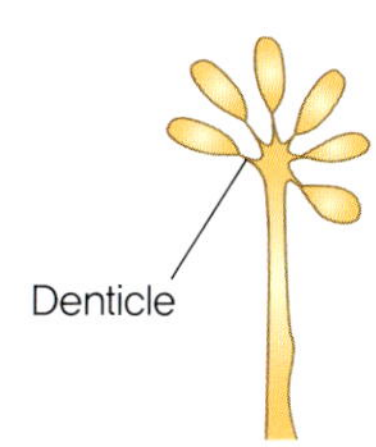

Dermatophyte (피부사상균): 각질에서 영양분을 얻고 사람 또는 동물의 피부, 머리카락 또는 손톱을 감염시키는 *Trichophyton, Microsporum* 및 *Epidermophyton* 속에 속하는 진균.

Dichotomous (두갈래, 이분지): 균사(hyphae)의 가지(branching)가 기원한 곳으로부터 균사까지의 각 지름이 같은 2 개의 동등한(균사의) 가지, 즉 두방향으로 갈라지는 것. *Aspergillus* 균속 특성 중의 하나.

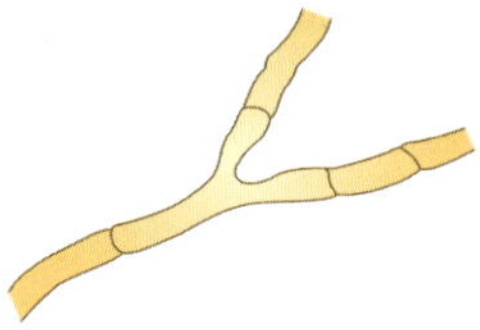

Dimorphic (두형태): 두 가지의 뚜렷한 형태학적 양상을 가진다. 지침에 따르면, 이것은 인공배양배지에서 진균의 온도에 의존하는 변화들을 말한다. 즉, 25~30℃에서 배양할 때는 사상형(mould phase) 또는 균사형(mycelium form)이고, 35~37℃에서 배양할 때 또는 숙주의 검체에서 직접적으로 관찰할 때는 효모형(yeast phase)이다. 예 ① *Blastomyces dermatitidis,* ② *Coccidioides immitis,* ③ *Histoplasma capsulatum,* ④ *Paracoccidioides brasiliensis* 및 ⑤ *Penicillium marneffei.* ⑥ *Sporothrix schenckii*

Ectothrix (털바깥곰팡이, 모외균): 털의 바깥에 기생하는 피부사상균.

Endothrix (털속곰팡이, 모내균): 모발줄기 속의 분절포자의 특징을 보이고, 모발 속에 침습하는 피부사상균; 외부 각피는 온전하다.

Favic chandeliers (황선黃癬 샹들리에, 사슴뿔모양): 불규칙하고, 넓으며, 사슴 뿔모양처럼 생긴 균사의 말단 가지. 특히 황선 샹들리(사슴뿔모양)는 *Trichophyton schoenleinii*의 특징이다.

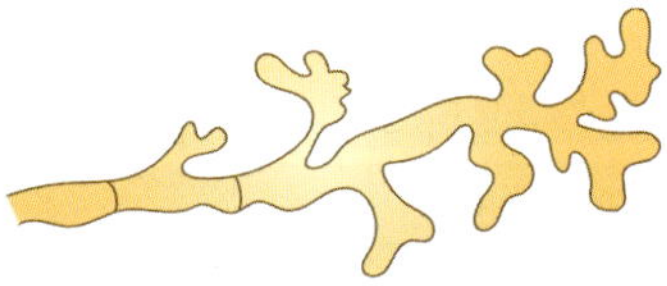

Fermentation (발효): 다른 유기체 복합물들의 존재 하에 특정 탄수화물을 이용하는 진균의 능력으로 그로 인해 가스를 생산한다. 그러므로, 가스 생산은 양성 발효 반응의 지표이다; 산 생산은(지표의 색 변화) 단순히 탄수화물이 동화(assimilation)되었음을 나타낸다. 진균에 의해 발효된 모든 탄수화물은 동화된다. 하지만 동화된 많은 복합물들이 반드시 발효되지는 않는다.

Filamentous (사상, 絲狀): 길고, 원통형이며, 실같은; 균사의 형태

Floccose (솜털모양): 솜털 같은; 생솜처럼 잔털같은 솜

Foot cell (병족세포): 발과 같은 모습을 보이는 분생자가지의 기저부로 균사와 합쳐지는 곳에 있다; 전형적으로 아스퍼길루스(*Aspergillus* spp.)에서 볼 수 있다.

Fragmentation (분절): 새로운 유기체를 형성할 수 있는 부위들로 균사가 분열하는 것. 분절분생자는 이러한 방식으로 형성된다.

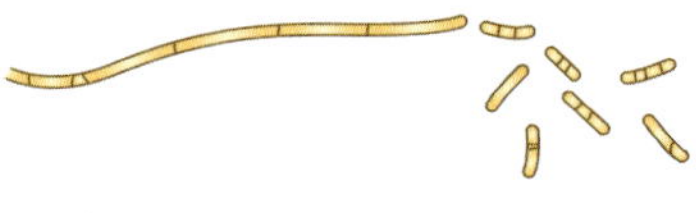

Fungus (복수형. fungi)(진균): 진균은 사상형(filamentous) 또는 단세포성(unicellular)이며, 엽록소가 없다. 진균은 핵막이 있고, 세포벽에는 키틴(chitin)을 가지고 있다.

Fusiform (방추형): 방추모양(spindle). 즉, 중앙이 넓어지고 그 끝으로 갈수록 좁아지는 모양. 피부사상균류인 *Microsporum canis* 등에서 볼 수 있다.

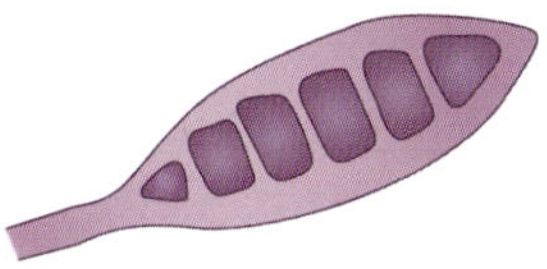

Geniculate (무릎, 슬상의 膝上의): 무릎처럼 구부린 것 같은 모양.

가축무릎같은 발육(sympodial geniculate growth). 예 *Curvularia* spp.의 분생자가지(conodiophore)가 무릎처럼 구부러져 있다.

Genotype (유전형, 유전자형): 유전적 구성; 물리적 외관과 구별되는, 분자 시험에 의해 해독된; 유기체 또는 유기체 집단들. DNA관찰로 알게되는 어느 생물의 유전적 구성. 이에 반해 표현형은 겉으로 나타나는 특성을 관찰하여 알게되는 어느 생물의 특성.

Genophilic (흙친화): 토양에서 증식하는 피부사상균과 관련. 흙친화 피부사상균으로는 *Nannizzia aypsea*(구명, *Microsporum gypseum*).

Germ tube (발아관): 분아(발아, budding)하는 진균에서 생기는 대롱같은 모양(tubelike)의 구조. 발아관은 모세포로 부터 기원 지점에서 잘룩하지 않다(no constriction). 발아관과 거짓균사(가성균사, pseudohyphae)와는 대조적이며, 거짓균사는 기원 지점에서 잘룩하다). *Candida albicans*에서 볼 수 있다.

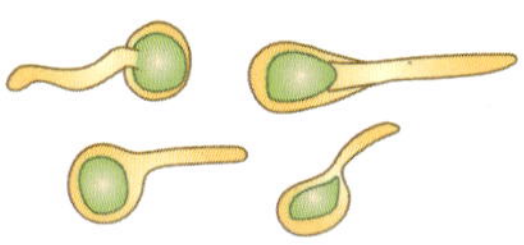

Glabrous (털이없는) : 매끈한; 공기균사가 없거나 거의 없다. 효모형 집락의 특성이다.

Grain or granule (과립): 진균종(mycetoma)에서 균사 또는 방선균성 박테리아 필라멘트의 유기 덩어리. 사상형(진균양) 세균인 방선균 균종(*Actinomyces* spp.)이 액체배지에서 과립(granule)상으로 자란다.

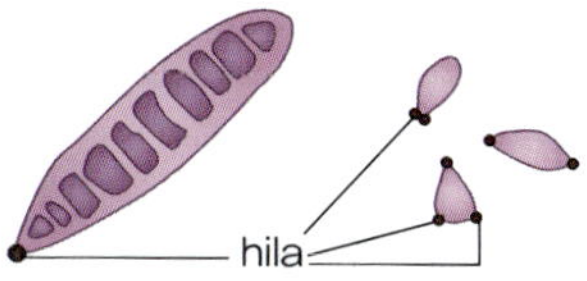

Hilum (복수형. hila)(문): 부착 상처; 이전에 분생자가 분생자 가지 그리고/ 또는 다른 분생자에 부착되었던 곳에서 나타난다.

Host (숙주): 기생충이 생계하는 동물 또는 식물. 즉 숙주로부터 체내물질 또는 에너지를 얻는 기생충이 사는 대상물.

Hulle cells (외피세포): 두껍고, 크고, 작은 내강을 가진 무균 세포들; 일부 *Aspergillus* 종의 유성생식 단계에 의해 생성되는 폐자낭각과 관련이 있다. 집락 표면의 삼출액 방울들은 외피세포(Hulle cells)의 위치를 가리킨다.

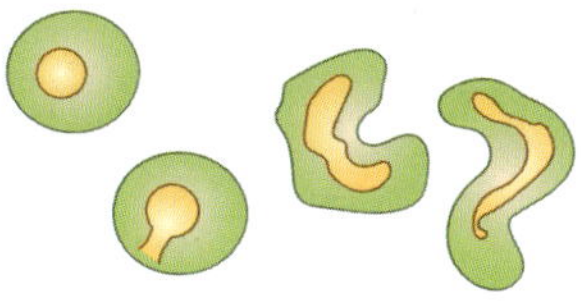

Hyaline (유리질, 무색인): 맑고, 투명하며, 무색. 초자양 사상균(hyaline mould)으로 *Penicillium* spp. *Aspergillus* spp.등이 있다.

Hypha (복수형, hyphae)(균사): 진균의 실모양(사상형, 絲狀形)구조. 균사가 많이 모으면 균사체(mycelium)를 구성한다.

Hyphomycete (사상균류): 무색(유리질 hyaline) 또는 짙은 색소(유색 dematiaceous)의 균사체를 생성하는 무성생식 진균

Inflammation (염증): 신체의 국소적인 보호반응; 발적, 통증, 발열 및 부종이 특징이다.

Intercalary (중간의): 말단이 아닌, 균사를 따라 위치. 중간 후막포자(intercalary chlamydoconidium)는 효모형 진균인 *Candida albicans*에서 볼 수 있다.

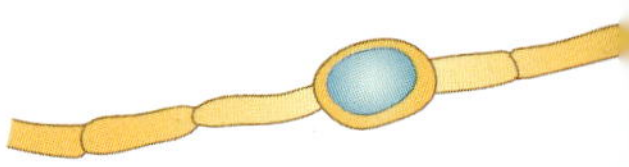

Intracellular (세포내): 세포 안의

Keratin (각질): 시스틴(cystine)과 같은 많은 양의 황을 함유한 경단백질(scleroprotein); 피부, 모발 및 손톱의 주요 구성 요소.

Keratitis (각막염): 눈 각막(cornea)의 염증

Macroconidium (복수형, macroconidia, 대분생자): 크고 작은 분생자를 생산하는 진균에서의 두 종류의 분생자 중 더 큰 분생자; 단 세포이지만 일반적으로는 다세포이다. (참조 "Conidium')

Metula (복수형, metulae, 기저경자, 메툴라): 아스퍼길루스(*Aspergillus*), 페니실리움(*Penicillium*) 및 패실로마이세스(*Paecilomyces*)속들과 같은 소병자(받침대와 매우 흡사한)를 지지하는 분생자가지의 분리된 구조의 부위

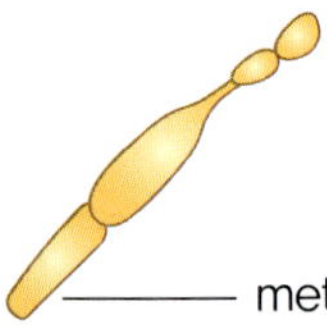

Microconidium (복수형, microconidia, 소분생자): 크고 작은 분생자를 생산하는 진균에서의 두 종류의 분생자 중 더 작은 분생자; 일반적으로 단세포이며, 둥글고, 난형, 배 모양 또는 곤봉모양이다. (참조 "Conidium")

Monomorphic (단일형태성): 지침에 따르면, 25~30℃ 및 35~37℃의 배양에서, 동일한 유형의 형태를 가지는 진균을 말한다. 즉, 양쪽 온도 범위에서 발육이 된다면, 어떤 비병원성균(부패균)은 35~37℃에서 발육이 억제된다. 두형태 진균을 제외한 다른 진균은 25~30℃에 배양하든 35~37℃에 배양하든 한 가지 형태를 보인다.

Monophyletic (일원성, 단일계통): 가까운 공통 조상을 공유하는 하나의 유기체 집단을 언급한다. 즉 기원하는 곳의 단일 세포유형을 가지는 다원성(polyphyletic, 다원계통)과는 대조적으로 내려가는 한 선으로부터 유래된다.

Mould (곰팡이, 사상균 絲狀菌): 곰팡이(사상형 진균, 사상균)는 실 같은 균사로 구성되어 있고, 일반적으로 집락은 솜털형, 분말형, 양털형 및 융단형(velvety)

이며, 효모형 진균(yeastlike fungus)의 집락은 상대적으로 매끈집락(smooth colony)이다.

Muriform (무리폼): 가로와 세로로 격벽이 있는 포자를 말한다. 벽이라는 의미임. Chromoblastomycosis(색소모세포진균증)의 진균류 감염의 농(pus)이나 조직에서 볼 수 있다.

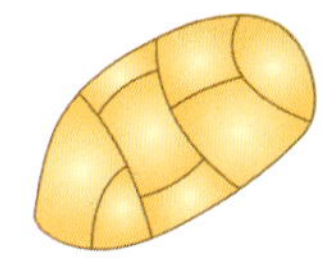

Mycelium (복수형, mycelia, 균사체): 곰팡이의 집락표면을 구성하는 얽힌 균사의 집단. 즉 균사의 덩어리가 균사체이다.

Mycetoma (균종): 부비동 배출을 통해 과립 형태의 농을 만들어 내는 종양과 같은(tumorlike) 병변의 종창(swelling)이 고전적 특징인 국소적으로 만성적이며, 피부 또는 피하적 감염. 대개는 발에 생김. 붓고 농루가 생김. 사상형 세균으로 인한 ① 방선균증 균종(actinomycotic mycetoma)과 진균으로 인한 ② 진균성 균종(eumycotic mycetoma)으로 분류한다.

Mycology (진균학): 진균과 진균 생물학에 대한 연구

Mycosis (복수형, mycoses, 진균증): 진균이 원인이 되는 질병

Nodular body (결절체): 얽힌 균사에 의해 형성된 둥근, 매듭 모양(knotlike)의 구조; 결절체(nodular body)는 일부 피부사상균인 *Microsporum* spp.에서 볼 수 있다.

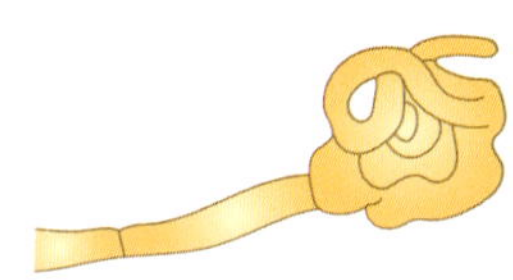

Onychomycosis (손발톱진균증): 어떠한 진균에 의한 손발톱(nail)의 진균감염(피부사상균 또는 다른 진균). 손발톱백선증(tinea unguium)은 피부사상균이 원인인 손톱감염 만을 지칭하는 것과는 다르다.

Ostiole (입, 입구): 입 또는 입구(열린 구멍)

Pathogen (병원체): 어떤 질병을 유발하는 미생물(microorganism).

Pectinate (빗 모양의): 빗과 닮은 모양.

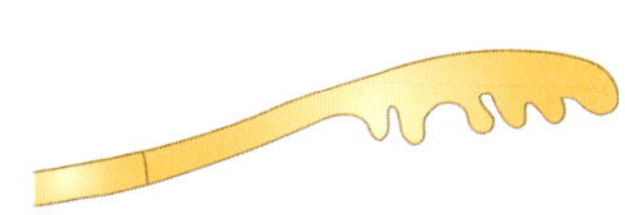

Pellicle (균막): 일부 산소성인 사상형 세균에 의해 액체배지(Sabouraud dextrose broth)에서 형성되는 막 또는 단추와 같은 덩어리. 사상형 세균인 *Nocardia asteroides*에서 볼 수 있다.

Perithecium (복수형, perithecia, 피자기): 일반적으로 작고, 둥근 입구(이 특징은 폐자낭각 cleistothecium과 구별된다; 이 입구는 ostiole 라고 불린다)를 가지며 자낭과 자낭포자를 포함하는 크고, 둥글거나 또는 배 모양의 구조물

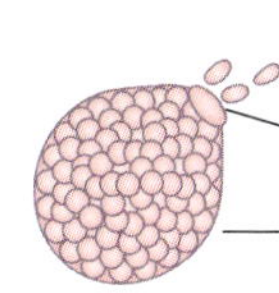

Phaeo- (갈색-): 어두움을 의미하는 접미사(갈색을 띠거나 검은색을 띠는).

Phaeohyphomycosis (갈색사상균증): 조직에서 검은색 균사 또는 효모양 세포로 발달하는 여러 다양한 흑색진균 원인이 되는 피하 또는 전신적인 질환

Phenotype (표현형): 미생물의 관찰 가능한 즉 겉으로 나타나는 물리적 또는 생화학적 특성. 이에 반해 유전형(genotype)은 DNA관찰로 알게되는 어느 생물의 유전적 구성.

Phialide (소병자, 병자는 구명): 각각의 새로운 분생자가 만들어 질 때마다 점점 가늘어 지거나 길이가 증가하지 않고 분생자를 생산 및 배출하는 세포. 일반적으로 플라스크, 꽃병 및 핀(tenpin 볼링) 모양이다. 소병자는 *Aspergillus* 균종에서 볼 수 있다.

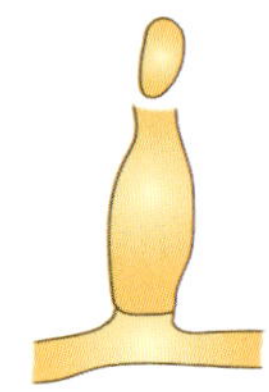

Phyletic (계통발생): 종의 진화적 발달 또는 집단 관계와의 관련성.

Phylogenic (계통발생의): 유기체의 직계비속 또는 진화적 발달에 근거되는.

Pleomorphism (다형성): 미생물의 생활환(life cycle) 중에 두 가지 이상의 형태. 또한 분생자 생성을 중단하는 피부사상균의 형태의 발생과 관련이 있다(포자가 안생기게 된다).

Polyphyletic (다계통발생): 가까운 공통 조상을 공유하지 않는 유기체 집단을 말함

Propagule (증식체, 번식체): 또 다른 유기체를 만들어 낼 수 있는 단위.

Pseudohypha (복수형. pseudohyphae, 거짓균사, 가성균사, 가균사): 분아(budding)에 의해서 형성된 세포 사슬이 잘룩하여 길쭉해 질때, 진성균사와 비슷하게 보인다; 격벽(septa)이 잘룩하여 소시지 모양된다는 점이 진성균사(true hyphae)와의 차이점이다. 진성균사는 실같은 균사가 대개 평행을 이룬다. 거짓균사는 *Candida* spp.에서, 진성균사는 사상균(mould)에서 볼 수 있다.

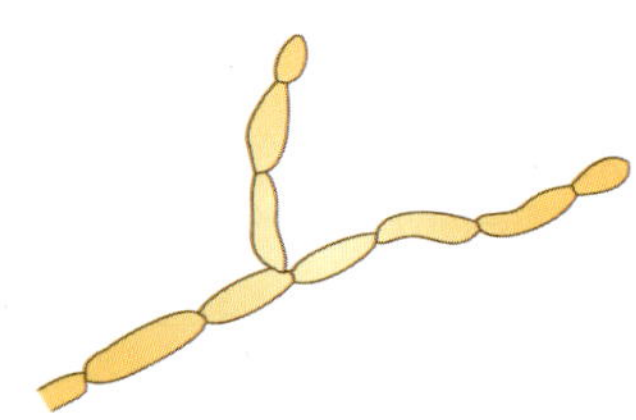

Pycnidium (복수형. pycnidia, 분포자기): 분생자를 포함한 크고, 둥글며 또는 플라스크 모양의 자실체. 분포자기는 보통 입구를 가진다.(an ostiole)

Pyriform (서양배 모양): 배 모양

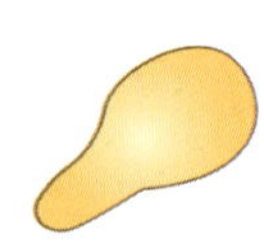

Racquet hypha (라켓형 균사): 곤봉 모양의 세포를 가진 균사, 세포의 더 큰 끝이 인접한 세포의 더 작은 끝에 부착한다.

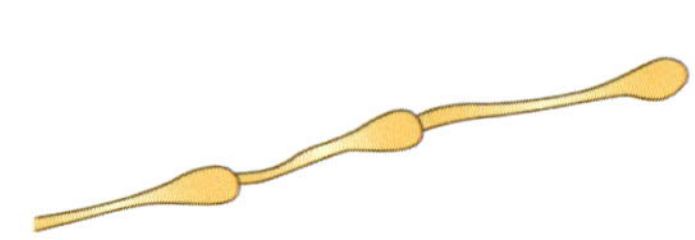

Radiate (방사상): 중심으로부터 모든 방향으로 뻗어나감

Rhizoid (가근, 헛뿌리, 뿌리모양): 뿌리모양으로 가지 친 모양의 균사가 배지 안으로 퍼져나간다. 털곰팡이 *Rhizopus* spp.에서 볼 수 있다.

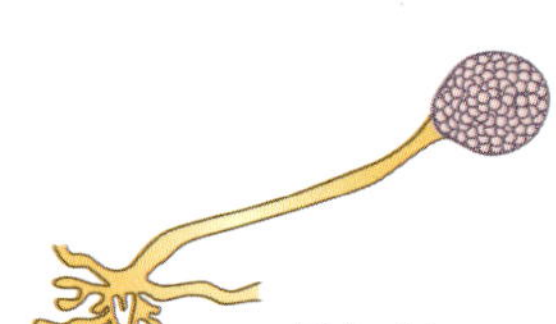

RIngworm (백선, 白癬, tinea): 피부사상균이 원인이 되는 표재성 피부질환. 이 용어는 고리 모양의 병변, 원형의 병변과 벌레와 같은(worm like)은 미생물들에 의해 이러한 감염이 발생했다는 믿음으로부터 파생된 용어이다. 현재 사용하는 용어는 tinea가 많이 통용된다.

Saprobe/Saprophyte (부패균, 비병원성균): 죽은 유기물을 영양분으로 사용하는 미생물.

Septate (격벽, 격막, 중격): 사이에 벽이 있음. 유격벽 균사(septate hyphae)와 무격벽 균사(aseptate hyphae)

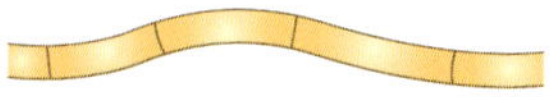

Sexual state (유성 상태): 두 개의 양립되는 반수체 핵의 결합에 의해 유기체가 번식이 일어나는 생활환의 일부. 완전상태이나 유성생식형(teleomorph)으로 부른다.

Sino-orbital (부비동 안와): 부비동과 인접 안와(eye socket)와 관련됨(종종 털곰팡이증, 아스퍼길루스증 또는 이러한 구조와 관련된 다른 곰팡이(사상균) 감염을 묘사하는데 사용된다).

Species complex (종복합체): 형태학적으로는 본질적으로 구별할 수 없는 계통 관련된 종들의 구성

Spherule (소구체, 구상체): 크고(20~100 um), 둥글며, 내포자가 들어있는 두꺼운 벽 구조; 소구체(구상체)는 직접 현미경 검사에서 감염숙주의 조직내에서만 관찰되는 *Coccidioides immitis*의 특징. 소구체(구상체)는 보통 인공 진균 배지에서 자라지 않는다.

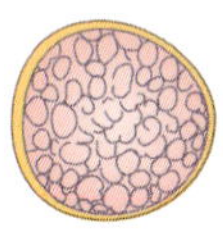

Spiral hypha (나선형 균사): 코일모양 또는 코르크 마개 회전 모양의 균사.

Sporangiophore (포자낭가지): 포자낭을 만드는 특수한 균사의 가지 또는 줄기.

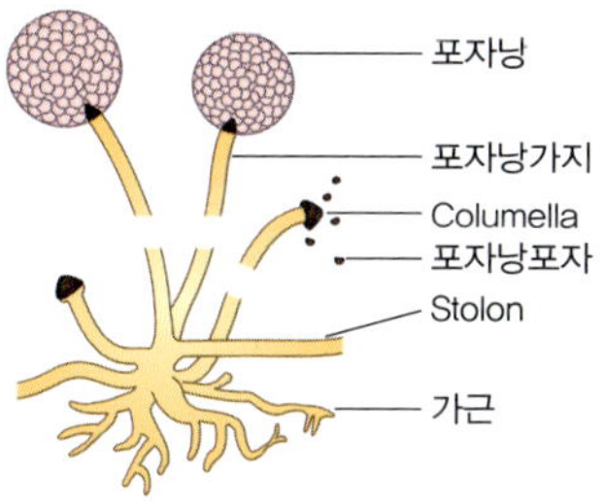

Sporangiospore (포자낭포자): 포자낭을 만들어 내는 무성포자. *Rhizopus* 등 털곰팡이에서 볼 수 있다.

Sporangium (복수형. sporangia, 포자낭): 분열에 의해 형성되는 무성포자(포자낭포자)의 닫힌, 주머니(낭, 囊)모양 구조

Spore (포자): 포자 번식체는 유성생식에서는 자낭포자(ascospore), 담자포자(basidiospore), 접합포자(zygospore)가, 또는 무성생식 수단에서는 포자낭내에 포자낭포자(sporangiospore)에 의해 발생한다. 임상 실험실에서 가장 흔하게 볼 수 있는 포자들은 일반적으로 주머니 모양의 구조물에 둘러싸여 있다(분생자와는 반대로, 포자는 둘러싸여 있지 않고 비어있다). 일반적으로 유성생식

에서는 포자(spore), 무성생식에서는 분생자(conidium)라고 사용한다.

Sporodochium (복수형. sporodochia, 분생자욕): 균사의 방석모양의 매트(멍석)는 분생자가지로 덮혀있는 것을 말한다.

Sterigmata (경자): 이전에 *Aspergillus*와 다른 속들의 소병자(phialide)를 나타내는데 사용된 용어. 즉 *Aspergillus* 등은 플라스크 모양의 소병자를 예전에는 경자(sterigmata)라고 칭하였으나 현재는 소병자라고 사용한다. 더 정확하게는 담자균강(*Basidiomycetes*)들에 의해 생성된 작은 돌기(denticles)들을 가리킨다.

Stolon (가는균사, 주균사): 배지 표면을 따라 자라는 수평선상의 균사, 또는 넝쿨(runner)은 종종 배지를 관통하는 가근과 공기 중으로 상승하는 포자낭가지들을 방출한다. (포자낭가지의 그림을 보시오)

Subcutaneous (피하): 피부의 바로 아래에 위치하고 발생함

Suppurative (화농): 고름이 생김 축

Sympodial growth (가축상성장, 仮軸狀成長): 각각의 새로운 말단 분생자의 바로 아래를 새로운 증식 지점을 형성함으로써 길이 증가를 지속하는 분생포자 생산세포의 구조로, 종종 무릎모양(구부러진 모양)으로 나타난다. 균사, 분생자가지 또는 sympodula(분생자 형성세포)의 작은 돌기(소치小齒, denticle)위에 1개씩 지그재그(zigzeg)로 굴곡되든가(*Fonsecaea*), 분생자가지의 끝 부분이 닭볏모양(*Sporothrix schenckii*)으로 특이한 배열을 하면서 생성하는 분생자이다.

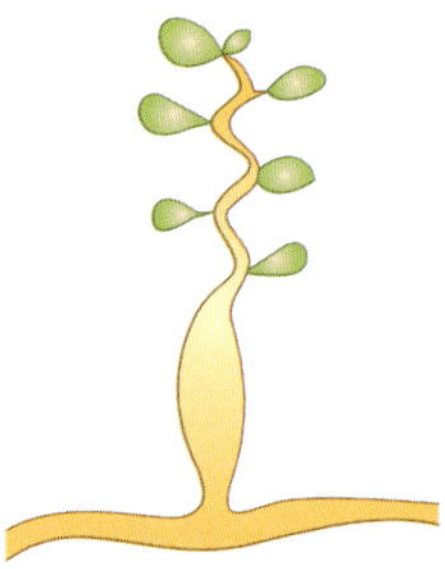

Synanamorph (동일무성생식형): 무성생식의 두 가지 이상의 동일한 진균들 중 하나, 즉 다른 모양으로 자라는 같은 곰팡이; 예를들면, *Scedosporium apiospermum*의 *Graphium*형태는 동일무성생식형으로 여겨진다.

Teleomorph (유성생식형): 진균의 유성생식 형태; 자낭포자 또는 큰 자실체와 같은, 유성생식구조를 보여준다.

예 유성생식형인 *Pseudallescheria boydii*의 유성포자가 폐자기(Cleistothecia) 안에 들어있다.

Terminal (말단): 끝, 말단후막포자(terminal chlamydoconidium) *Candida albicans*에서볼 수 있다.

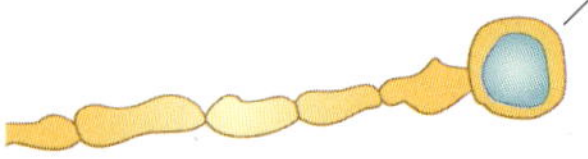

Thallus (엽상체, 葉狀體): 진균의 영양체; 집락 표면

Tinea barbae (수염백선증): 수염이 난 얼굴과 목 부위의 감염

Tinea capitis (머리백선증): 두피와 모발의 감염

Tinea corporis (몸백선증): 달리 명시되지 않은 신체 일부에서의 털이 없는 피부의 감염 (대개 몸통에서 발생)

Tinea cruris (샅백선증): 샅굴부위(서혜부, groin), 샅(회음 perineum), 및 항문 주변부의 감염

Tinea manuum (손백선증): 손의 감염

Tinea pedis (무좀, 발백선증, athlete's foot): 발의 감염

Tinea unquium (손발톱백선증): 손발톱의 감염(손발톱 백선증은 반듯시 피부사상균이 아닌 다른 어떤 진균에서도 손발톱의 감염이 일어날 수 있다).

Truncate (원통형, 끝을 잘라버림): 날카롭게 단절된다; 갑자기 가장자리가 평평해지며 끝.
예 *Scedosporium apiospermum*(무성상태)의 균사 끝에 원통형(truncate)의 분생자가 특징이다.

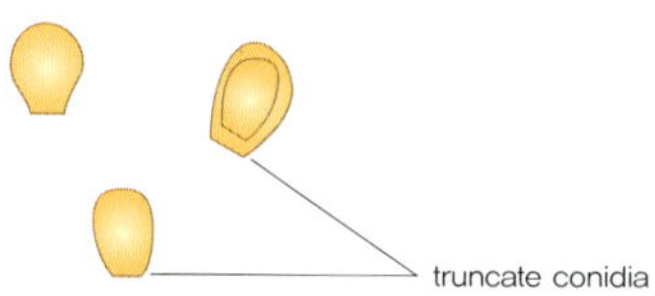

Tuberculate (결절): 손잡이 같은 돌출부가 있음. *Histoplasma capsulatum*에서 볼 수 있다.

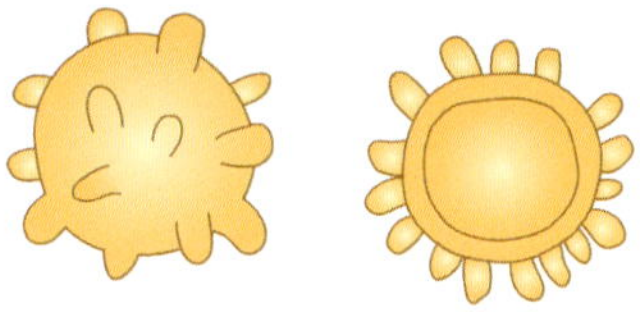

Uniseriate (1층, 단층): *Aspergillus* 속에 대해 언급하면, 소병자는 소포(vesicle)에 직접 만들어진다; 2층 소병자는 기저경자(metula)에 의해 지지된다.(참조: "2층, Biseriate")

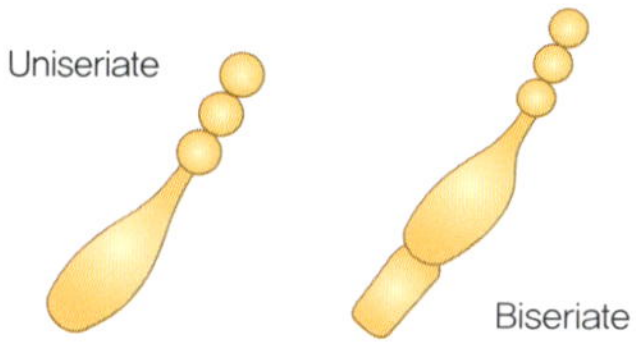

Vesicle (소포): 분생자가지(conidiophore) 또는 포자낭가지(sporangiophore) 끝의 커진 구조. *Aspergillus* spp.에서 소포는 소병자를 가지고 있으며, 차례대로 소병자는 분생자를 가진다.

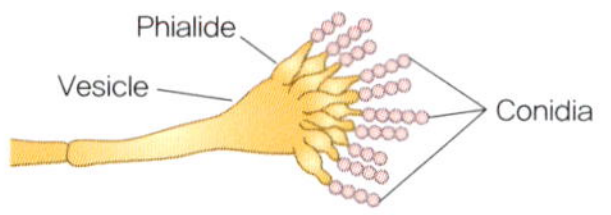

Whorl (소용돌이, 와상문 渦狀紋): 공통 지점으로부터 퍼지는 세포군. 즉 윤생의(verticillate)와 같은 뜻. 예 *Verticillium* spp.사상균에서 볼 수 있다.

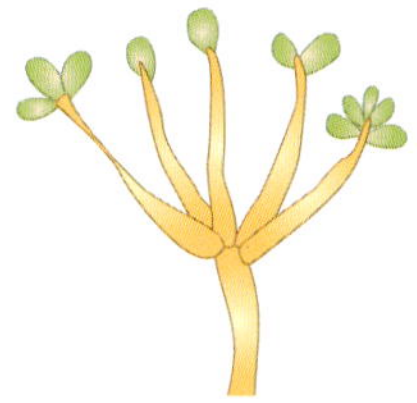

Yeastlike colony (효모양 집락): 부드럽고, 풀(가루반죽)같은, 매끈한 집락; 일반적으로 육안적으로도 관찰할 수 있는 실같은(솜털모양의) 발육은 없다.

Zoospores (운동포자, 유주자 遊走子): 동물에게 대량 서식하고 질병을 일으키는 피부사상균에 관련됨

Zygospore (접합포자): 털곰팡이강(Mucormycetes)의 특징인 유성포자. 접합포자는 일반적으로 크고, 검고, 그리고 거친벽을 보인다.

찾아보기

한글 찾아보기

ㅎ

영문 찾아보기

A

B

C

R

S

T

V

W

Y

Z

진단 진균학

2024년 8월 26일 인쇄
2024년 9월 2일 발행

저 자 : 권필승 · 김수정 · 김시현 · 김신무 · 김아름
김혜란 · 김혜영 · 류재기 · 박창은 · 박훈희
성지연 · 심인숙 · 염종화 · 육근돌 · 장유지
정무상 · 조혜현 · 허지혜

발 행 자 : 남학순
발 행 처 : 도서출판 고려의학
(02880) 서울 성북구 성북로9길 1 보문빌딩 3층
전화 : (02) 765-0333, 0337 / 팩스 : (02) 743-2288
이 메 일 : kmedbook@daum.net
홈페이지 : www.komb.co.kr
신고번호 : 제 2022-000006호

※ 검인은 저자와의 합의하에 생략합니다.
※ 낙장 및 파본은 교환해 드립니다.

ISBN 979-11-92422-64-0
정가 : 36,000원